Kerstin Protz

Moderne Wundversorgung

Praxiswissen, Standards und Dokumentation

5. Auflage + CD-ROM mit allen Standards, Dokumentationsbögen
und Zusatzinformation

Unter Mitarbeit von Jan Hinnerk Timm

ELSEVIER
URBAN & FISCHER

URBAN & FISCHER München

Zuschriften und Kritik an:
Elsevier GmbH, Urban & Fischer Verlag, Verlagsbereich Pflege, Hackerbrücke 6, 80335 München
pflege@elsevier.de

Wichtiger Hinweis für den Benutzer
Die Erkenntnisse in der Medizin unterliegen laufendem Wandel durch Forschung und klinische Erfahrungen. Herausgeber und Autoren dieses Werkes haben große Sorgfalt darauf verwendet, dass die in diesem Werk gemachten therapeutischen Angaben (insbesondere hinsichtlich Indikation, Dosierung und unerwünschten Wirkungen) dem derzeitigen Wissensstand entsprechen. Das entbindet den Nutzer dieses Werkes aber nicht von der Verpflichtung, anhand der Beipackzettel zu verschreibender Präparate zu überprüfen, ob die dort gemachten Angaben von denen in diesem Buch abweichen und seine Verordnung in eigener Verantwortung zu treffen.

Wie allgemein üblich wurden Warenzeichen bzw. Namen, z. B. bei Verbandsmaterialien, nicht durchgehend gekennzeichnet.

Bibliografische Information der Deutschen Nationalbibliothek
Die Deutsche Nationalbibliothek verzeichnet diese Publikation in der Deutschen Nationalbibliografie; detaillierte bibliografische Daten sind im Internet über http://dnb.d-nb.de abrufbar.

5. Auflage 2009

Der Urban & Fischer Verlag ist ein Imprint der Elsevier GmbH.

10 11 12 13 5 4 3 2

Um den Textfluss nicht zu stören, wurde bei Patienten und Berufsbezeichnungen die grammatikalisch maskuline Form gewählt. Selbstverständlich sind in diesen Fällen immer Frauen und Männer gemeint.

Planung: Andrea Kurz, München
Projektmanagement: Lektorat Pflege, München
Redaktion: Ute Villwock, Heidelberg
Herstellung: Erika Baier, München
Satz: Mitterweger & Partner, Plankstadt
Druck und Bindung: Printer Trento, Trient, Italien
Fotos: Kerstin Protz, Hamburg; außer Abb. 3.1 bis 3.6: Bode Chemie GmbH & Co., Hamburg
Zeichnungen: siehe Bildunterschrift
Umschlaggestaltung: SpieszDesign, Neu-Ulm
Titelfotografie: Kerstin Protz, Hamburg

ISBN 978-3-437-27882-2

Aktuelle Informationen finden Sie im Internet unter **www.elsevier.de** und **www.elsevier.com**

Vorwort

Schon nach einem Jahr eine überarbeitete Neuauflage? Das zeigt, wie viele neue Erkenntnisse auf dem jungen Sektor „Wundversorgung" gewonnen werden und wie intensiv sich die Autorin mit der Thematik befasst hat, um den hohen Anspruch an Aktualität zu gewährleisten. Kerstin Protz hat bei der Erstellung des Expertenstandards „Pflege von Menschen mit chronischen Wunden" DNQP mitgewirkt und diese Erkenntnisse und Ergebnisse in die neue Auflage eingebracht. Dieses Buch enthält bereits einen Wunddokumentationsbogen, der den im Expertenstandard geforderten Angaben entspricht. Schon allein hierfür lohnt die Anschaffung der neuen Auflage.

Da die Anzahl der Betroffenen aus demografischen und epidemiologischen Gründen steigen wird, ist die Thematik von zunehmender Bedeutung. Immer noch wird viel Geld in vermeintlich „billige" Wundverbände fehlinvestiert. Die wissenschaftlichen Erkenntnisse auf dem Gebiet der fachgerechten Versorgung und Behandlung chronischer Wunden sind nach wie vor spärlich; so fehlen immer noch Studien zum Nachweis der Wirksamkeit von Wundauflagen. Die Komplexität der Wundversorgung ist allerdings unumstritten: Die Behandlung von Menschen mit chronischen Wunden erfordert detailliertes Wissen. Eine Wunde ist nur ein Symptom, es gibt immer eine Ursache, die diagnostiziert und behandelt werden muss. Eine Wunde hat auch Auswirkung auf den Betroffenen: Die Lebensqualität wird beeinflusst. Das individuelle Ausmaß sollte unbedingt ermittelt und berücksichtigt werden, um eine Behandlungsstrategie zu entwickeln. Neben der phasengerechten und problemorientierten Wundbehandlung sind Begleittherapien, wie Schmerztherapie, Ernährung, Druckentlastung und Kompression, von großer Bedeutung für den Heilungsverlauf. Daher sind diese Themen im Buch ebenso zu finden wie Grundlagen zu den Krankheitsbildern Dekubitus, Ulcus cruris und Diabetisches Fußsyndrom.

Die Produktpalette moderner Wundauflagen und Therapiekomponenten ist auch für Insider fast unüberschaubar geworden. Die tabellarischen Übersichten auf der CD helfen bei der Standarderstellung und ermöglichen eine zeitsparende Information für Anwender der Produkte. Daher ist das vorliegende Buch eine große Hilfe, systematisch mit den genannten Themen vertraut zu werden und Zusammenhänge zu erkennen.

Die Behandlung von Menschen mit chronischen Wunden ist eine interprofessionelle Aufgabe, die hohe fachliche Kompetenz erfordert. In speziellen Wundseminaren wird dieses Wissen bundesweit vermittelt. Einige Schulungskonzepte beinhalten eine Prüfung. Das vorliegende Buch bietet eine ideale Vorbereitung auf das Seminar und die Prüfung. Kurz und prägnant werden die wesentlichen Elemente der Therapie und Diagnostik verständlich dargestellt. Die Bilder und Grafiken verdeutlichen die Aussagen. Es ist zu spüren, dass die Autorin selbst in Wundseminaren unterrichtet und über praktische Erfahrung verfügt. Mutig wagt sie sich auch an die Liste der nicht mehr zeitgemäßen Produkte heran und liefert nachvollziehbare Begründungen. Die Hygiene beim Verbandwechsel bietet besonders in der ambulanten Versorgung stets Anlass zu Diskussionen: Was tun, wenn keine sterilen Kompressen verordnet werden? Die Autorin liefert Argumente, die den Dialog mit dem Hausarzt auf sachlicher Ebene ermöglicht. Das Buch bietet eine fachliche Grundlage für eine konstruktive Zusammenarbeit aller an der Versorgung von Menschen mit chronischen Wunden beteiligten Berufsgruppen. Auch im Interesse der Patienten ist es wünschenswert, dass sich die Erkenntnisse verbreiten und das Buch viele Leser findet.

Veronika Gerber

Schulung und Beratung
im Wundmanagement, Pflegepädagogin

Danksagung der Autoren

Wir danken Herrn Werner Sellmer für das aufmerksame und kritische Gegenlesen des Buchmanuskripts. Neben notwendigen Ergänzungen und konstruktiven Anmerkungen verdanken wir ihm unter anderem die Kostengegenüberstellung (Anhang 1) sowie den tabellarischen Überblick über aktuell in Deutschland am Markt verfügbare hydroaktive Wundverbände und Spezialverbände (im Kapitel 2 und auf CD).

Frau Veronika Gerber danken wir für das großartige Vorwort und die vielen Inspirationen und Anregungen.

Wir danken Herrn Dr. Erik Küppers, der uns mit wertvollen Hinweisen und Ergänzungen beim Kapitel 5 „Ulcus cruris venosum“ unterstützt hat.

Die Autoren

Kerstin Protz (Jahrgang 1969): examinierte Gesundheits- und Krankenpflegerin, Studium zur Managerin im Sozial- und Gesundheitswesen® (MSG), Mitglied der Arbeitsgruppe des nationalen Expertenstandards (DNQP) „Pflege von Menschen mit chronischen Wunden“, Wundexpertin ICW®, Referentin für Wundversorgungskonzepte, Sachverständige für Pflege im BDSF®, Autorin von Fachliteratur, Beiratsmitglied im Wundzentrum Hamburg e. V. und der Initiative Chronische Wunde (ICW) e. V.

Unter Mitarbeit von
Jan Hinnerk Timm (Jahrgang 1972): Fachjournalist

Inhaltsverzeichnis

1 Grundlagen: Aufbau und Funktionen der Haut, Wundarten

Aufbau der Haut

Die Haut ist mit einer Fläche von 1,5 – 2 m^2 und einem Gewicht von 7 – 10 kg das größte Organ des menschlichen Körpers. Je nach Körperregion verfügt die Haut über eine unterschiedliche Dicke. Die Gesichtshaut ist vergleichsweise dünn, von zahlreichen Gefäßen durchzogen und mechanisch wenig belastbar. Im Gegensatz dazu ist die Haut am Rücken wesentlich dicker und unempfindlicher. Die ausgeprägteste Hornschicht weisen die Hautareale an Fußsohlen und Handinnenflächen auf. Diese Gebiete neigen am stärksten zur Schwielenbildung und verfügen über keine Talgdrüsen.

Die Haut ist in drei Schichten unterteilt: Oberhaut (Epidermis), Lederhaut (Dermis oder Corium), Unterhaut (Subcutis). Darunter begrenzt die Körperfaszie aus festen Kollagenfasern diese Region zum Sehnen-, Muskulatur-, Knochen- und Knorpelbereich.

Folgende fünf Schichten bilden die **Oberhaut:** Hornschicht (Stratum corneum), Glanzschicht (Stratum lucidum), Körnerzellschicht (Stratum granulosum), Stachelzellschicht (Stratum spinosum) und Basalschicht (Stratum basale). Die gefäßlose Epidermis erneuert sich, erkennbar durch das Abschuppen alle 27 – 30 Tage. Dieser Effekt entsteht dadurch, dass die Zellen der tiefer liegenden Oberhautschichten beständig zur Hautoberfläche wandern.

- **Hornschicht:** Im Stratum corneum lagern sich die verhornten, abgestorbenen Zellen dachziegelartig in bis zu 20 Schichten übereinander ab. Nur die oberste Schicht wird jeweils abgeschuppt.
- **Glanzschicht:** Die Zellen verfügen weder über Zellkerne noch Organellen. Sie erzeugen einen lichtbrechenden Effekt, der dem Stratum lucidum seinen Namen gibt. Da diese Schicht fett- und eiweißreich ist, schützt sie vor dem Eindringen von Wasser.
- **Körnerzellschicht:** Im Stratum granulosum beginnt die allmähliche Verhornung der Zellen, die sich in die oberen Schichten weiterschieben.
- Die **Stachelzellschicht** und **Basalschicht** bestehen aus lebenden Zellen. Durch die Abgabe dieser Zellen an die drei darüberliegenden Hautschichten regeneriert sich die Epidermis.

Die **Lederhaut** besteht zwar nur aus zwei Schichten, ist aber trotzdem deutlich dicker als die Epidermis. Sie erhält ihre typische Flexibilität durch das locker vernetzte Bindegewebe. In ihr befinden sich die für die Kollagensynthese verantwortlichen Fibroblasten. Bestandteile der Leberhaut sind: Haare, Duft-, Schweiß- und Talgdrüsen, Blutgefäße, Nervenzellen und Nägel. Die beiden Schichten der Lederhaut heißen Zapfenschicht (Stratum papillare) und Netzschicht (Stratum reticulare).

- **Zapfenschicht:** Das Stratum papillare heißt Zapfenschicht, weil es zapfenartig in die Oberhaut hineinragt und dadurch eine feste Verbindung herstellt. Durch diesen Kontakt wird auch die Versorgung der Basalschicht durch die Blutgefäße der Lederhaut mit Nährstoffen gewährleistet. Der Zellzwischenraum (Interstitium) der Zapfenschicht ermöglicht den Transport von vielen für die Immunfunktion und Infektabwehr wichtigen Zellen wie Makrophagen, Lymphozyten, Monozyten und Granulozyten, die für die Wundheilung von großer Bedeutung sind.

- **Netzschicht:** Das Stratum reticulare gewährleistet durch die enthaltene Bündelung von verflochtenen Kollagenfasern die Elastizität und Stabilität der Haut.

Die **Unterhaut** ist nicht klar von der Lederhaut abgegrenzt. Sie besteht aus lockerem Bindegewebe und ermöglicht die Verschiebbarkeit der Haut. Die Subcutis dient als Fettspeicher und stellt einen Wärme- und Aufprallschutz dar. Je nach Lokalisation ist sie unterschiedlich fest mit dem Muskulatur- und Knochengewebe verbunden.

Funktionen der Haut

Die Haut hat folgende Funktionen:

- Schutz vor mechanischen, chemischen, thermischen Einflüssen und Krankheitserregern
- Temperaturregulierung
- Regulation des Wasser- und Elektrolythaushaltes
- Immunfunktion und Infektabwehr
- Sinnesorgan: Temperatur-, Vibration- und Schmerzempfinden durch verschiedene sensorische Rezeptoren wie Merkel-Zellen (Oberhaut) für Wahrnehmung längerer Berührung, Meißner-Tastkörperchen (Lederhaut) als Berührungsrezeptoren für feinste Druckwahrnehmung, Krause-Endkolben (Lederhaut) für Kälteempfinden, Ruffini-Körperchen (Unterhaut) für Wärmeempfinden, Vater-Pacini-Körperchen (Unterhaut) für Vibrationsempfinden
- Kommunikationsfunktion: Haare aufstellen, z. B. bei Schreck oder Angst, Erröten, Erblassen
- Aussendung von Geruchsbotschaften (Pheromone)
- Resorption von Substanzen wie Medikamente
- Absorbierung von Sonnenlicht: Aktivierung der Melanozyten in der Oberhaut und dadurch braune Hautfärbung; Synthese von Vitamin D.

Der Zustand der Haut gibt wesentliche Hinweise auf die Ernährungs- und Flüssigkeitssituation und ist zudem Indikator für diverse Grunderkrankungen. Für den Patienten

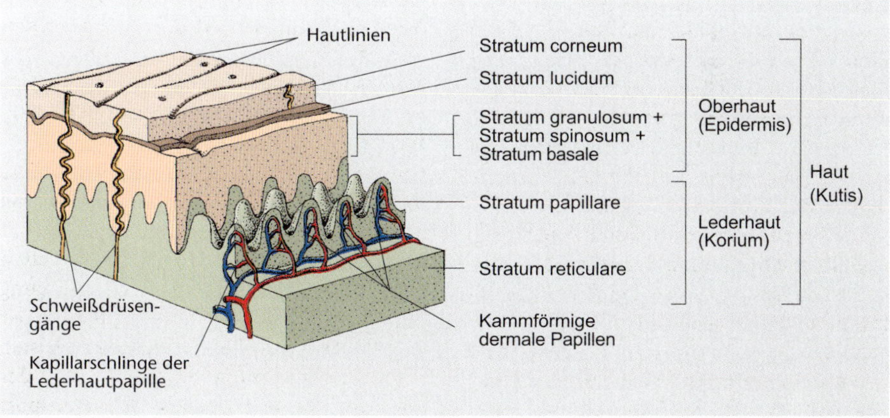

Abb. 1.1: Übersicht über den Aufbau der unbehaarten Haut (Leistenhaut). Man erkennt Epidermis und Corium. Die Subcutis ist nicht abgebildet. Die Hautoberfläche ist durch feine Rillen (Hautlinien in Hautleisten) aufgeteilt, an deren Kämmen die Ausführungsgänge der Schweißdrüsen enden. (Gezeichnet von Gerda Raichle)

Tabelle 1.1: Gradeinteilung von Verbrennungen

I	Rötung, Schädigung der Hornschicht, narbenlose Abheilung
IIa	Oberflächliche Hautschädigung: Blasenbildung zum Teil auch noch mit 12–24-stündiger Verzögerung; die Epidermis ist bis zur Basalschicht geschädigt; starke Schmerzen; narbenlose Abheilung möglich
IIb	Tiefer gehende Hautschädigung: die gesamte Lederhaut ist von der Zerstörung betroffen; verminderte Schmerzempfindung, da die Nervenenden in der Zapfenschicht größtenteils zerstört sind; der Wundgrund kann von blass-weiß über hell-dunkelrot gefärbt sein; narbenlose Abheilung ist hier nicht mehr möglich
III	Nachhaltige Schädigung aller Hautschichten: der Wundgrund ist trocken und verkohlt; stark eingeschränkte bis keine Empfindung; Nekrosen; keine Rekapillarisierung nach Fingerdruck; Denaturierung der Haut und ihrer Anhangsgebilde
IV	Schädigung/Verkohlung von Strukturen unterhalb der Unterhaut wie Muskulatur und Knochen; Nekrose aller Hautschichten und der darunterliegenden Strukturen

bringen Hautschädigungen oft unangenehmen Juckreiz, Schmerzen und Spannungsgefühle mit sich. Daher stellen sie eine psychische Belastung dar, die im Folgenden zu Einschränkungen in der Lebensqualität führt.

Wundklassifikation nach Entstehungsursache

Eine Wunde ist ein durch Zellschädigung, Zerstörung oder Trennung von Körpergewebe bedingter pathologischer (krankhafter) Zustand, oft verbunden mit einem Substanzverlust sowie einer Funktionseinschränkung.

Die Entstehungsursache und das Erscheinungsbild einer Wunde können sehr unterschiedlich sein. Eine genaue Wundklassifikation ist grundlegend für die Art der Behandlung.

Eine sehr verbreitete Wundart ist die **mechanische Wunde.** Sie tritt infolge einer Gewalteinwirkung auf. Typische mechanische Wunden sind: Ablederung, Amputation, Blase, Biss-, Riss-, Schnitt-, Stich-, Schussverletzung, Schürfwunde.

Eine weitere Ursache kann die beabsichtigte **Verletzung durch** einen ärztlichen **invasiven Eingriff** zu therapeutischen oder diagnostischen Zwecken sein. Hierzu gehören z. B. im OP gesetzte Wunden, Amputationen und Gewebeentnahmen (z. B. Spalthautentnahme, Probeexzision).

Thermische Wunden entstehen durch pathologische Temperatureinwirkung auf die Haut. Temperatur, Dauer und Intensität sind ausschlaggebend für das Ausmaß der Gewebsschädigung, die Gradeinteilung ist in Tabelle 1.1 dargestellt. Die thermische Wunde ist unter anderem eine häufige Alltagswunde, denn Verletzungen durch Strom, heißes Wasser oder Fett, Bügeleisen und Feuer werden zu dieser Wundart gezählt. Ebenso können Sonnenbrand, Erfrierungen und Strahlenschäden (Radioaktivität, Bestrahlung bei Karzinompatienten) Auslöser für thermische Wunden sein.

Die Oberflächenschädigung wird mit der sogenannten **„Neuner Regel“** nach Wallace berechnet. Mit ihr kann angegeben werden, wie viel Prozent der Haut verbrannt sind. Die Berechnung wird wie folgt erstellt: Kopf 9 %, Arme je 9 %, Rumpf und Rücken je 2-mal 9 % (18 %), Beine je 2-mal 9 % (18 %) und Genitalbereich 1 %.

Akutmaßnahme bei Verbrennungspatienten ist, unabhängig vom Ausmaß, die sofortige Kühlung des betroffenen Gebiets mit Wasser (18 – 20 °C). Eisbeutel finden keine Anwendung, denn zu tiefe Temperaturen führen zu einer zusätzlichen Gewebsschädigung. Als Dauer der Kühlung wird ein Zeitraum von bis zu einer Stunde empfohlen bzw. so lange, bis der Patient dies als unangenehm empfindet. Dabei soll der Patient nicht unterkühlt werden. Auch muss eine adäquate Analgesie sichergestellt sein. Bei Verbrennungsgrad Grad IIa sollte zunächst eine antiseptische Reinigung z. B. mit Octenisept®/Polyhexanidlösung, bei größeren Verbrennungen ggf. zusätzlich mit Analgesie erfolgen. Zur genauen Beurteilung des Wundgrundes ist es notwendig, vorhandene Brandblasen abzutragen. Der Erstverband kann für 24 h mit atraumatischen Materialien z. B. Wunddistanzgitter wie Mepitel®/Urgotül®/Urgotül®Ag/Atrauman®Ag und mit antiseptisch getränkten Kompressen durchgeführt werden. Danach erfolgt eine Kontrolle auf das sogenannte „After burning" (Nachbrennen der Wunde in tiefere Schichten) und je nach Wundzustand eine Abdeckung mit zeitgemäßen, angepassten Wundauflagen. Auf keinen Fall sollten in der Akutphase am ersten Tag folienbeschichtete, warmhaltende Wundauflagen eingesetzt werden (→ Gefahr des „After Burning"). Für höhergradige Verbrennungsschäden gibt es spezialisierte Versorgungszentren in Deutschland.

Chemische Wunden entstehen durch Säuren, Laugen und Gase. Nach ihrer Neutralisierung werden sie wie Verbrennungswunden eingeteilt und therapiert.

Ulkuswunden werden meist nicht durch Gewalteinwirkung hervorgerufen. Ursächlich sind hier trophisch bedingte Störungen der Haut aufgrund von Durchblutungs- oder Stoffwechselstörungen (Ulcus cruris, Diabetisches Gangrän) oder aufgrund eines permanent einwirkenden Druckes (Dekubitus) sowie auch systemische Erkrankungen (Tumor, Magen-/Darmgeschwür).

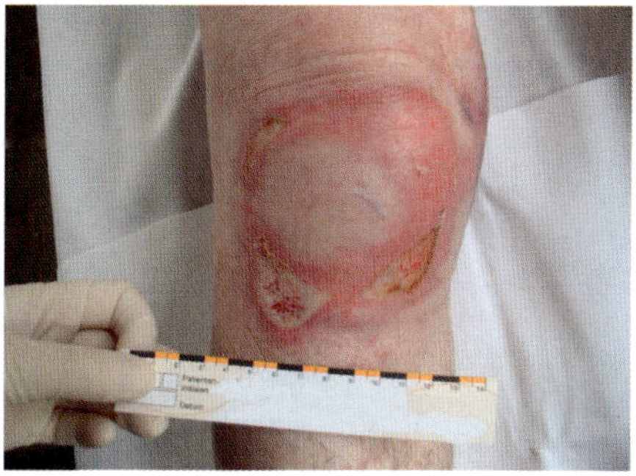

Abb. 1.2: Thermische Wunde: Verbrühung des rechten Knies durch heißes Wasser.

Wundheilung und Phasen

Eine Wundheilung findet erst ab 28 °C statt, da ab dieser Temperatur die Mitose (Zellteilung) beginnt. Deshalb stellt ein feucht-warmes Milieu die optimale Grundlage für die Wundheilung dar. Auch ermöglicht die feucht-warme Umgebung, dass die neu entstehenden Zellen schneller wandern und sich anordnen. Die für den Zellaufbau notwendigen Substanzen werden bereitgestellt und die Immunabwehr aktiviert. Der dicke feste Schorf, typisch für die trockene Wundheilung, kann sich im feuchten Milieu nicht entwickeln und die Granulation und Migration der Epithelzellen behindern.

Es werden zwei Arten der Wundheilung unterschieden. **Primäre Wundheilung** findet z. B. bei aseptischen OP-Wunden oder frischen (nicht älter als 4 – 6 h) infektionsfreien Verletzungen statt. Die Wundränder liegen dicht aneinander und sind gleichmäßig oder glatt durchtrennt (Beispiel: Schnittwunde). Die primäre Wundheilung ist nach 8–10 Tagen abgeschlossen und lässt nur eine minimale Vernarbung zurück.

Wunden, bei denen ein primärer Wundverschluss nicht möglich ist, müssen **sekundär** verheilen. Hierzu gehören infektionsgefährdete, infizierte, großflächige Wunden, wie der sogenannte Platzbauch oder Verbrennungswunden, sowie alle chronischen Wunden, z. B. Dekubitus, diabetisches Gangrän und Ulcus cruris.

> Eine Wunde wird als **chronisch** bezeichnet, wenn sie nach 4–12 Wochen unter fach- und sachgerechter Therapie keine Heilungstendenz zeigt. Ursachen dafür können Grunderkrankungen oder Begleitfaktoren sein, wie eine chronisch venöse Insuffizienz, Polyneuropathie, Druck, Malnutrition oder arterielle Durchblutungsstörung.

Beide Arten der Wundheilung laufen in drei sich überschneidenden Phasen ab. In der **Reinigungs- oder Exsudationsphase** findet eine Ausschwemmung von Bakterien und Zelltrümmern statt. Zelleigene Substanzen bewirken zunächst die Engstellung der geschädigten Gefäße zur Vermeidung eines weiteren Blutverlustes. Anschließend wird das Gerinnungssystem aktiviert. Ein Zusammenwirken von etwa 30 verschiedenen Faktoren ermöglicht die in Etappen ablaufende Blutgerinnung, bei der letztendlich ein Fibrinnetz ausgebildet wird. Der durch die Engstellung der Zellen verminderte Blutfluss kommt nun durch Gerinnung ganz zum Stillstand. Makrophagen (Fresszellen) dringen in die Wunde ein und beginnen mit dem Abbau von Bakterien, abgestorbenen Gewebeteilen und anderen Fremdkörpern durch Phagozytose. Dieser Vorgang ist bei akuten Wunden normalerweise nach drei Tagen abgeschlossen.

In der **Granulations- oder Proliferationsphase** werden die Substanzverluste durch neu entstehendes Gewebe aufgefüllt. Fibroblasten, die durch Makrophagen aktiviert werden, bilden unter Nutzung des bei der Gerinnung entstandenen Fibrinnetzes ein Gerüst. Dieses ermöglicht eine Struktur für die Neuansiedlung von Zellen im Wundbereich. Eine weitere Aufgabe der Fibroblasten ist die Produktion von Kollagen, wodurch das neu entstehende Granulationsgewebe gefestigt wird. Migrierende Endothelzellen bilden nach der Vorlage dieser Matrix Kapillaren aus, die sich mehr und mehr verzweigen, bis sie in ein Blutgefäß einmünden. In einer gut durchbluteten Wunde befinden sich zahlreiche Gefäße, die den wundspezifisch gesteigerten Stoffwechsel ermöglichen. Die Ansammlung von Kapillaren gibt der Wunde in der Granulationsphase ihre typische Erscheinungsform. Das Gewebe ist gut durchblutet, erscheint tiefrot gefärbt, gekörnt und feucht glänzend. Diese neuen Kapillaren sind noch äußerst empfindlich gegen traumatische Einwirkung. Es ist von daher erforderlich, die Wunde in der Granulationsphase mit entsprechenden Auflagen besonders zu schützen und feucht zu halten. Die Granulationsphase beginnt bei akuten Wunden frühestens ab dem 2. Tag und kann bis zu 14 Tage andauern.

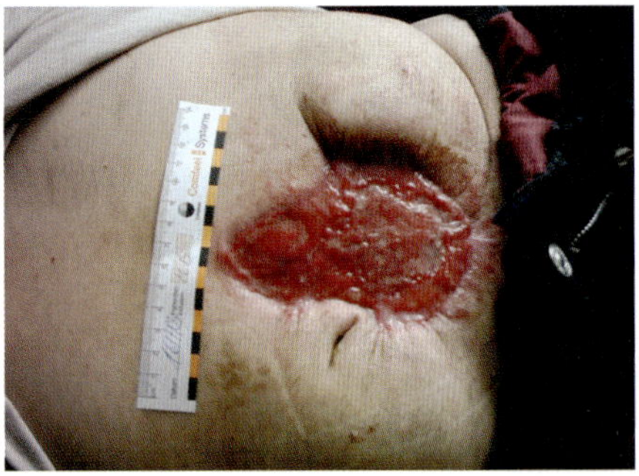

Abb. 1.3: Granulation und beginnende Epithelisierung, hier bei Zustand nach Platzbauch.

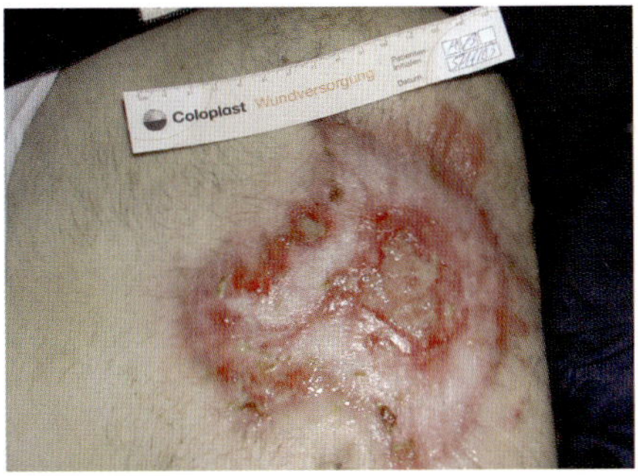

Abb. 1.4: Restgranulation mit etwas Fibrinbelag und fortschreitender Epithelisierung, hier bei Zustand nach Platzbauch.

Abschließend wird in der **Regenerations- oder Epithelisierungsphase** faserreiches Narbengewebe ausgebildet. Das Granulationsgewebe verliert Wasser und bildet Gefäße zurück. Gleichzeitig nutzen die einwandernden Epithelzellen die feuchte Oberfläche des Granulationsgewebes, auf dem sie langsam vom Rand her einwachsen. Die Zellschicht verdickt sich zusätzlich durch Mitose und führt so zum vollständigen Wundverschluss. Die Epithelisierungsphase beginnt bei akuten Wunden ab dem 4. Tag und kann bis zu 21 Tage andauern.

Bei der Heilung chronischer Wunden laufen die hier aufgeführten Mechanismen wesentlich langsamer ab und können sogar Wochen, Monate bis Jahre andauern.

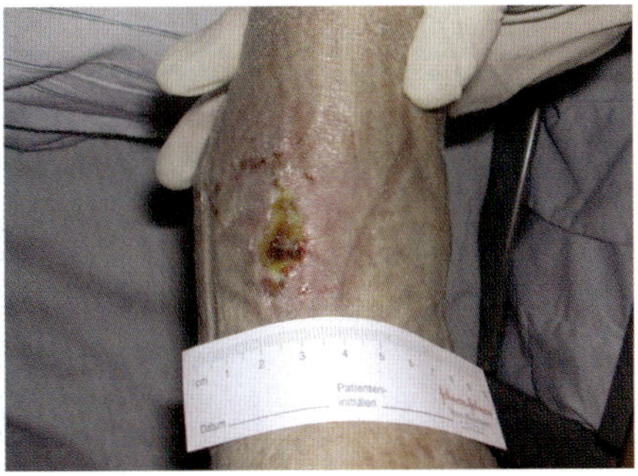

Abb. 1.5: Epithelisierung, Restgranulation und beginnende Verschorfung.

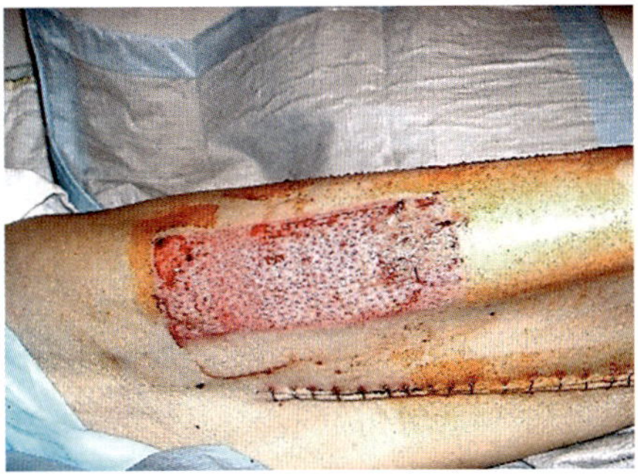

Abb. 1.6: Spalthautentnahmestelle mit fortschreitender Epithelisierung.

Innerhalb dieser Phasen treten unterschiedliche Wundzustände auf: Nekrosen, infizierte Wunden, belegte Wunden, granulierende und epithelisierende Wunden.

Grundlagen der Wundversorgung

Grundsätzlich gilt: Zuerst gilt es die Ursache der Wundheilungsstörung zu beheben, bevor ein Heilungsprozess initiiert werden kann. Hierzu bedarf es einer umfassenden Diagnostik. Bei der arteriellen Verschlusskrankheit (AVK) bedeutet dies beispielsweise, dass zuerst die Durchblutungsstörung durch revaskulisierende Maßnahmen zu beseitigen ist, z. B. durch Dilatation oder Bypass. Im Falle einer venösen Durchblutungsstörung ist eine anzulegende Kompression für die Heilung eines Ulcus cruris venosum ausschlaggebend. Liegt ein Dekubitus vor, sollte zunächst das Risiko von Druck, Reibe- und Scherkräften minimiert werden. Leidet der Patient an einer diabetischen Grunderkrankung, ist es angebracht, zunächst die Stoffwechselsituation einzustellen.

Auch **systemische Einflussfaktoren** (den gesamten Organismus beeinflussende Faktoren) müssen beachtet werden, um den Heilungsprozess in Gang zu setzen:

- **Medikamente,** die die Wundheilung beeinflussen können: Antibiotika, Antikoagulantien (Heparin®, Marcumar®), Zytostatika, Diuretika, Chemotherapeutika, Kortikosteroide, Barbiturate, u. a.
- Mit zunehmendem **Alter** nimmt die Wundheilungsfähigkeit des Körpers ab. Außerdem wird die Arbeitsleistung des Herzkreislaufsystems herabgesetzt. Durch eine Verlangsamung der Durchblutung vermindert sich die Versorgung der Haut mit Sauerstoff und Nährstoffen. Zusätzlich verliert die Haut im Alter durch einen Abbau an Kollagen- und elastischen Fasern an Festigkeit, wird dünn und durch einen Rückgang der Schweißsekretion trocken. Sie ist mechanisch weniger belastbar und kann schneller einreißen. Entsprechend erhöht sich das Verletzungs- und Infektionsrisiko.
- **Psyche** des Menschen, z. B.
  - Eine stabile Psyche des Menschen wirkt sich positiv auf den Heilungsprozess aus.
  - Der gesundheitliche Zustand verschlechtert sich bei Patienten in Folge einer drastischen Änderung der Lebensumstände.
  - Angst vor Einsamkeit: Patienten manipulieren selbst an ihrer Wunde, damit nach erfolgreicher Wundabheilung der Betreuungsrhythmus, z. B. durch Pflegedienst, nicht eingestellt wird.
  - **Aber auch** Abhängigkeit von anderen: Der Patient empfindet Termine und Behandlungen als Einschränkung seines selbst bestimmten Lebensablaufes und fühlt sich zunehmend als „Belastung für andere" (z. B. Angehörige)
  - Die Mitarbeit dementer Patienten wird behindert, da sie die Aufklärung vergessen oder durcheinanderbringen
  - Depressive Patienten benötigen Zuspruch und Motivation.

> Nur wenn der Patient die Notwendigkeit zur Mitarbeit erfassen kann und gleichzeitig ausreichend Antrieb hat, ist die Basis für eine Adhärenz („Ausmaß, mit welchem das Verhalten eines Patienten mit den Empfehlungen übereinstimmt, die er von einer Person aus dem Gesundheitsbereich erhalten und mit denen er sich einverstanden erklärt hat", WHO 2003) bereitet und somit eine Grundlage für den Erfolg der Behandlung gelegt.

- Die **Mobilisation** des Patienten sorgt maßgebend für eine gute Durchblutung des Körpers. Die ausreichende Sauerstoffzufuhr wird gewährleistet und wirkt sich entscheidend auf die Wundheilung aus.
- Bei einem **Immunstatus**, der durch Erkrankungen wie HIV und Krebs geschwächt ist, wird der Heilungsablauf erschwert. Die mangelnde Anzahl an Leukozyten reicht nicht aus, um den Wiederherstellungsprozess auszulösen.
- Der **allgemeine Gesundheitszustand** kann die Wundheilung negativ beeinflussen, und zwar z. B. durch Stress, Rauchen, Alkohol, Adipositas, Kachexie, Diabetes, Bewegungsmangel, Arteriosklerose.
- Eine ausgewogene **Ernährung** ist ein unerlässlicher Bestandteil der Wundheilung (☞ Kapitel 7). Dies beinhaltet sowohl eine ausreichende **Flüssigkeitszufuhr** als auch die Substitution von Nährstoffen und Vitaminen. Insbesondere Vitamin C ist für den Kollagenaufbau unerlässlich. Auf eine eiweißreiche und zinkhaltige Ernährung ist zu achten.
- **Schmerzen** (☞ Kapitel 8) beeinflussen und hemmen die Wundheilung. Sie führen zu einer reduzierten Beweglichkeit und Mobilität des Patienten und wirken sich negativ auf seine Stimmungslage aus. Die individuelle Belastung durch Schmerzen greift die Psyche des Patienten an. Empfindet der Patient Schmerzen bei

der Behandlung, wird er sich bewusst oder unbewusst gegen die Maßnahmen der Therapie wie z. B. Verbandwechsel, Mobilisation oder Lagerung sperren. Schmerz wird immer individuell empfunden und daher in einer Schmerzskala abgefragt (numerisch, Smileys, verbal). Vielfach sind Schmerzen beispielsweise beim Verbandwechsel durch einfache Kniffe wie dem vorherigen Anwärmen der Spüllösung oder dem Vermeiden unnötigen Berührens von Wunde und Wundumgebung zu minimieren.

Zusätzlich zu den systemischen können **lokale Störfaktoren** die Abheilung der Wunde stören oder gefährden: Hämatome, Nekrosen, Ödeme, Schorf, Auskühlung oder Austrocknung der Wunde, Hypergranulation (☞ Kasten), vorgeschädigtes Gewebe (z. B. durch Bestrahlung), hypertrophes Narbengewebe (☞ Kasten), Klaffen der Wunde (Nahtdehiszenz), ungenügende Ruhigstellung der geschädigten Region oder Druck, Fremdkörper innerhalb der Wunde, Infektion.

1. Tipp: Es gibt leider kein „Patentrezept" für die Behandlung von Hypergranulation (überschießendes Gewebe über Hautniveau). Die Therapie mit Silbernitrat („Höllenstift") gilt heute als obsolet, da das rosige, frische Gewebe durch Verätzen wieder zerstört wird. Oft schädigt diese Behandlungsform auch die Wundumgebung. Zudem ist durch die entstehende Schwarzfärbung (im Gewebe bildet sich elementares Silber) keine Wundbeobachtung mehr möglich. Auch der Off-Label-Einsatz von Cortisoncremes wird kritisch gesehen. Oft ist das Hypergranulationsgewebe schäumig und sehr weich, es fehlt die körnige Struktur. Meist reicht es, dieses Gewebe mechanisch abzutragen (Kompresse, Kürette), um danach festeres Granulationsgewebe zu erhalten. Eine Alternative, die gute Erfolge zeigt, ist die Versorgung von „feucht-warm" auf „konventionell trocken" umzustellen. Zu viel Feuchtigkeit und Wärme können eine Hypergranulation bedingen. Deshalb kann es hilfreich sein, die feucht-warme Versorgung, wie Hydrokolloid- oder Polyurethanschaumverband, gegen eine trockene Kompresse auszutauschen. Um ein Verkleben mit dem Wundgrund zu vermeiden, empfiehlt es sich ein zeitgemäßes Wunddistanzgitter (☞ „Traditionelle Wundversorgung") unterzulegen. Unterstützend kann noch eine leichte Kompression angebracht werden. Häufig gibt es unter dieser Therapieform gute und schnelle Erfolge.

2. Tipp: Auch zur Narbenreduktion gibt es verschiedene Produkte (Narbenpflaster, Gel, Creme, Auflage mit Silikonbeschichtung), die äußerlich auf das frisch vernarbte, geschlossene Gewebe aufgebracht werden. Grundsätzlich sollte eine Anwendung zeitnah und regelmäßig erfolgen. Allerdings ist auch bei länger bestehenden Narben, v. a. auch hypertrophem Narbengewebe und Keloiden der Einsatz von Narbenreduktionsprodukten empfehlenswert.

Die Tragezeit variiert zwischen mind. 12–24 h/Tag. Der komplette Behandlungszeitraum wird je nach Produkt und Narbe mit 2–12 Monaten angegeben. So bietet der Markt z. B. Silikonverbände

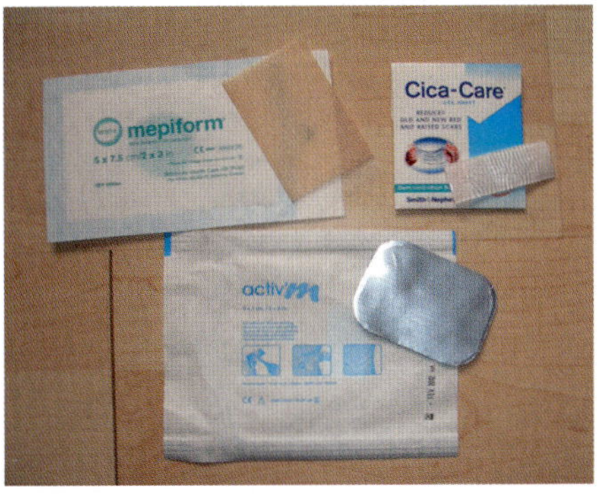

Abb. 1.7: Wundauflagen zur Narbenreduktion.

wie Mepiform® (Mölnlycke), Cica-Care® (Smith & Nephew) oder activ'm® (TapMed) sowie Produkte zum Einreiben wie Contractubex® Gel (Merz Pharma) an. Die Produkte sollen u.a. eine erhöhte Wasserbindung im Narbengewebe bewirken und das Gewebe gleichzeitig ebnen und geschmeidiger machen (☞ Produktbeispiele/CD).

Traditionelle Wundversorgung

Die Produkte der traditionellen trockenen Wundversorgung haben folgende Aufgaben: Aufnahme von Wundexsudat, Polsterfunktion, Schutz gegen äußere Einflüsse. Ansonsten können sie auch Träger für Arzneimittel sein.

Mullkompressen

- Mehrlagiges Baumwollgewebe (bis zu 32-mal übereinandergelegt), fein oder grobmaschig je nach Fadendichte
- Saugt Wundexsudat bei Kontakt mit Wundgrund auf
- Anwendung: häufige Verbandwechsel in der Reinigungsphase stark exsudierender Wunden, Erstabdeckung postoperativer Wunden, in der Wundreinigungsphase zum Auswischen der Wunde, zur Säuberung des Wundrandes
- Kontraindikationen: schwach exsudierende, granulierende, epithelisierende und sekundär heilende Wunden (z.B. Dekubitus) → Verklebungsgefahr.

Vlieskompressen

- Herstellung durch Verfestigung von Viskose, Baumwolle oder synthetischen Fasern
- Sehr weich, anschmiegsam und drapierfähig
- Anwendung/Kontraindikationen ☞ Mullkompressen.

Saugkompressen

- Hülle: Vliesstoff (meist wasserabweisende hydrophobe Fasern), der im direkten Kontakt zum Wundgrund steht
- Innen: hydrophile Materialien, z.B. Zellwolle, Watte zur Resorption von Wundexsudat
- Anwendung: postoperative Wunden (Erstabdeckung), stark nässende Wunden in der Reinigungsphase (bei häufigen VW)
- Kontraindikationen: als Primärabdeckung bei tiefen, unterminierten Wunden, schwach nässende Wunden, Wunden in der Granulations-/Epithelisierungsphase
- **Spezielle Form:** Absorbervliese wie sorbion® sachet S und sorbion® sana (sorbion AG), Vliwasorb® (Lohmann & Rauscher), DryMax® (TapMed) und Zetuvit® plus (HARTMANN). Enorm saugfähig. Anwendung bei stark exsudierenden Wunden, z.B. Gamaschenulcera, Fistelungen, Platzbäuchen. Vorteil: Einige dieser Produkte geben nach Exsudateinlagerung keine Flüssigkeit ab → keine Hautmazerationen. Einige Produkte sind speziell beschichtet, um ein Verkleben mit dem Wundgrund zu verhindern (☞ Kap. 2.2, Stark exsudierende Wunden).

Wundschnellverbände (haushaltsübliches Pflaster)

- Haftendes Trägermaterial, Innenseite saugende Auflage
- Zeitsparende Fixierung
- Anwendung: primäre postoperative Wunden, Handwunden, Erstversorgung kleinerer akuter Wunden (Bagatellverletzungen)
- Cave: Klebefläche muss Saugschicht umschließen, sonst keine gute Abschirmung gegen Keimbefall
- Kontraindikationen: tiefe und sekundär heilende Wunden.

Beschichtete Wundgazen

- Grobmaschiges Netz, je nach Produkt aus natürlichen oder Kunstfasern, mit aufgetragener hydrophober Salbe (soll Verkleben mit dem Wundgrund verhindern)
- Beschichtete Gaze immer mit Kompresse zur Aufnahme des Wundexsudats abdecken
- Anwendung: oberflächliche Schürf- und Risswunden, Meshgraft-Plastiken, exulzerierende Tumorwunden (um schmerzhaftes Verkleben mit Kompressen zu vermeiden), Verbrennungswunden.

Cave:

- Einige Produkte verkleben bei geringer Exsudatmenge mit dem Wundgrund
- Gefahr der feuchten Kammer, wenn Produkte doppelt gelegt werden → Risiko Wundinfektion
- Fetthaltige Salben können Poren der Haut verkleben, Gasaustausch behindern, zur Mazeration der Umgebungshaut führen
- Wirkstoffhaltige Fettgazen sind außer PVP-Jod-Gaze (Betaisodona®, Braunovidon®) und Fucidine®-Gaze nicht mehr auf dem Markt (fehlender Sinn, hohes Allergierisiko, Resistenzentwicklung). Dafür sind spezielle Wundgazen entwickelt worden, um diesen Problemen vorzubeugen.

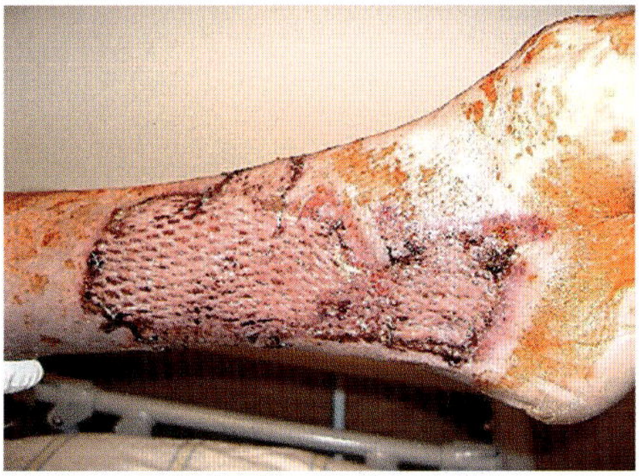

Abb. 1.8: Meshgraft-Plastik nach Bypass-OP bei Zustand nach pAVK.

Tipp: Verwendung spezieller Wunddistanzgitter oder hydroaktiver Salbenkompressen

Das silikonbeschichtete, elastische Polyamidnetz Mepitel® (Mölnlycke Healthcare) verklebt nicht mit dem Wundgrund, ebenso wie sorbion plus® (sorbion AG) eine mikroperforierte Folie aus Polyethylen oder das mikroporöse Polyamidgewebe 3M™Tegaderm Contact™ (3M Medica). Letzteres ist frei von jeglichen Wirk- und Hilfsstoffen und wird bei Kontakt mit Wundexsudat durchsichtig, was eine adäquate Wundkontrolle erleichtert. Physiotulle® (Coloplast) und Urgotül® (URGO) sind Netze aus Polyesterfasern getränkt mit Hydrokolloidpartikeln und Vaseline. Bei Wundkontakt nehmen sie eine gelartige Konsistenz an und können so praktisch kaum verkleben. Die hydroaktive Salbenkompresse Hydrotüll® (HARTMANN) besteht aus einem Polyamidträgermaterial, das mit einer wirkstofffreien, hydroaktiven Salbenmasse auf Triglycerid-Basis imprägniert ist. In Verbindung mit Wundexsudat bildet die Salbenmasse ein Gel, das die Wunde feucht hält und ein Austrocknen und Verkleben verhindert.

Fazit

Die Wundauflagen der konventionellen Wundversorgung sollen möglichst viel Wundexsudat aufnehmen. Dies führt zu einer Austrocknung der gesamten Wunde. Es bildet sich ein die Abheilung blockierender trockener Schorf (bis hin zur Nekrose). Innerhalb eines trockenen Milieus wandern die Epithelzellen nicht in die Wunde ein. Die für die Immunabwehr in der Exsudationsphase wichtigen Makrophagen können ebenfalls nur im Wundrandbereich verbleiben und nicht im gesamten Wundgebiet phagozytisch tätig werden. Eine Kompresse bietet keinen ausreichenden Schutz gegen das Eindringen von Keimen und Bakterien und isoliert die Wunde in thermischer Hinsicht ungenügend. Meist ist der Verbandwechsel von traditionellen Wundauflagen sehr schmerzhaft. Es wird ein regelrechtes „Wundpeeling" durch schmerzhaftes Abziehen der in die Wundauflage eingewachsenen Kapillaren und Fibringerüste erzeugt.

Moderne Wundversorgung

Die Anforderungen an die Wundauflagen haben sich unter dem Einfluss der modernen Wundversorgung geändert. Entgegen den traditionellen Prinzipien, dass eine Wundauflage nur als Träger eines Medikamentes dient, wirken die modernen Wundauflagen selbst als therapeutisches Mittel. Grundsätzlich verhindern die **modernen feuchten Wundauflagen** das Austrocknen der Wunde.

Die Kriterien für einen idealen, modernen Wundverband sind durch T. D. Turner definiert.

Idealer Wundverband nach T. D. Turner (1979)

- Aufrechterhaltung eines feuchten Milieus im Wundbereich
- Entfernung von überschüssigem Exsudat und toxischen Bestandteilen
- Gewährleistung des Gasaustausches
- Thermische Isolierung der Wunde
- Schutz vor Sekundärinfektion durch Undurchlässigkeit für Mikroorganismen von außen
- Ermöglichung eines atraumatischen Verbandwechsels
- Keine Abgabe von Fasern oder anderen Fremdstoffen.

Wundauflagen, die aktiv in den Heilungsprozess eingreifen, werden als **aktive Wundauflagen** bezeichnet. Bei diesen Produkten liegt das Hauptaugenmerk nicht darauf, die Wunde feucht zu halten, sondern die Mechanismen der Abheilung zu fördern. Sie enthalten Substanzen (oder regen deren Produktion an), die eine Rolle im Heilungsprozess spielen oder ihn initiieren, z. B. Wachstumsfaktoren, Kollagen, Silber, Hyaluronsäure.

Diverse Entscheidungskriterien sind maßgeblich für die Auswahl einer individuell angepassten Wundauflage. Die Studienlage zeigt und Fachexperten sind sich darüber einig, dass eine phasengerechte feuchte Wundversorgung heutzutage als zeitgemäß gilt. Folgende Kriterien sollten Berücksichtigung finden: Wundstadium und -phase, eventuelle Infektionszeichen oder eine bereits bestehende Infektion, Exsudatmenge, Zustand von Wundrand und -umgebung, Kontinenzsituation des Patienten sowie bestehende Gerüche. Weitere Aspekte sind Wirtschaftlichkeit, Handhabbarkeit, Patientenbedürfnisse und die Akzeptanz der Auflage durch den Patienten. Das Wechselintervall ist abhängig vom Abheilungszustand der Wunde bzw. dem richtigen Verhältnis zwischen Exsudation der Wunde und Aufnahmefähigkeit der Wundauflage und orientiert sich zudem an den Herstellerangaben.

Der ideale Wundverband allein bedingt noch keine zügige Wundheilung. Erst im Zusammenhang mit der Kausaltherapie unter Behandlung und Ausschaltung der Ursachen ist es möglich, den Heilungsprozess adäquat zu initiieren. Diese Grundsätze werden im folgenden Kapitel erläutert.

2 Phasengerechte Wundversorgung

Die Anwendung aller in diesem Kapitel aufgeführten Produktgruppen und Vorgehensweisen ist jeweils in einem Standard (☞ Kap. 9 und beiliegende CD) detailliert beschrieben.

2.1 Wundspülung/ Wundreinigung

Wundspülung

Zu Beginn einer Wundbehandlung werden zunächst Nekrosepartikel, überschüssiges Exsudat, Beläge und Zelltrümmer aus der Wunde entfernt, um eine Wundbeurteilung zu ermöglichen. Darüber hinaus dient eine Wundspülung der Beseitigung des Biofilms. Dieser häufig auf chronischen Wunden nachweisbare Belag besteht aus Bakterien, die in einer Schleimmatrix eingebettet sind und eine Schutzgemeinschaft bilden. Innerhalb dieses Biofilms gibt es sowohl aerobe wie auch anaerobe Zonen, so dass beide Arten von Bakterien nebeneinander existieren. Die Schleimmatrix schützt die siedelnden Bakterien vor Phagozytose, Antibiotika und antimikrobiellen Substanzen. Dieser Biofilm behindert den Abheilungsprozess und ist deshalb zu entfernen.

Wundspüllösungen sollten grundsätzlich steril, physiologisch, nicht resorbierbar, farblos, reizlos, erwärmbar und atraumatisch sein. Ringer- und physiologische Kochsalzlösung (NaCl 0,9 %) erfüllen diese Voraussetzungen optimal. Daneben sind auch mit Wirkstoffen (z. B. Polyhexanid) konservierte Zubereitungen, wie Prontosan®, Lavasorb® und Lavanid®-Lösung 1 und 2, erhältlich.

Ringer- und physiologische Kochsalzlösung unterscheiden sich darin, dass Ringerlösung zusätzlich die Elektrolyte Kalium und Kalzium enthält. Beides sind isotonische, unkonservierte Lösungen, die bei der Spülung aus der Wunde ausgeschwemmte Elektrolyte gleichzeitig wieder ersetzen. Längere Spülanwendungen können bei Einsatz von NaCl 0,9 %-Lösung zu Elektrolytverschiebungen führen. Deshalb sollte in solchen Fällen bevorzugt Ringerlösung zum Einsatz kommen, da diese die wesentlichen Ionen des Extrazellulärraums enthält und daher vom Gewebe gut vertragen wird. Ringer- und NaCl 0,9 %-Lösung werden mit einer Spritze und Kanüle aufgezogen. Anschließend erfolgt die Spülung bei tiefen Wunden mittels Einmalspülkatheter oder Knopfkanüle. Bei eher oberflächlichen Wunden kann die Spüllösung auch direkt aus der Spritze oder Plastikampullen, sog. Miniplascos, auf die Wunde appliziert werden. Angebrochene unkonservierte Lösungen sind direkt nach Anbruch spätestens innerhalb von 24 h wegen möglicher Verkeimung zu entsorgen. Sterile physiologische Kochsalzlösung zur Wundreinigung aus der Dose (150 ml Spray, Fa. URGO) kann, wenn ein Kontakt des Sprühkopfes mit der Wunde vermieden wurde, bis zum Ende aufgebraucht werden. Der Hersteller empfiehlt vor jeder Anwendung, einmal in die Luft zu sprühen, um den Sprühkopf zu reinigen.

Wundspüllösungen, wie Prontosan®, Lavasorb® und Lavanid®-Lösung 1 und 2, können aufgrund der konservierenden Wirkung des enthaltenden Polyhexanids länger nach Anbruch verwendet werden:

- Prontosan® (B. Braun): derzeit 8 Wochen
- Lavasorb® (Fresenius): derzeit 6 Wochen
- Lavanid®-Lösung 1 und 2 (Serag Wiessner): derzeit mit aufgesetztem „Spike“ 4 Wochen.

Da eine Wundheilung erst ab 28 °C stattfinden kann, empfiehlt es sich grundsätzlich, die Spüllösung auf Körpertemperatur zu er-

Tabelle 2.1: Kontraindikationen von Octenisept® und Polyhexanid	
Octenisept®	▪ Keine Anwendung auf hyalinem Knorpel ▪ Keine Anwendung im ZNS und den Meningen ▪ Nicht unter Druck in Wundhöhlen (z. B. in der Hand) einbringen und für guten Abfluss sorgen ▪ Nicht zu Spülungen in der Bauchhöhle (z. B. intraoperativ), der Harnblase und nicht am Trommelfell (Mittel- und Innenohr) verwenden ▪ Überempfindlichkeit gegenüber einem der Inhaltsstoffe
Polyhexanid	▪ Keine Verwendung im Mittel- und Innenohr ▪ Keine Anwendung im Bereich von Knorpeln und Gelenken ▪ Keine Anwendung intraperitoneal ▪ Überempfindlichkeit gegenüber dem Inhaltsstoff

wärmen. Dies ist z. B. durch einen Babyflaschenwärmer, temperierten Wärmeschrank oder ein Wasserbad möglich. Kleinere Behältnisse (z. B. Miniplascos) können auch in der Hosentasche oder unter fließendem Wasser angewärmt werden. Ein Einsatz der Mikrowelle ist nicht empfehlenswert, da nicht abschätzbar ist, welche Temperaturen sich entwickeln. Die Wärmeverhältnisse innerhalb des Behältnisses können sehr unterschiedlich sein (Verbrennungsgefahr!).

Das Ausduschen von Wunden mit nicht aufbereitetem Leitungswasser ist allein schon aufgrund von evtl. verkeimten Duschköpfen und Ablagerungen in den Leitungsrohren problematisch. Auch Spritzwasser, das beim Auftreffen des Duschstrahls auf den Wannenboden oder -rand entsteht, kann Keime transportieren. Zudem mahnt das Robert-Koch-Institut (RKI) an, dass Leitungswasser nicht frei von Mikroorganismen sei. Laut der Trinkwasserverordnung dürfen bis zu 100 Keime pro Milliliter Trinkwasser vorhanden sein. Daher sollten spezielle Filtersysteme (0,2 µm Bakterienfilter, z. B. von den Firmen Aquafree, PALL oder Schülke & Mayr) zum Einsatz kommen. Diese Duschköpfe und Wannen sind vor und nach jedem Duschen zu wischdesinfizieren.

Das Baden von Wunden sollte nicht praktiziert werden, denn Keime, ggf. Eiter und Wundexsudat können in einem geschlossenen Gefäß nicht abfließen und schwappen immer wieder an die Wunde (Keimvermehrung!).

Bei infektgefährdeten und infizierten Wunden ist der Einsatz von zeitgemäßen Antiseptika ratsam. Diese sollten über ein umfassendes Keimspektrum und eine lange Wirkdauer (Remanenz) verfügen, keinen Eiweißfehler und keine Resistenzbildung aufweisen sowie farblos, nicht toxisch, nicht resorbierbar, nicht wundheilungshemmend, schmerzarm/-frei, körperwarm anwendbar und nicht allergisierend sein. Geeignete Produkte existieren auf der Basis von Octenidin (Octenisept®) oder Polyhexanid (z. B. Lavasept®-Lösungen, Serasept®). Octenidin hat einen schnellen Wirkeintritt nach 1 – 2 Minuten. Bei Polyhexanid dauert es 5 – 20 Minuten, bis die letzten Mikroorganismen inaktiviert sind. Polyhexanid gilt derzeit als einziges Antiseptikum mit wundheilungsfördernder Wirkung. Octenisept® ist je nach Abfüllung in kleinen 50 ml Behältnissen ein Jahr und in den größeren Behältnissen bis zu 3 Jahre nach Anbruch verwendbar. Bei Polyhexanidzubereitungen ist die Zeitspanne der Verwendbarkeit nach Anbruch immer dem jeweiligen Hersteller zu entnehmen; sie variiert zwischen Tagen bis Wochen.

Ebenfalls gut wirksam, aber mit verschiedenen Nachteilen behaftet, z. B. Resorption, Schmerzen bei der Anwendung, allergische Reaktion und Verfärbung, sind Produkte auf PVP-Jodbasis (Betaisodona®, Braunovidon®). PVP-Jod wird durch Kontakt mit eiweißhaltigen Substanzen, wie Blut oder Wundexsudat, inaktiv (Eiweißfehler). Dies ist äußerlich sichtbar an der Entfärbung des Jods von „braun zu gelb". Aufgrund der Inaktivierung in chronischen Wunden ist bei Anwendung derartiger Präparate ein häufiger Verbandwechsel (alle 8 h) sicherzustellen. Allerdings kann PVP-Jod im Gegensatz zu Octenidin und Polyhexanid auf Knorpelgewebe angewendet werden.

Wasserstoffperoxid (H_2O_2) hat seinen Stellenwert in der Wundspülung verloren (☞ Kap. 11). Die Konsensuserklärung zur Wundantiseptik (Kramer et al. 2004) bewertet es auf Grund des ungünstigen Risiko-Nutzen-Vergleichs als entbehrlich!

☞ Standard Wundspülung

Wundreinigung

> Bei einer chronischen Wunde wird die Reinigungsphase mittels **Debridement** (Wundtoilette, Wundsäuberung) unterstützt, um Nekrosen und Fibrinbeläge zu entfernen.

Eine optimale Wundversorgung reagiert phasengerecht auf die Abläufe und Zustände innerhalb der Wunde. Je nach vorliegendem Befund und sich zeitnah an dem Fortschritt der Abheilung orientierend wird die Versorgung adäquat angepasst. Nekrosen und Beläge, Fremdkörper, Abfallstoffe, überschüssiges Wundexsudat oder anderes avitales sowie schlecht heilendes Gewebe erschweren

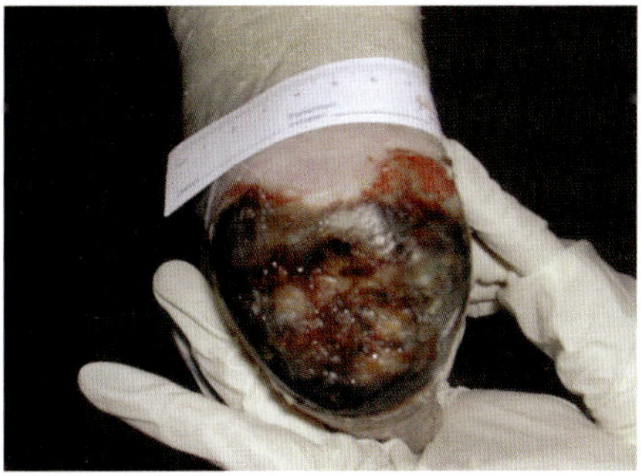

Abb. 2.1: Nekrosenbildung bei einer pAVK.

eine adäquate Beurteilung des Wundgrundes oder machen diese sogar unmöglich. Tatsächlicher Umfang und Zustand der Wunde sind nicht beurteilbar und Infektionen können sich unbeobachtet ausbilden. Erst nach einem umfangreichen Debridement ist eine ergebnisorientierte lokale Wundtherapie möglich.

Nekrosen sind avitales Gewebe und gelten deshalb als Störfaktoren für die Wundheilung. Sie fördern bakterielles Wachstum und unterbinden gleichzeitig die Granulation. Da eine Beobachtung des Wundgrundes nicht möglich ist, lässt sich eine Infektion oder eine Unterminierung tieferer Gewebsschichten nicht frühzeitig erkennen. Die Beschaffenheit von Nekrosen variiert von trocken bis feucht. Dabei treten farbliche Variationen von schwarz über braun, grünlich bis gelb auf.

Auch **Fibrinbeläge** können den Abheilungsprozess behindern. Insbesondere auf chronischen Wunden kommt es aufgrund eines beständigen Reizes (z. B. durch begleitende Entzündungsreaktionen) oft zu übermäßiger Fibrinbildung, die zu Wundheilungsstörungen führt und entfernt werden muss. Die Konsistenz ist von weicher bis zäher Struktur, die Farbe variiert von hellgelb bis leicht bräunlich, meist ohne Geruch. Es gibt unterschiedliche Arten, Nekrosen und Fibrinbeläge abzutragen.

Cave: Trockene Nekrosen bei einer arteriellen Durchblutungsstörung (pAVK) sind erst im Anschluss an eine erfolgreiche Revaskularisation (Gefäßbypass oder -dilatation) zu entfernen. Sie dürfen keinesfalls vor einem solchen Eingriff angeweicht werden. Bis dahin sind nur trockene Verbandwechsel durchzuführen!

Mechanisches Debridement

Durch das Auswischen mit Kompressen (ggf. mit Wundspüllösungen/Antiseptika angefeuchtet) werden Zelltrümmer, oberflächliche Beläge und Abfallstoffe aus der Wunde entfernt. Diese Methode kann aufgrund der Reibung, des Drucks und der damit einhergehenden Oberflächenreizung der Wunde für den Patienten mit Schmerzen verbunden sein und zur Traumatisierung von frischem Gewebe, wie Granulation und Epithelisierung, führen. Eine schonendere Alternative zum Auswischen ist das wiederholte Auflegen steriler, angefeuchteter Kompressen mit leichtem Andruck auf die Wunde. Beim Abnehmen bleibt etwas Belag an der Kompresse haften. Dieser Vorgang wird mit jeweils einer neuen, Kompresse wiederholt, bis keine Rückstände mehr haften bleiben.

Chirurgisches Debridement

Die schnellste und effektivste Art der Wundreinigung ist das chirurgische Debridement. Mittels einer Pinzette und eines Skalpells oder einer Ringkürette (nicht mit einer Schere, da diese das Gewebe quetschen und somit schädigen kann) werden Nekrosen und Beläge abgetragen. Auch der scharfe Löffel sollte nicht mehr zum Einsatz kommen. Er kann ebenfalls zu Gewebsquetschungen führen, da seine „Schneideseite" durch die Aufbereitung (Reinigung, Desinfektion) an Schärfe verliert. Eine Wundinfektion birgt das Risiko, dass sich eine Osteitis (Knochenentzündung) entwickelt. Daher ist manchmal sogar eine Knochenresektion Bestandteil des chirurgischen Debridements. Das chirurgische Debridement kann je nach Ausmaß und Dicke eine Vollnarkose oder eine Lokalanästhesie, z.B. mit Emla®-Creme (Kombination der anästhetischen Wirkstoffe Lidocain und Prilocain mit Zulassung zur Ulkusreinigung; Einwirkzeit von 45 – 60 Minuten unter Folie), erfordern. Chirurgisches Debridement kommt nicht in Frage, wenn kein qualifiziertes Personal zur Verfügung steht oder der Zustand des Patienten keine Narkose zulässt. Alle anderen Debridementmethoden greifen im Gegensatz hierzu lediglich oberflächlich.

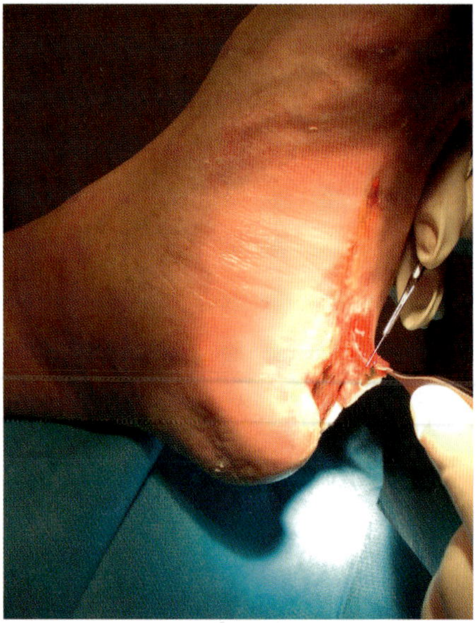

Abb. 2.2: Chirurgisches Debridement mit Pinzette und Skalpell.

Enzymatisches Debridement

Beim enzymatischen Debridement wird das Bestreben der Enzyme, nekrotisches Gewebe abzubauen, genutzt. In Interaktion mit Proteinen verflüssigen sie Gewebetrümmer und weiches nekrotisches Material. Enzymverbände müssen täglich mindestens einmal gewechselt werden und bedingen durch das Mehr an Pflegezeit und Material einen erhöhten Kostenaufwand. Enzyme wirken nicht in einer trockenen Umgebung, weshalb sie bei harten, trockenen Nekrosen nicht einsetzbar sind. Manche Enzyme wirken nur bei bestimmten Proteintypen. Enzymatisches Debridement sollte nur angewandt werden, bis die Wunde frei von Gewebetrümmern ist. Anschließend wird auf eine Folgebehandlung umgestellt. Da es inzwischen effektivere, schonendere und kostengünstigere Alternativen gibt, kommen Enzyme in der Wundreinigung immer seltener zur Anwendung.

Biochirurgisches Debridement (Madentherapie)

Steril gezüchtete Maden (Larve der Fliege Lucilia sericata = „gefräßige Lucy") finden ihre Anwendung in der Madentherapie, um mittels biochirurgischen Debridements vor allem hartnäckige Nekrosen abzutragen. Lucilia sericata beeinflusst den Wundzustand in dreifacher Hinsicht positiv: Reinigung der Wunde, Keimvernichtung und Stimulation der Abheilung.

Die Maden sondern Verdauungssekret (Speichel) auf die Nekrosen und Beläge ab, was zu deren Verflüssigung führt. Diese besondere extrakorporale Verdauung der „gefräßigen Lucy" garantiert, dass nur avitales Gewebe aufgelöst und das vitale Gewebe geschont wird. Anschließend nimmt die Made die entstandene Bouillon aus avitalem Gewebe als Nahrungsbrei wieder auf. Durch die Zersetzung des nekrotischen Gewebes oder von Belägen kann es zu einer Vergrößerung der Wunde oder, bei vorgeschädigtem Gefäßen, zu Mikroblutungen kommen. Die Arbeit der Fliegenmaden in der Wunde kann beim Patienten Kribbeln, Juckreiz oder Schmerzen auslösen. Bei Letzteren sollte die Verordnung von einem Analgetikum erwogen werden. Insbesondere bei „Freiläufern" kann es neben der Reizung durch das Verdauungssekret zu einer mechanischen Reizung des Wundgebietes durch die Fortbewegung der Maden mit ihren mit Widerhaken versehenen Haarkränzen kommen. Bei Wunden, die leicht zu Blutungen neigen, sich in der Nähe von größeren Gefäßen befinden, die Verbindung zu Körperhöhlen und/oder inneren Organen haben und/oder unzureichend durchblutet sind, sollte kein Madeneinsatz erfolgen. Da Larven keinen Druck vertragen, kommt die Anwendung unterhalb einer Kompression nur in Frage, wenn die Umgebung entsprechend abgepolstert ist.

Es ist nachgewiesen, dass die Ausscheidungen der Fliegenlarven eine antibakterielle Wirkung haben und sie auf einem Bakterienrasen eine keimfreie Spur hinterlassen. Die beobachtete antibakterielle Wirksamkeit des Madensekrets durch Substanzen wie Ammoniak, Allantoin und Kalzium-Bicarbonat ist bis heute nicht eindeutig wissenschaftlich geklärt. Allerdings wurde gegenüber schleimbildenden Bakterien, z. B. Pseudomonas aeruginosa oder Proteus eine eingeschränkte Wirksamkeit festgestellt.

Wegen einer möglichen Ekelhemmschwelle der Patienten und auch des medizinischen Personals, sowie einer einfacheren Handhabung in der ambulanten Therapie, gibt es Maden nicht nur als „Freiläufer", sondern auch eingeschlossen im Nylonbeutel, dem Biobag.

Als Dosierung wird je nach Wunderscheinungsbild empfohlen, 5 – 10 Maden/cm^2 Wundfläche anzuwenden. Diese Produkte haben eine Anwendungszeit von 3 bis zu maximal 5 Tagen. Im Falle einer starken Wundexsudation sind oft häufigere Wechselintervalle des Sekundärverbandes erforderlich. Maden werden in Deutschland derzeit als Rezepturarzneimittel verordnet und sind somit apothekenpflichtig. Im klini-

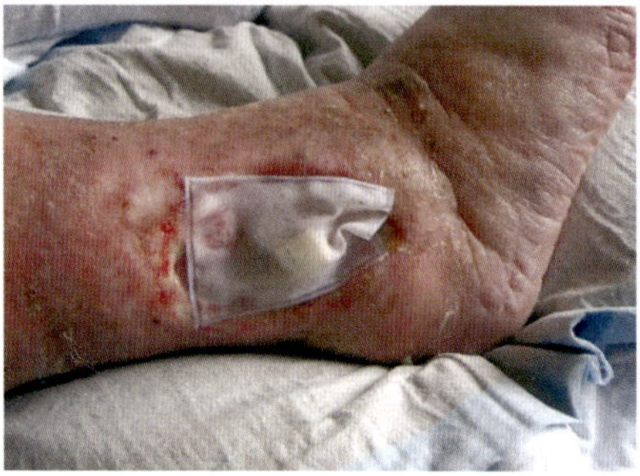

Abb. 2.3: Madeneinsatz im Biobag bei Ulcus cruris venosum.

schen Bereich ist ihr Einsatz erstattungsfähig, im ambulanten Bereich wird ein Kostenvoranschlag benötigt und eine Einzelfallentscheidung durch den jeweiligen Kostenträger getroffen.

Ein kombinierter Einsatz von Lucilia sericata und systemischer Antibiotika ist möglich. Lokaltherapeutika werden von den Larven häufig nicht überlebt. Die Wunde muss von allen lokalen Medikamenten, z. B. Antiseptika, befreit und gereinigt sein, bevor die Therapie mit Fliegenlarven begonnen wird. Üblicherweise sind mehrere Madenzyklen notwendig, bis die Nekrolyse vollständig ist.

Autolytisches Debridement

Hydrogele in Gelform

Der Einsatz von Hydrogelen in Gelform mit feuchtigkeitserhaltenden Verbänden bewirkt das Aufweichen von Nekrosen und Belägen im autolytischen Debridement. Neben dieser autolytischen Wirkung können die Hydrogele in Gelform auch zur Feuchthaltung bzw. Rehydration trockener Wunden oder austrocknungsgefährdeter freiliegender Strukturen, wie z. B. Sehnen- oder Knochengewebe zum Einsatz kommen. Sie bestehen zu 60 – 95 % aus Wasser (der Rest besteht aus Gelbildnern, teilweise versetzt mit Alginaten), sind in Wasser nicht löslich und haben eine Wirkdauer von bis zu 3 Tagen. Nekrosen und Beläge verlieren durch Rehydration ihre innere Festigkeit und lösen sich vom Wundgrund. Diese Behandlungsmethode nutzt die Wirkung der körpereigenen proteolytischen Enzyme auf abgestorbenes Gewebe, die im eingeschlossenen Wundexsudat vorhanden sind. Ein stagnierender Wundzustand wird so in einen dynamischen, erfolgversprechenden Heilungsprozess umgewandelt. Hydrogele in Gelform wirken durch ihre Feuchtigkeit und werden deshalb abhängig von der Konsistenz des Belags zwischen 0,3 – 0,5 cm dick aufgetragen. Sie lassen sich auch an schwierigen Körperstellen, z. B. der Fersenregion, gut applizieren, da sie formstabil sind. Hydrogele in Gelform erfordern eine Sekundärabdeckung. Zur Abdeckung von nicht infizierten Wunden werden in Abhängigkeit von der Exsudatmenge moderne Auflagen wie Transparentfolien (bei eher festen Belägen und wenig Exsudat) oder feinporige Polyurethanschaumverbände/Hydropolymere (bei Aufweichen der Beläge und vermehrter Exsudation) verwendet. Bei täglich notwendigen Verbandwechseln, etwa infolge einer Infektion, ist die oben beschriebene Abdeckung zu kostspielig. In diesem Fall ist die Abdeckung mit einem Wunddistanzgitter und (Saug-)Kompressen angebracht. An den Wundrändern kann es zu Mazerationen kommen, denen mit einem entsprechenden Hautschutz vorgebeugt wird (z. B. 3M™ Cavilon™ Reizfreier Hautschutzfilm). Die autolytische Wundreinigung fördert durch die zugeführte Feuchtigkeit das Zellwachstum. Diese Behandlungsmethode ist im Gegensatz zu allen anderen sehr schonend, sanft und schädigt das gesunde Gewebe nicht. Sie ist allerdings im Vergleich zu den anderen Methoden zeitintensiv. Bei stark nässenden oder blutenden Wunden ist vom Einsatz dieser Produkte abzusehen.

Analog zu wirkstoffhaltigen/konservierten Spüllösungen werden zunehmend am Markt wirkstoffhaltige/konservierte Hydrogele angeboten (z. B. Repithel®, Prontosan® Gel, LAVANID®-Wundgel, Octenilin® Gel), deren Vorteile oft in der verlängerten Verwendbarkeit nach Anbruch besteht.

Hydroaktive Wundauflage zur Nasstherapie

Die Anwendung der hydroaktiven Wundauflage zur Nasstherapie ist ebenfalls im autolytischen Debridement möglich. Diese besteht aus einem Saugkissen mit superabsorbierendem Polyacrylat, das gebrauchsfertig mit Ringerlösung aktiviert ist oder mit Ringerlösung aktiviert werden muss. In der Wunde sorgt die hydroaktive Auflage zur Nasstherapie für eine kontinuierliche Abgabe von Ringerlösung. Dabei nimmt das Saugkissen keimbelastetes Wundexsudat auf und bindet es (auch unter begleitender Kompressionstherapie). Zusätzlich werden Nekrosen und Beläge verflüssigt. Die hydroaktive Wundauflage zur Nasstherapie gibt es als 12 h- oder 24 h-Präparat. Für dieses Produkt ist eine Sekundärabdeckung erforderlich.

Hydrokolloidverbände

Bedingt anwendbar im autolytischen Debridement sind Hydrokolloidverbände (HCV). Sie wirken allerdings nur bei einer sehr geringen Nekrosen-/Fibrinbelagdicke. Hydrokolloide dürfen nicht bei infizierten Wunden angewendet werden, da das durch sie erzeugte feucht-warme Milieu extrem das Bakteriumswachstum begünstigt und zu einer Sepsis führen kann.

Ultraschall-Debridement

Ein nicht-invasives Verfahren zur Wundreinigung ist die Ultraschall assistierte Wundreinigung (UAW), bei der niederfrequenter Leistungs-Ultraschall (25 kHz) in Kombination mit einer Spüllösung angewendet wird. Der Anwender führt eine Sonde, aus der beständig (2 – 3 Tropfen/Sekunde) Spülflüssigkeit tropft, über den Wundgrund. Diese Tropfen treten als feiner „Feuchtnebel“, sog. Aerosol, aus dem Sondenkopf aus. Zu beachten ist, dass die Wunde immer mit ausreichend Flüssigkeit benetzt ist und stets ein Film zwischen dem Sondenkopf und dem Wundgrund besteht. Ringer- und NaCl 0,9 %-Lösung sind für die UAW vom Hersteller empfohlene Spülflüssigkeiten. Bei infektgefährdeten oder infizierten Wunden empfiehlt sich die Beimischung von Octenisept® 1:1 durch den Apotheker (gelöste Keime werden so bereits mit dem Aerosol abgetötet und eine Kontamination der Umgebung verhindert). Das kombinierte Ausspülen der Keime und Beläge mit geeigneten Spüllösungen ist das entscheidende Merkmal der UAW.

Die Ultraschall assistierte Wundreinigung führt zu einer schonenden Entfernung von Nekrosen sowie Fibrinbelägen, ohne gesundes Granulationsgewebe anzugreifen, und zerstört den wundheilungsbehindernden Biofilm. Durch den Ultraschallimpuls dringt die Spüllösung tief in die Wunde und Gewebsspalten. Dort werden Bakterien durch Kavitation (zyklisch implodierende Mikrogasblasen) abgetötet. Zudem fördert dieses Verfahren die Granulation, regt die Prolife-

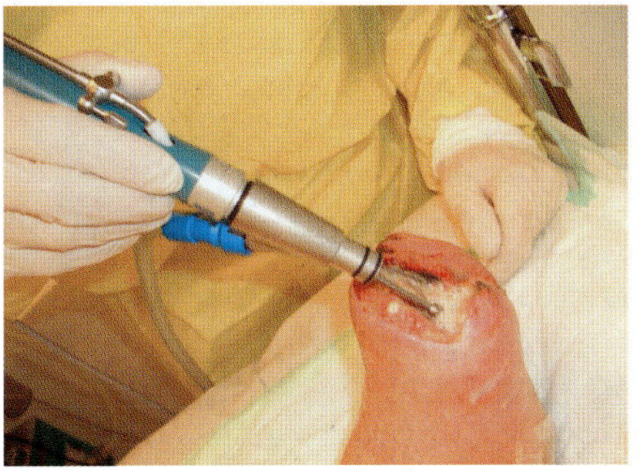

Abb. 2.4: Ultraschall assistierte Wundreinigung.

ration der Fibroblasten an und stimuliert die Kollagensynthese. Patienten empfinden die UAW manchmal als schmerzhaft, daher ist es empfehlenswert, die zu behandelnde Wunde vorher, z. B. mit Emla®-Creme, lokal zu anästhesieren. Entscheidend ist das kombinierte Ausspülen der Keime und Beläge mit geeigneten Spüllösungen (☞ Wundspülung).

☞ Standards Hydrogele in Gelform, Hydrokolloidverbände (HCV), feinporige Polyurethanschaum-/Hydropolymerverbände (HPV), hydroaktive Wundauflage zur Nasstherapie, Wundspülung, Ultraschall assistierte Wundreinigung und semipermeable Transparentfolien.

2.2 Umgang mit verschiedenen Wundarten

> Die beschriebenen Produkte zur modernen Wundversorgung können nur ihre vollständige Wirkung erzielen, wenn ein Kontakt zum Wundgrund gewährleistet ist.

Die belegte Wunde

Die fibrinösen Beläge der belegten Wunde verhindern das Wachstum der Zellen. Die schmierige braun-, grau- oder hellgelbe Schicht kann eine beachtliche Dicke erreichen und sollte nicht mit einem infizierten Belag verwechselt werden. Hydrogele in Gelform können diese durch autolytisches Debridement aufweichen und abtragen, falls kein chirurgisches Vorgehen möglich ist. Sie werden beispielsweise abgedeckt durch einen Hydrokapillar-, einen feinporigen Schaumstoff-/Hydropolymerverband oder eine semipermeable Transparentfolie. Hydrokolloidverbände allein eingesetzt verflüssigen oberflächige Fibrinbeläge. Auch Alginate können solche abtragen, wenn ein feuchtes Wundmilieu vorhanden ist. Sie sollten ebenfalls mit einem der oben genannten Verbände abgedeckt werden. Je nach Wundlokalisation sind HCV/HKV/HPV zusätzlich mit einem Klebevlies oder einer semipermeablen Transparentfolie zu fixieren.

☞ Standards Hydrogele in Gelform, Alginate, Hydrokolloidverbände

Die infizierte Wunde

Die häufigste Komplikation bei der Wundheilung ist die Infektion, die im Einzelfall zu einer Sepsis führen kann. Eitrige Beläge, unangenehmer Geruch und eine gerötete Wundumgebung kennzeichnen die infizierte Wunde. Der Patient klagt über Schmerzen und Funktionseinschränkung. Weitere Symptome sind Fieber und Schwellung. Große Exsudatmengen sowie ein keimabhängiger, unangenehmer Geruch und eitrige Wundbeläge sind weitere Symptome für eine infizierte Wunde. Eine Wundheilung ist erst nach Beseitigung der Infektion möglich.

Zur genauen Bestimmung der Keime dient die Probeexzision (PE) aus der Tiefe. Im Gegensatz zum Wundabstrich, der zusätzlich zu den Wundkeimen evtl. auftretende Oberflächenkeime einfängt, erbringt die

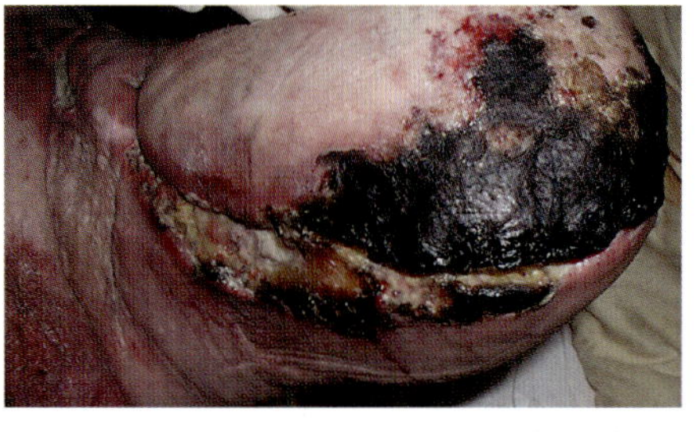

Abb. 2.5: Infizierter Amputationsstumpf.

PE ausschließlich den gesicherten Wundkeim. Bei diagnostizierter Infektion sollte eine systemische Antibiotikatherapie nach Antibiogramm mit Resistenzbestimmung erfolgen.

Lokalantibiotika zur Wundbehandlung gelten nach übereinstimmenden Empfehlungen vieler medizinischer Fachgesellschaften und der Konsensuserklärung zur Wundantiseptik als obsolet, da sie zu einer Resistenzbildung sowie lokalen Unverträglichkeiten und Allergien führen. Seit dem 1.7.2003 sind mit der 10. Novelle des Arzneimittelgesetzes viele lokale Antibiotika vom Markt genommen worden (siehe hierzu www.bfarm.de). Bei infizierten Wunden ist bei jedem Verbandwechsel eine Spülung mit Lokalantiseptika, wie Octenisept® oder Polyhexanidlösung, empfehlenswert. Folgende Wundauflagen stehen zur Auswahl: silberhaltige Wundauflagen, Silberaktivkohle, wirkstofffreie Wundauflage mit hydrophober Wechselwirkung, HydroBalance Wundauflage aus feuchter Zellulose mit PHMB (Polyhexanid). Alle diese Wundauflagen können je nach Wundart in Kombination mit Hydrogelen in Gelform (☞ 2.1, Autolytisches Debridement) angewendet werden. Silberhaltige Alginate oder silberhaltige Cavity-Schäume eignen sich zum Austamponieren infizierter oder infektgefährdeter tiefer zerklüfteter Wunden und Taschen.

Silberhaltige Wundauflagen

Diese Wundauflagen nutzen die seit der Antike bekannte bakterizide Wirkung des Silbers. Sie unterscheiden sich in Wundauflagen, die Silber freisetzen, um innerhalb der Wunde Keime abzutöten, und solche, die Wundexsudat aufnehmen und die enthaltenen Keime innerhalb der Wundauflage abtöten. Silber hat ein breites Wirkspektrum gegen grampositive und gramnegative Bakterien (darunter auch MRSA, VRE) sowie Pilze. Die Forschung hat aktuell keine relevante Resistenzentwicklung gegenüber Silber beobachten können, obwohl in der Fachliteratur vereinzelt Hinweise zu finden sind. Die Wirkung ist vergleichbar unspezifisch wie beim Jod, und ähnlich wie dort gibt es zum jetzigen Zeitpunkt keine Hinweise auf Resistenzen bei relevanten Wundkeimen. Aufgrund der stetig wachsenden Verwendung von Silber in Haushalt, Freizeit und Medizin sind Anpassungen bestimmter Mikroorganismen denkbar, echte Resistenzen daher nicht ausgeschlossen. Bisher wenig untersucht und publiziert aber relevant sind Eiweißfehler freisetzender Silberprodukte (Bindung an schwefelhaltige Aminosäuren).

Viele silberhaltige Wundauflagen geben elementares Silber an die Wunde ab oder setzen bei Kontakt mit Wundexsudat Silberionen frei. Diese lagern sich an die Zellwand der Bakterien an und dringen in die Mikroorganismen ein. Sie stören deren Zellfunktion und beeinträchtigen die Zellteilung durch Behinderung der DNA-Replikation. Einige Silber-Wundauflagen enthalten lediglich gebundenes Silber, die Wirkung tritt katalytisch beim Durchdringen der Keime ein.

Zum Teil kann es beim Einsatz dieser Wundauflage durch die Silberfreisetzung zu vorübergehenden Schwarzfärbungen der Wunde kommen, wodurch die Wundbeurteilung erschwert wird. Im Falle von elektronischen Messungen muss sichergestellt sein, dass kein Kontakt zu Elektroden oder leitenden Gels besteht. Auch sind diese Wundauflagen größtenteils nicht kompatibel mit Magnetresonanz-Bildverfahren (MRI) und sollten nicht zusammen mit Produkten auf Ölbasis wie Paraffin eingesetzt werden.

Silberhaltige Wundauflagen unterscheiden sich je nach Hersteller und Produkt bezüglich des Silbergehalts, der freigesetzten Menge, Aufbau und Zusammensetzung sowie Indikation und Kontraindikation. So gibt es Alginate, Hydrofaser, Hydrokolloide, Wunddistanzgitter, Polyurethanschaumverbände/Cavity-Polyurethanschaumverbände zum Tamponieren und auf Polyethylengewebe aufgetragenes, nanokristallines Silber. Silberhaltige Wundauflagen können je nach Produkt, Exsudation und Wunde 1–7 Tage auf der Wunde verbleiben. Bei einigen Auflagen ist eine Sekundärabdeckung erforderlich. Indikationen und Kontraindikationen sind der jeweiligen Packungsbeilage des Produktes zu entnehmen und unbedingt zu berücksichtigen. Mischungen mit anderen Wirkstoffen (Jod, Octenisept®, Kollagen) sind nur im Rahmen der Herstellererlaubnis vorzunehmen.

Die beiliegende CD enthält einen Überblick über die am Markt erhältlichen Produkte sowie Menge und Art des Silbers (☞ CD, Tabelle silberhaltiger Wundverbände).

Aktivkohleverband mit Silber

Die antiseptische Wirkung des **Silbers** in Kombination mit der geruchsbindenden Funktion der Kohle ist speziell auf die Anforderungen der aktiven Wundtherapie bei infizierten Wunden zugeschnitten. Um die antiseptische Wirkung des Silbers bei der Bekämpfung von Wundkeimen auszunutzen, wird im Aktivkohleverband mit Silber elementares Silber an ein Aktivkohlegewirk gebunden. Das bedeutet: es wird kein freies Silber in die Wunde abgegeben. Dieser antiseptische Verband ist weich, anschmiegsam, leicht zu tamponieren und hat eine Wirkdauer von bis zu 3 Tagen. Bei superinfizierten Wunden muss die Aktivkohleauflage mit Silber täglich gewechselt werden.

Der Aktivkohleverband mit Silber nutzt die antibakterielle Wirkung des Silbers zur Vernichtung wundtypischer Bakterien wie Staphylococcus aureus, Pseudomonas aeruginosa und Escherichia coli. Auch Pilze (Candida albicans) und der multiresistente Staphylococcus aureus (MRSA) sowie der vancomycinresistente Enterococcus (VRE) werden erfolgreich abgetötet. Die antibakterielle Eigenschaft des Silbers wirkt in-vitro gegen 150 bekannte Keime.

Um möglichst viele Keime mit dem gebundenen Silber in Kontakt zu bringen, wird mittels Kompressen das Wundexsudat durch die Aktivkohleauflage mit Silber hindurchgesaugt. Die absorbierende Wirkung der Aktivkohle wird vielerorts von den städtischen Wasserwerken und mittlerweile in fast jedem Staubsauger genutzt, um Giftstoffe und Gerüche zu filtern. Der Aktivkohleverband mit Silber hat eine extrem große Oberfläche, womit eine große Aufnahmekapazität erreicht wird. In dem Kohlegewirk bindet dieser Verband Gerüche, aber auch Toxine und Bakterien.

Der Verband ist deshalb gut bei offenen Tumor- oder anderen stark riechenden Wunden einzusetzen. Toxine, die von lebenden Bakterien permanent abgegeben werden (Exotoxine) oder bei der Zerstörung gramnegativer Keime als Reststoffe in der Wunde zurückbleiben (Endotoxine), werden in der Aktivkohle durch Aufnahme deaktiviert. Die Silberionen töten im Anschluss daran, die im Kohlevlies gebundenen Keime ab. Sie schädigen die Zellmembran und Zellwand der Keime. Der Zellstoffwechsel ist nicht mehr möglich und somit wird eine Zellteilung und -vermehrung verhindert. Bei stark exsudierenden Wunden empfiehlt es sich, als Sekundärabdeckung Saugkompressen einzusetzen; trotzdem ist die Aufnahmekapazität des Aktivkohleverbandes mit Silber oft schnell erschöpft. Bei schwächer exsudierenden Wunden besteht die Gefahr des Verklebens des Verbandes mit der Wunde, wodurch das Ablösen für den Patienten schmerzhaft sein kann. Der Hersteller empfiehlt bei solchen Wunden die Benetzung des Aktivkohleverbandes mit Silber mit Ringerlösung sowie die kombinierte Anwendung mit einem Hydrogel in Gelform. Infizierte

Wunden werden zu Beginn jeder Versorgung mit zeitgemäßen Antiseptika gespült, z. B. mit farbloser Octenisept®- oder Polyhexanidlösung (z. B. Lavasept®). Nebenwirkungen der Aktivkohleauflage mit Silber sind nicht bekannt, da sie ausschließlich physikalisch wirkt.

Wirkstofffreie Wundauflage mit hydrophober Wechselwirkung

Die wirkstofffreie Wundauflage mit hydrophober Wechselwirkung (Cutimed® Sorbact®) hat eine grüne Farbe und ist als Tupfer, Kompresse, Gelkompresse, Tamponade und Saugkompresse erhältlich. Tupfer und Kompressen bestehen aus imprägniertem Acetatgewebe, die Saugkompresse enthält zusätzlich eine Saugschicht aus Zellulose (weiß!). Die Tamponade besteht aus imprägniertem Baumwollgewebe. Durch die hydrophobe (wasserabweisende) Eigenschaft dieser wirkstofffreien Wundauflage werden die ebenfalls hydrophoben Wundbakterien (z. B. Staphylococcus aureus, Pseudomonas aeruginosa, MRSA) und Pilze an den unlöslich aufgedampften Wirkstoff Dialkylcarbamoylphosphat gebunden. Die Bakterien werden dabei zwar nicht abgetötet aber mit dem nächsten Verbandwechsel aus der Wunde entfernt. So reduziert sich nach und nach die Menge der Keime. Es gibt keine Resistenzentwicklung und Zytotoxizität. Je nach Wunde und Exsudation und Produktform kann diese Wundauflage 1–2 Tage auf der Wunde verbleiben. Abhängig von der gewählten Auflage ist eine Sekundärabdeckung erforderlich.

HydroBalance Wundauflage aus feuchter Zellulose plus PHMB

☞ Spezielle Wundauflagen

Diese Wundauflage ist auch mit dem antimikrobiellen Zusatz PHMB (**P**oly**h**exa**m**ethylen**b**iguanid = Polyhexanid) erhältlich. Gemäß Herstellerangaben ist dieses Produkt bei kritisch-kolonisierten und infizierten Wunden einsetzbar. Die Verweildauer beträgt bis zu sieben Tage. Eine Sekundärabdeckung ist erforderlich.

Lokale Unterdrucktherapie

☞ Spezielle Therapieformen

Speziell für die Anwendung bei infizierten Wunden ist die V. A. C.®-Therapie oder die V. A. C. Instill® (beide KCI) geeignet. Das Grundprinzip ist beiden gemeinsam. Es wirkt ein Unterdruck auf die Wundoberfläche. Durch das geschlossene System werden Bakterien, Abfallprodukte und Zelltrümmer abtransportiert. Der Hersteller bietet bei infizierten und infektionsgefährdeten Wunden den Einsatz eines Polyurethanschaums mit Silber an. Durch die kontinuierliche Abgabe von Silberionen direkt ins Wundbett werden dort Mikroorganismen abgetötet. Zusätzlich können bei der V. A. C. Instill® auch alternierend zeitgemäße Antiseptika wie Octenisept® oder Polyhexanidlösung zur Bakterienbekämpfung eingesetzt werden („Saug-/Spüldrainage"). Diese Methode erfordert spezielle Anwendererfahrung und Kenntnisse im klinischen Bereich.

☞ Standards Hydrogele in Gelform, V. A. C.®-Therapie, Lokale Unterdrucktherapie, Aktivkohleverband mit Silber, silberhaltige Wundauflagen, wirkstofffreie Wundauflage mit hydrophober Wechselwirkung, HydroBalance Wundauflage aus feuchter Zellulose mit PHMB (Polyhexanid) und Wundspülung.

> **Achtung:** Bei einer klinisch infizierten Wunde sollte in den ersten Tagen als Sekundärabdeckung nur eine Kompresse (z. B. Saugkompresse) verwendet werden, die je nach Exsudation ein- bis mehrmals täglich zu wechseln ist. Eine antiinfektive Wundauflage, die in direk-

tem Wundkontakt steht (z. B. silberhaltige/s/r Alginat/Cavity-Schaum/Hydrofaser/Wunddistanzgitter, Silberaktivkohle, wirkstofffreie Wundauflage mit hydrophober Wechselwirkung oder aus Polyethylengewebe mit nanokristallinem Silber) kann je nach Angabe der Packungsbeilage länger verbleiben (meist 1–3 Tage, z. T. sogar bis zu 7 Tage). Bei silberhaltigen Wundauflagen mit Folienbeschichtung kann ggf. aufgrund der feucht- und warmhaltenden Folie trotz Silberfreisetzung eine Verschleppung bzw. Ausbreitung der Infektion erfolgen, da Keimwachstum durch ein feucht-warmes Milieu gefördert wird (Ausnahme Anaerobier). Der Einsatz dieser Produkte empfiehlt sich im Anschluss an die Akutphase. Da die einzelnen silberhaltigen Produkte sehr unterschiedlich bezüglich Handhabung, aber auch (Kontra-)Indikationen sind, vorab genau die Packungsbeilage oder die Fachinformation lesen!

Die granulierende Wunde

Granulierende Wunden sind saubere, gekörnte tiefrote Wunden mit guter Durchblutung, feucht glänzendem Erscheinungsbild und abnehmender Exsudation. Um Läsionen zu vermeiden, sollten granulierende Wunden mit ihrem empfindlichen, gefäßreichen frischen Gewebe sehr vorsichtig behandelt werden. Ein optimales Wundverhältnis wird durch Feuchthalten der Wunde und Kontakt der Wundauflage mit dem Wundgrund gewährleistet. Es sind Auflagen zu bevorzugen, die eine ausgiebige Wundruhe und einen atraumatischen Verbandwechsel gewährleisten sowie lange Wechselintervalle ermöglichen. Hierfür gibt es mehrere Möglichkeiten der Wundabdeckung.

Hydrokolloidverband (HCV)

Hydrokolloidverbände (HCV) sind semiokklusive Wundauflagen, die auf mäßig bis schwach exsudierenden Wunden zum Einsatz kommen. Sie bestehen aus einer wasserabweisenden Polymermatrix, in die hydrophile Teilchen aus Pektin, Zellulosederivaten und Gelatine eingebettet sind. Um eine gute Haftung zu ermöglichen, haben einige Präparate einen abgeflachten Rand oder einen Fixierrand aus Klebevlies. Hydrokolloidverbände nehmen nur begrenzt Flüssigkeit auf. Ihre primären Funktionen bestehen in einer Förderung der Granulation, Feuchthalten der Wunde, Aufnahme der Zelltrümmer und Schutz vor einer Kontamination von außen. Bei der Absorption des Wundexsudates bilden die Hydrokolloidverbände ein gelbliches Gel, das an Eiter erinnert. Das Gel ist unter der Wundauflage als Blase sichtbar, die sich immer weiter ausdehnt. Überschreitet die Blase den Umfang der Wunde, steht der Wechsel des Hydrokolloidverbandes an. Beim Verbandwechsel ist eine Wundspülung (Ringerlösung, NaCl 0,9 %) erforderlich. Aufgrund der Blasenbildung sollten Hydrokolloide großflächig, mind. 2–3 cm den Wundrand überlappend aufgebracht werden. Um eine möglichst optimale Haftung zu erzielen, empfiehlt es sich, diese Wundauflage körperwarm anzumodellieren. Hydrokolloide gibt es in vielfältigen Sonderformen zum besseren Applizieren in der Sakral- oder Fersenregion. Patienten können damit duschen und ggf. auch baden. Sie sind sowohl als primäre als auch als sekundäre Abdeckung geeignet. Die Verweildauer beträgt je nach Exsudatmenge bis zu 7 Tage. Das vorteilhafte Milieu unter dem Hydrokolloidverband kann zu einem Anwachsen des Granulationsgewebes (Hypergranulation) führen. Oft verflacht diese beim Einsetzen der Epithelisierung durch Kontraktion, im Einzelfall ist eine chirurgische Korrektur notwendig.

☞ Kap. 1, Grundlagen der Wundversorgung (Tipp: Hypergranulation)

Feinporiger Polyurethanschaum-/ Hydropolymerverband (HPV)

Diese Wundauflagen kommen bei stark bis mäßig exsudierenden Wunden zum Einsatz. Hydropolymerverbände (HPV) bestehen aus einem feinporigen Polyurethan-Weichschaum (zum Teil mit enthaltenen Superabsorbern), der das bis zu 30-Fache seines Eigengewichtes an Wundexsudat aufnehmen kann. Gleichzeitig werden Bakterien und Zelltrümmer absorbiert. Hydropolymerverbände schützen das frische Gewebe vor traumatischen Einwirkungen und Sekundärinfektionen von außen. Die luftdurchlässige Membran ermöglicht einen Gasaustausch und sichert durch ihre thermo-isolierende Funktion ein gleichbleibend warmes und feuchtes Wundklima. Einige der feinporigen Weichschäume quellen bei der Flüssigkeitsaufnahme unterschiedlich stark auf und gleichen so kleine Wundunebenheiten aus. Hydropolymerverbände setzen einen starken Granulationsreiz. Zum Teil kann es dadurch auch zur Hypergranulation kommen. Je nach Menge des aufzunehmenden Wundexsudats kann ein Hydropolymerverband bis zu 7 Tage auf der Wunde verweilen. Aufgrund der flüssigkeitsaufnehmenden Eigenschaften ist er gut unter Kompressionsverbänden einzusetzen. Wenn das Polyurethan-Weichschaumkissen gesättigt ist, kann es allerdings zu einer Mazeration der Umgebungshaut kommen. Beim Verbandwechsel verbleiben kaum Rückstände in der Wunde.

Hydropolymerverbände gibt es mit und ohne Kleberand. Letztere werden bei besonders schuppiger, gereizter und mazerierter Umgebungshaut verwendet. Produkte mit speziellen Beschichtungen, z. B. Silikon, Soft-Gel, mikroadhäsiver Lipidokolloidmasse oder einer zusätzlichen Wunddistanzgitterschicht sind ebenfalls eine Versorgungsoption für beanspruchte Haut. Die Quellfunktion der Hydropolymerverbände ermöglicht es, sie in der Variante eines Cavity-Verbandes zum Auskleiden von unterminierten, granulierenden Wundhöhlen und Taschen zu nutzen. Dabei darf die Wunde nur höchstens bis zu $^2/_3$ aufgefüllt werden, da der Schaum beim Aufquellen frisches Gewebe auseinandertreiben und zerquetschen kann. Einige feinporige Polyurethanschäume dürfen nicht zugeschnitten werden, da dieser Vorgang ihre Saugstruktur zerstört. Es gibt Hydropolymerverbände in einer speziellen Sakral- oder Fersenform, um sie an diesen Problemstellen besser anmodellieren zu können. Sie sind als Primär- und Sekundärabdeckung einsetzbar.

Hydrokapillarverband (HKV)

Hydrokapillarverbände (HKV) bestehen aus einem hydrokapillaren Wundkissen, das Zelltrümmer, Bakterien und überschüssiges Wundexsudat absorbiert. Dieser Verband kann eine besonders große Menge an Wundflüssigkeit aufnehmen. Der Hydrokapillarverband ist also für längere Liegezeiten und Wunden mit starker Exsudation geeignet. Bei zu schwach exsudierenden Wunden besteht die Gefahr, dass das Wundbett austrocknet. Ebenso wie die feinporigen Polyurethanschaumstoff-/Hydropolymerverbände gibt es diese Wundauflage mit und ohne Kleberand. Diese Wundauflage kann je nach Exsudation bis zu einer Woche auf der Wunde verbleiben und sowohl als Primär- wie auch Sekundärabdeckung eingesetzt werden.

Fixierung von HCV, HPV und HKV

Feinporige Polyurethanschaum-/Hydropolymerverbände, Hydrokapillarverbände und Hydrokolloidverbände können an schwierigen Körperstellen, wie der Sakralregion, zusätzlich am Rand mit einer unsterilen semipermeablen Transparentfolie oder einem silikonbeschichteten Film (Mepitac®) fixiert werden. So wird ein frühzeitiges Verrutschen oder Aufrollen des Verbandes verhindert. Ein vollständiges Überkleben von folienbeschichteten Wundauflagen birgt die Gefahr des Verlustes der Semiokklusivität und damit ggf. der Ausbildung einer feuchten Kammer. Diese Folienverbände sind feuchtigkeitsabweisend, sodass sie bei Verschmutzung einfach abgewischt werden können.

Eine verstärkte Haftung erzielt eine spezielle Klebetechnik. Hierbei wird die Wunde zunächst mit Streifen von semipermeabler Transparentfolie umklebt und darauf der Verband appliziert. Die Klebeflächen der Wundauflage haften auf der Folie und nicht auf der Haut. Abschließend sorgt die umlaufende Fixierung der Wundabdeckung mit Transparentfolie zusätzlich für einen sicheren Halt.

Hydrogelkompresse

Hydrogelverbände in Kompressenform bestehen zu 15–95 % aus Wasser. Sie dienen als semi-okklusive Wundverbände für die feuchte Wundbehandlung und sind nur für oberflächliche granulierende Wunden mit schwacher bis mäßiger Exsudation geeignet. Diese Wundauflagen ermöglichen durch ihre Transparenz eine optimale Wundkontrolle. Hydrogelkompressen ohne Klebebeschichtung sind gut bei dünner Alters- oder Kortisonhaut einsetzbar. Durch ihren kühlenden Effekt haben sie eine schmerzlindernde Wirkung. Die Verweildauer beträgt je nach Wundexsudation bis zu 7 Tage.

Transparenter Hydroaktivverband

Diese Wundauflage (3M™Tegaderm™Absorbent) besteht aus einem anpassungsfähigen Acrylwundkissen, das zwischen zwei Schichten aus semipermeabler Transparentklebefolie eingeschlossen ist. Die Klebefolie, die in direktem Wundkontakt steht, ist perforiert. So kann das Acrylwundkissen Wundexsudat aufnehmen, welches durch die obere, semipermeable Transparentfolie abdunstet. Durch die Transparenz ist eine Wundbeobachtung, auch nach Absorption von Wundexsudat, optimal gewährleistet. Indikationen dieses Verbandes sind oberflächliche, schwach bis mäßig exsudierende Wunden. Der transparente Hydroaktivverband darf nicht zugeschnitten werden. Seine Verweildauer ist abhängig von der Wundexsudation und kann z. T. sogar deutlich mehr als 7 Tage betragen.

☞ Standards Hydrogelkompresse, HCV, HKV, HPV, transparenter Hydroaktivverband, semipermeable Transparentfolie und Wundspülung.

Die epithelisierende Wunde

Weist eine Wunde eine neue, sich vom Rand her bildende Hautschicht auf und produziert nur noch wenig Wundexsudat, handelt es sich um eine **epithelisierende Wunde.** Das Epithelgewebe sieht rosa, hellrosa bis weißlich aus. Es ist besonders wichtig, die Oberfläche feucht zu halten, um die Wande-

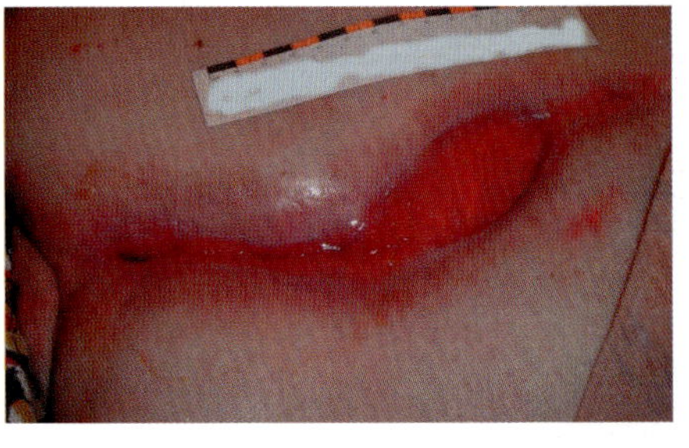

Abb. 2.6: Granulation mit vom Rand fortschreitender Epithelisierung, hier bei Zustand nach Platzbauch.

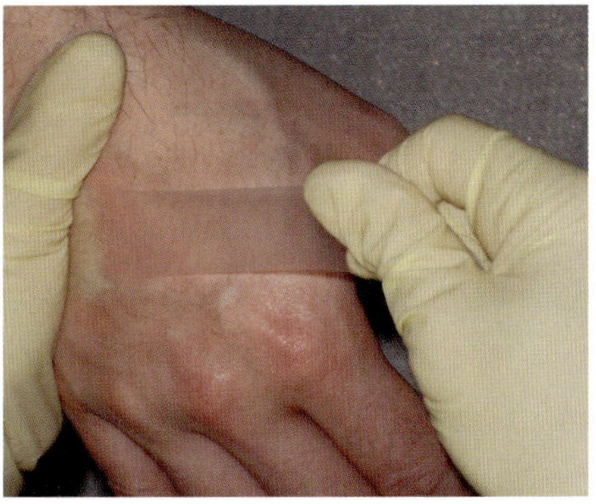

Abb. 2.7: Überdehnen der Folie parallel zur Haut.

rung der Epithelzellen zu gewährleisten. Die Wundauflage darf also keine Saugwirkung entfalten, da es sonst zu einem Austrocknen der Wunde kommen kann. Damit das frische Epithelgewebe bei einem Verbandwechsel nicht mit abgezogen wird, sollte der Verband auf keinen Fall mit der Wunde verkleben. Das Augenmerk liegt bei der Wundversorgung in dieser Phase auf einer langen Wundruhe und einem schonenden, atraumatischen Verbandwechsel.

Hier sind verschiedene Verbände einsetzbar: transparenter beziehungsweise dünner Hydrokolloidverband; Hydrogelkompresse; transparenter Hydroaktivverband; dünner feinporiger Polyurethanschaum-/Hydropolymerverband; semipermeabler Transparentfolienverband.

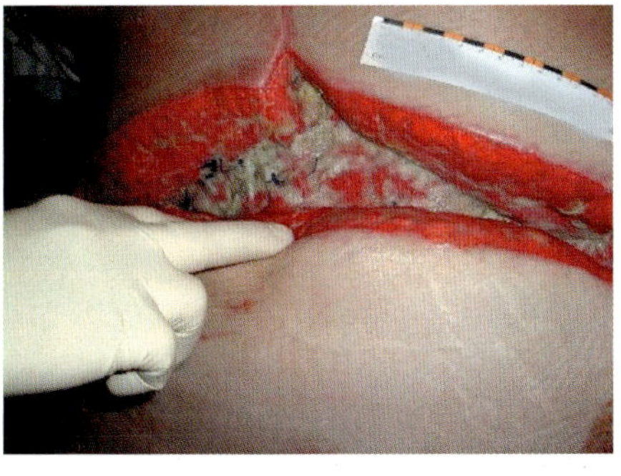

Abb. 2.8: Große, tiefe Wunde, Zustand nach Platzbauch.

Transparenter/dünner Hydrokolloidverband

Diese Wundauflagen sind eine dünnere, transparente Form des Hydrokolloidverbandes, die zum Teil eine gute Wundbeobachtung ermöglichen. Durch ihre elastische Konsistenz sind sie gut anmodellierbar. Transparente/dünne Hydrokolloidverbände haben nur eine sehr geringe Aufnahmekapazität. Ihre Verweildauer beträgt je nach Exsudation bis zu 7 Tage.

☞ Hydrokolloidverband (HCV)

Hydrogelkompresse

☞ Die granulierende Wunde, Hydrogelkompresse

Transparenter Hydroaktivverband

☞ Die granulierende Wunde, Transparenter Hydroaktivverband

Dünner feinporiger Polyurethanschaum-/Hydropolymerverband („light"-Varianten)

Für die Anwendung auf schwach exsudierenden Wunden sind diese Wundauflagen auch in einer dünneren, zum Teil speziell beschichteten Variante erhältlich.

☞ Feinporiger Polyurethanschaum-/Hydropolymerverband

Semipermeable Transparentfolie

Die semipermeable Transparentfolie gibt es sowohl als unsterile Folie von der Rolle für die Fixierung von Wundauflagen als auch als sterile primäre Wundabdeckung. Die halbdurchlässige Membran wirkt als Keimbarriere und ermöglicht durch ihre Transparenz eine gute Wundbeobachtung. Sie besitzt keine Möglichkeit der Exsudataufnahme. Patienten können damit duschen und ggf. auch baden. Semipermeable Transparentfolien sind in der Regel gut hautverträglich und lassen sich atraumatisch ablösen. Dieses geschieht durch stückweises Überdehnen der Folie parallel zur Haut. Um Scherkräfte zu vermeiden, wird die Haut unterhalb der Folie durch Handauflegen gestützt. Je nach Art und Zustand der Wunde erfolgt der Verbandwechsel alle 1–7 Tage.

☞ Standards Hydrogelkompresse, HCV, HKP, HPV, transparenter Hydroaktivverband und semipermeable Transparentfolie

Pergamenthaut/dünne Altershaut
Einer besonderen Versorgung bedarf die verwundete „Kortisonhaut" (Pergamenthaut) oder dünne Altershaut, die extrem anfällig ist, da sie bei kleinsten Berührungen oder Druckeinwirkungen (weiter) aufreißt. Die Versorgung ist sehr schwierig, weil beinahe alle Materialien verkleben und beim Verbandwechsel zum Abreißen weiterer oberflächiger Hautareale führen. Hydrokolloidverbände, Hydrokapillarverbände sowie viele feinporige Polyurethanschaum-/Hydropolymerverbände mit/ohne Klebefläche kommen hierfür nicht in Frage, besser ist der Einsatz von **Hydrogelkompressen** ohne Haftung und Klebeflächen. Zum Teil sind aber auch die speziellen Wunddistanzgitter (☞ Kap. 1, Traditionelle Wundversorgung) oder entsprechend beschichtete feinporige Polyurethanschaumverbände mit z. B. Silikon, Soft-Gel oder einer zusätzlichen Wunddistanzgitterschicht für diese Versorgung geeignet.
☞ Standard Hydrogelkompresse

Die tiefe und/oder unterminierte Wunde

Zur adäquaten Versorgung unterminierter Wunden ist der Kontakt der Produkte zum Wundgrund unerlässlich. Deshalb sind bestehende Wundhöhlen, Taschen oder Fistelungen zunächst aufzufüllen oder auszutamponieren, bevor sie mit einem semipermeablen Transparentfolien-, Hydrokolloid-, Hydropolymer- oder Hydrokapillarverband abgedeckt werden. Das sachgerechte Austamponieren verhindert, dass sich die Wunde über einem nicht zu beobachtenden Hohlraum schließt und sich unbemerkt eine Infektion entwickelt. Zum Auskleiden der unterminierten Wunde eignen sich Kalziumalginate, Hydrofaser, aber auch feinporige Polyurethanschaum-/Hydropolymerverbände, sogenannte Cavity-Produkte (☞ HPV).

Alginate

Alginate werden aus gezüchteten marinen Braunalgen hergestellt. Sie enthalten Alginsäure, Calcium und ggf. Spurenelemente (Zink und Mangan) oder Gelbildner. Alginate sind als Kompresse und in Form einer Tamponade erhältlich. Bei Kontakt mit Wundexsudat kommt es zu einem Ionenaustausch: Calciumionen werden vom Alginat abgegeben und Natriumionen aus dem Wundexsudat aufgenommen. Die trockene Calciumalginatfaser wandelt sich dadurch in lösliches Natriumalginat. Das Calcium wirkt in der Wunde blutstillend. Die Alginate quellen gelartig auf und entfalten so ihre Wirkung. Dieses Gel hat eine hohe Saugkapazität und schließt überschüssiges Wundexsudat, Zelltrümmer sowie sonstige Abfallstoffe ein („Staubsaugereffekt"). Durch diesen Prozess kann es zur Entwicklung unangenehmer Gerüche kommen.

> Alginate haben zwar ein sehr hohes Aufnahmevermögen, doch geben sie unter Druck die absorbierte Flüssigkeit fast vollständig wieder ab, was insbesondere unter Kompression oder bei der Lagerung zu Problemen führen kann (Mazeration des Wundrandes).

Alginate eignen sich gut zum Auffüllen von unterminierten, tiefen und zerklüfteten Wunden. Sie sind weich und gut drapierbar und passen sich durch ihre Gelform dem Wunduntergrund an. Weil durch den Quellprozess frisches Granulationsgewebe zerdrückt werden kann, sollten sie nur locker tamponiert werden. Dabei ist zu beachten, dass Alginate nicht vertikal sondern in alle Richtungen Flüssigkeit speichern und dadurch aufquellen. Deshalb ist auf ein passgenaues Applizieren zu achten, da ansonsten eine Mazerationsgefahr für Wundrand und -umgebung besteht. Alginat ist ein körperfremder Stoff. Es ist zu gewährleisten, dass es beim Verbandwechsel vollständig wieder aus der Wunde entfernt wird. Daher sollte der Einsatz nur an gut einsehbaren Regionen erfolgen.

Alginate sind für den Einsatz bei stark bis mäßig exsudierenden Wunden indiziert, da sie nur in einem ausreichend feuchten Milieu ihre reinigende Funktion entfalten können. Die Gelumwandlung erfolgt ansonsten nicht. Bei eher mäßig exsudierenden Wunden werden Alginate häufig mit Ringer- oder physiologischer Kochsalzlösung angefeuchtet. Allerdings ist zu beachten, dass sich die Aufnahmekapazität um die Menge der Anfeuchtung entsprechend verringert. Ein routinemäßiges Anfeuchten, insbesondere beim Einsatz auf ausreichend exsudierenden Wunden, ist deshalb nicht angeraten.

Alginate müssen mit einem Sekundärverband abgedeckt werden. Dafür eignen sich feinporige Polyurethanschaum-/Hydropolymerverbände, Hydrokolloid- und Hydrokapillar-Verbände, oft reicht auch ein semipermeabler Transparentfolienverband, der zudem eine gute Einsicht in die Wunde ermöglicht. Alginate können je nach Exsudation bis zu 4 Tage (einige Produkte bis zu 7 Tage, je nach Herstellerangaben) auf der Wunde verbleiben.

Hydrofaser

Die Hydrofaser-Wundauflage besteht aus Natriumcarboxymethylzellulose und ist als Kompresse und Tamponade erhältlich. Sie ist weich und lässt sich gut drapieren. Bei Kontakt mit dem Wundexsudat verwandelt sich die Wundauflage aus Hydrofaser in ein transparentes Gel. Das Wundexsudat wird nur in vertikaler Richtung aufgenommen. Dadurch quillt die Hydrofaser im Gegensatz zu Alginaten nur in die Höhe und nicht in die Breite. Wundrand und -umgebung bleiben trocken, da sich diese Auflage nicht über den Wundrand hinaus ausbreitet. Dadurch wird ein Mazerationsrisiko gemindert. Hydrofasern können bis zum 25-Fachen des Eigengewichts an Wundexsudat aufnehmen. Bei eher mäßigem Exsudataufkommen kann die hohe Saugkapazität der Auflage zur Austrocknung des Wundbetts führen. Da Hydrofaser nicht aus körpereigenem Material besteht, sind beim Verbandwechsel eventuelle Gelrückstände stets aus der Wunde zu entfernen bzw. auszuspülen. Zur Abdeckung ist ein Sekundärverband erforderlich. Dafür eignen sich feinporige Polyurethanschaum-/Hydropolymerverbände, Hydrokolloid- und Hydrokapillar-Verbände, oft reicht auch ein semipermeabler Transparentfolienverband, der zudem eine gute Einsicht in die Wunde ermöglicht. Die Verweildauer beträgt je nach Wunde und Exsudation maximal 7 Tage.

Cavity-Polyurethanschäume

Kennzeichnend für die feinporigen Schäume ist ihr hohes Absorptionsvermögen. Sie sind insbesondere geeignet zum Tamponieren von größeren Wundhöhlen und -taschen mit einer größeren Menge an Wundexsudat. Viele dieser Produkte quellen stark auf und vergrößern dabei ihren Umfang. Deshalb sollten sie unter sterilen Bedingungen entsprechend zugeschnitten werden und nur maximal $^2/_3$ der Wundhöhle ausfüllen. Zu festes Tamponieren birgt das Risiko, dass die aufquellende Auflage das umliegende Gewebe quetscht. Zur Abdeckung ist ein Sekundärverband, z. B. semipermeabler Transparentfolien- oder feinporiger Polyurethanschaum-/Hydropolymerverband, erforderlich. Die Verweildauer beträgt je nach Wunde und Exsudation bis zu 7 Tage.

> **Tipp:** Für das Ausfüllen von unterminierten Wunden ist das Zuschneiden der Wundauflage in Spiralform eine gute Möglichkeit, um Taschen und Höhlen angepasst auszukleiden.

☞ Feinporige Polyurethanschaum-/Hydropolymerverbände

Lokale Unterdrucktherapie/ V. A. C.®-Therapie

Insbesondere größere Defektwunden werden mit dieser Therapieform optimal versorgt. Zeitgemäße Wundfüllungen und Abdeckungen wären hier nach kürzester Zeit erschöpft und somit unwirtschaftlich (☞ Spezielle Therapieformen).

☞ CD, Standards Alginate, Hydrofaser, Lokale Unterdrucktherapie/V. A. C.®-Therapie, feinporige Polyurethanschaum-/Hydropolymerverbände

Die übel riechende Wunde

Unangenehme Wundgerüche bedeuten für den Patienten eine gravierende Einschränkung seiner Lebensqualität, weil sich dadurch seine sozialen Kontakte mindern und die Gerüche zudem eine erhebliche psychische Belastung darstellen. Insbesondere bei infizierten Wunden und exulzerierenden Tumorwunden sind solche Geruchsbelästigungen häufige Begleiterscheinungen. Grundlegend für ein gesteigertes Wohlbefinden des Patienten ist eine adäquate Bekämpfung, Dämmung und Beseitigung des Wundgeruchs. Im Vordergrund steht dabei immer die ursächliche Behandlung, dass heißt z. B. eine Infektsanierung.

Aktivkohle-Kompressen

Unter diesem Begriff wird eine große Gruppe sehr unterschiedlich aufgebauter Produkte zusammengefasst. Als grundsätzliche Gemeinsamkeit verfügen alle über eine geruchsbindende Aktivkohleschicht. Diese Wundauflagen sind mehrschichtig aufgebaut. Aktivkohle-Kompressen verfügen je nach Produkt über einen Ethylen-Methyl-Acrylat-Film, ein Absorptionskissen, ein Wunddistanzgitter aus Acrylfaser, eine Schaumkompresse, Hydrofaser, Zellulose oder eine Außenschicht aus Vliesstoff. Aktuell sind auf dem Markt auch Aktivkohle-Kompressen erhältlich, deren Aktivkohlegewebe zusätzlich mit Silber imprägniert ist (☞ Kap. 2, Die infizierte Wunde). Die Aktivkohle-Kompresse wirkt geruchsbindend, hat aufgrund ihres mehrschichtigen Aufbaus eine große Saugkapazität und bindet Eiweißmoleküle und Bakterien, ohne diese abzutöten. Diese Wundauflage wird insbesondere bei infizierten und übel riechenden Ulzera, wie beispielsweise exulzerierenden Tumorwunden, eingesetzt. Da bei Beschädigung das Risiko besteht, dass Kohlepartikel in die Wunde gelangen, diese schwarz färben und somit eine adäquate Wundbeurteilung unmöglich machen, darf eine Aktivkohle-Kompresse nicht zerschnitten oder gerissen werden. Je nach Produkt ist eine Sekundärabdeckung erforderlich. Die Verweildauer der Aktivkohle-Kompresse liegt je nach Wundexsudation zwischen 1 – 3 Tagen.

☞ Standards Aktivkohle-Kompresse, Aktivkohleverband mit Silber

Achtung: Bei direktem Wundkontakt besteht die Gefahr, dass diese Wundauflage mit dem Wundgrund verklebt. Um unnötige Schmerzen und eine Traumatisierung des Gewebes zu vermeiden, kann kombiniert in direktem Wundkontakt ein Wunddistanzgitter (☞ Kap. 1) oder je nach Exsudation auch ein Hydrogel in Gelform eingesetzt werden. Grundsätzlich sind diese Wundauflagen feucht zu entfernen, ggf. also vorher entsprechend anzufeuchten.

Achtung: Bei exulzerierenden Tumorwunden sollte keine Abdeckung mit folienbeschichteten Wundauflagen stattfinden. Da diese ein feucht-warmes Wundmilieu fördern und erhalten, damit das Zellwachstum optimal unterstützen, kann so ebenfalls das Wachstum der Tumorzellen gefördert werden. Deshalb ist hier eine konventionelle Sekundärabdeckung zu bevorzugen. Insbesondere bei starker Wundexsudation ist die Anwendung von speziellen Vlieskompressen mit Superabsorber (☞ Kap. 2, Die stark exsudierende Wunde) empfehlenswert, um unnötige und v. a. schmerzhafte häufige Verbandwechsel zu reduzieren.

Die stark exsudierende Wunde

Zusätzlich zu den körperlichen Beschwerden bedeutet eine chronische Wunde, die stark exsudiert, für den Patienten eine gravierende Einschränkung seiner Lebensqualität. Vor

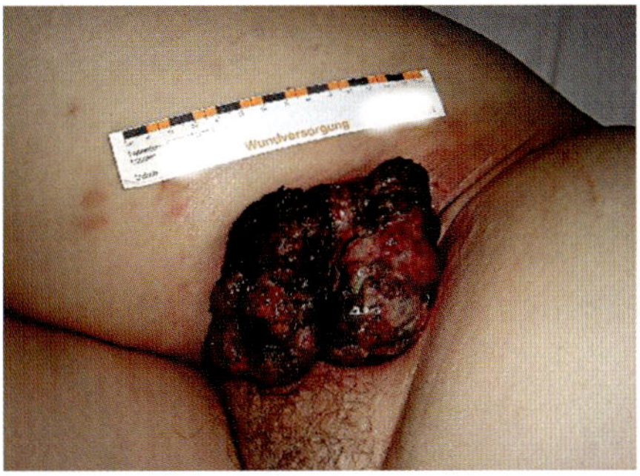

Abb. 2.9: Exulzerierender Tumor rechte Leiste.

allem große Exsudatmengen schränken die Kleiderauswahl ein, mindern die sozialen Kontakte, erhöhen die psychische Belastung und bedingen zusätzlich pflegerische Unterstützung. Bei extrem stark exsudierenden Wunden, wie Gamaschenulzera, Verbrennungswunden, Ulzerationen bei Elephantiasis oder auch exulzerierenden Tumorwunden, sind viele Wundauflagen schnell erschöpft und bei mehrfach täglichen Verbandwechseln nicht mehr wirtschaftlich einsetzbar. Wundexsudat ist zunächst immer ursächlich zu therapieren, dass bedeutet beispielsweise bei chronisch venöser Insuffizienz das Anlegen einer sach- und fachgerechten Kompressionstherapie. Zusätzlich sind Wundversorgung und Wechselintervalle entsprechend des Exsudataufkommens auszuwählen.

In diesem Stadium sind Hydrokapillarverbände und feinporige Polyurethanschaum-/Hydropolymerverbände (beide Verbände ☞ Kap. 2, Die granulierende Wunde) mit enthaltenen Superabsorbern (Acrylatpolymere) geeignet, da sie große Mengen an Wundexsudat aufnehmen können. Letztere sind oft an Namenszusätzen wie „plus" oder „max" zu erkennen.

Alternativ gibt es für diese Wunden eine spezielle Vlieskompresse mit Superabsorber.

Vlieskompresse mit Superabsorber

Diese superabsorbierende Wundauflage ist je nach Produkt unterschiedlich zusammengesetzt. Zum Teil ist ein Kern aus Zellulose oder Zellstoff-Flocken enthalten, in den der Superabsorber (Natriumpolyacrylat) oder flüssigkeitsspeichernde Polymere eingebettet sind. Die Umhüllung besteht aus Vliesstoff. Einige Produkte haben speziell beschichtete „Wundseiten", z.B. aus perforiertem Polyethylen oder einer hydrophoben Vliesaußenseite, um ein Verkleben mit dem Wundgrund zu verhindern. Die wundferne Seite verfügt bei einem Produkt noch zusätzlich über ein Wäscheschutzvlies, um die Kleidung vor dem Durchdringen von Feuchtigkeit zu schützen.

Durch den eingeschlossenen Superabsorber hat diese spezielle Vlieskompresse (z.B. Cutisorb Ultra, Sorbion sachet S, Vliawasorb, Zetuvit plus, DryMax) eine hohe und schnelle Saugleistung unter Aufrechterhaltung eines feuchten Wundklimas. Je nach Größe kann die Kompresse einige hundert Milliliter Flüssigkeit aufnehmen, was ggf. zu einer Druckbelastung der Wunde sowie der Wundumgebung führen kann. Deshalb sollte die Befüllung der Wundauflage regelmäßig überprüft und eine zulässige Grenze individuell den Patientenbedürfnissen angepasst werden. Aus der starken Saugleistung resultieren größere Wechselintervalle und dadurch bedingt eine längere Wundruhe. Die Vlieskompresse mit Superabsorber fördert durch Aufnahme von überschüssigem Wundexsudat, Zelltrümmern und Bakterien die Wundreinigung, bindet dadurch Gerüche und schützt je nach Produkt die Wundumgebung mehr oder weniger gut vor Mazeration. Das Produkt darf nicht zugeschnitten oder geöffnet werden. Im Bereich der Schleimhäute oder Augen besteht eine Austrocknungs- und Verklebungsgefahr. Deshalb findet diese Auflage dort keine Verwendung. Die Verweildauer beträgt je nach Exsudation mehrere Tage; spätestens nach 4 Tagen sollte ein Wechsel erfolgen. Bei Gefahr des Verklebens mit dem Wundgrund ist auch ein kombinierter Einsatz mit einem Wunddistanzgitter (☞ Kap. 1) möglich.

Achtung: Kein Einsatz dieser Produktgruppe bei schwach bis mäßig exsudierenden Wunden → Austrocknungsgefahr!

☞ Standard Vlieskompresse mit Superabsorber, Hydrokapillarverband, feinporiger Polyurethanschaum-/Hydropolymerverband

Tabellarischer Überblick – Einsatz von Wundauflagen

Die nachfolgende Tabelle gewährt eine einfache und schnelle Übersicht der bisher aufgeführten Wundauflagen. Sie spiegelt praxisnah deren Einsatz orientiert an den jeweiligen Wundstadien und -gegebenheiten wider.

Tabelle 2.2: Aussehen der Wunde und geeignete Wundauflagen	
Aussehen der Wunde	**Geeignete Wundauflagen**
Primäre Wundheilung	
Geschlossene Wunde: Glatte, dicht beieinander stehende Wundränder durch Fäden, Klammerung, Wundkleber oder Pflasterstreifen/Steristrips adaptiert 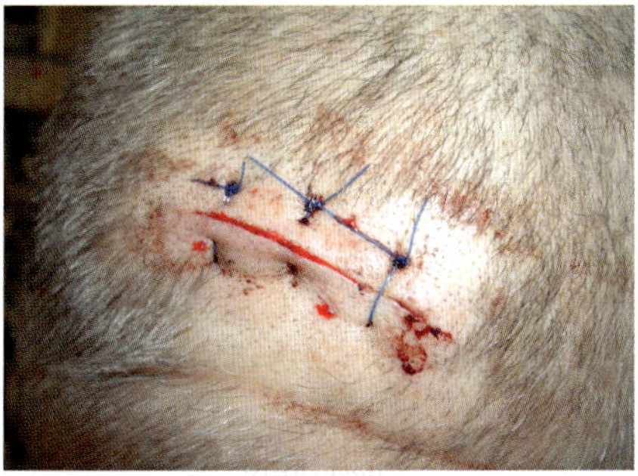	▪ Steriler Wundschnellverband (☞ Kap. 1) ▪ Sprühpflaster
Sekundäre Wundheilung	
Trockene Nekrose 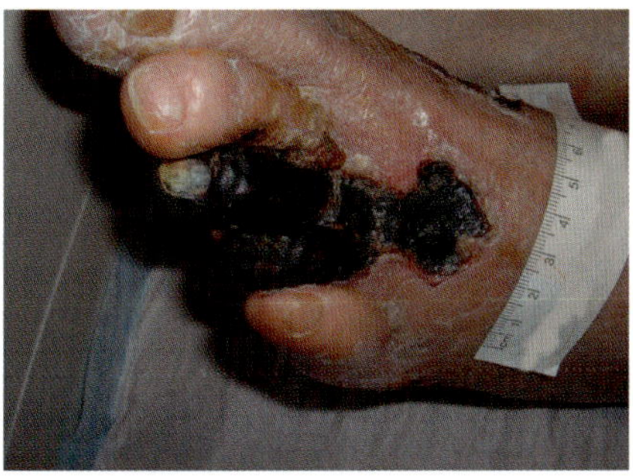	**Cave:** Trockene Nekrosen bei einer pAVK sind erst im Anschluss an eine erfolgreiche Revaskularisation zu entfernen. Sie dürfen keinesfalls vor einem solchen Eingriff angeweicht werden. Bis dahin sind nur trockene Verbandwechsel durchzuführen!
Feuchte Nekrose 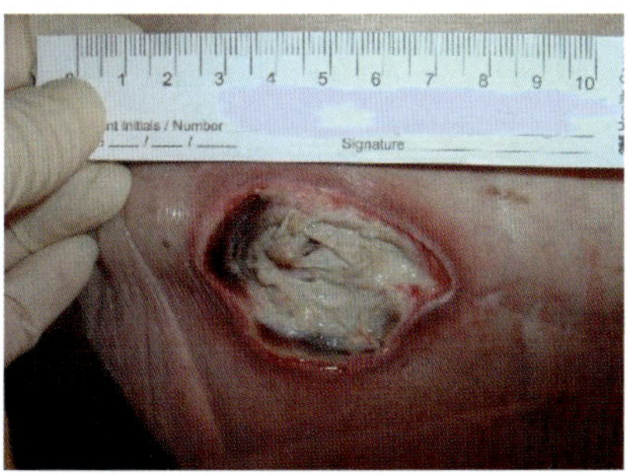	▪ Hydrogel in Gelform ▪ Wundauflage zur Nasstherapie ▪ Alginat (nur bei ausreichend Feuchtigkeit!)

Aussehen der Wunde	**Geeignete Wundauflagen**
Infizierte Wunde 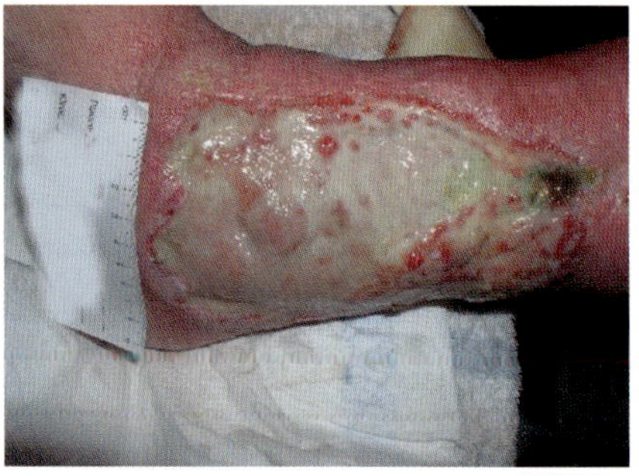	▪ Polyhexanid/Octenidin lokal, z. B. als Gel oder Feuchtkompresse plus Distanzgitter ▪ Silberhaltige Wundauflagen ▪ Aktivkohleverband mit Silber ▪ Wirkstofffreie Wundauflage mit hydrophober Wechselwirkung ▪ HydroBalance Wundauflage aus feuchter Zellulose plus PHMB ▪ V. A. C.®-Therapie
Stark exsudierende Wunden 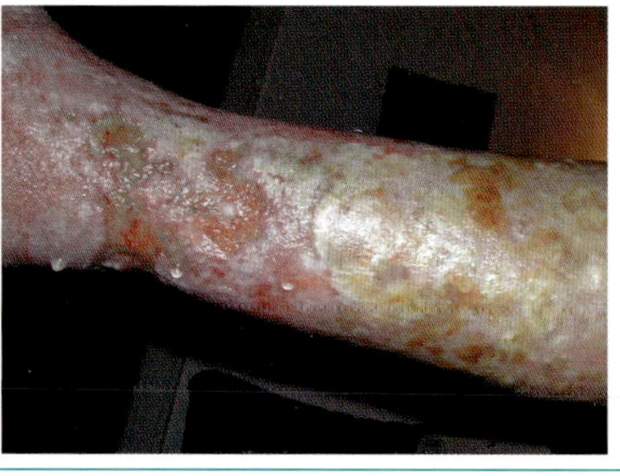	▪ Vlieskompresse mit Superabsorber ▪ Hydrokapillarverband ▪ Feinporiger Polyurethanschaum-/Hydropolymerverband mit enthaltenem Superabsorber
Wundgeruch 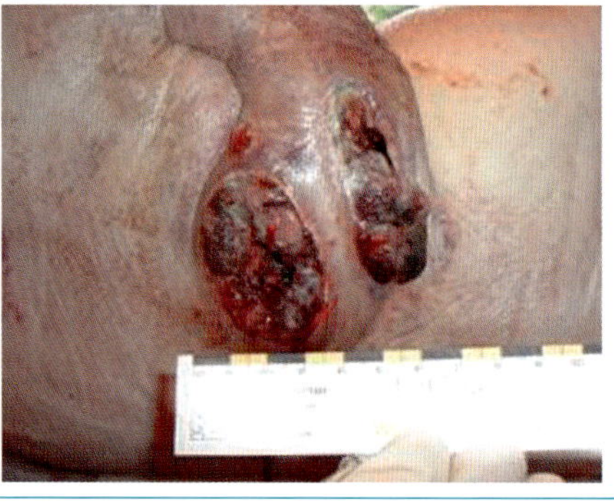	▪ Aktivkohle-Kompresse ▪ Aktivkohleverband mit Silber

Aussehen der Wunde	**Geeignete Wundauflagen**
Fibrinbelegte Wunde 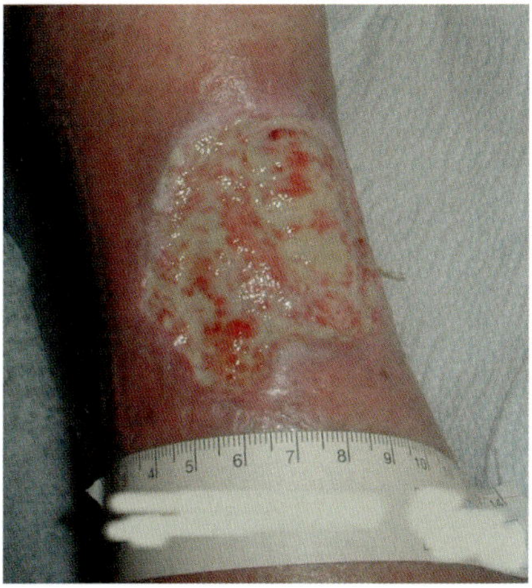	▪ Hyrogel in Gelform ▪ Alginat ▪ Hydrokolloidverband
Unterminierte Wunde 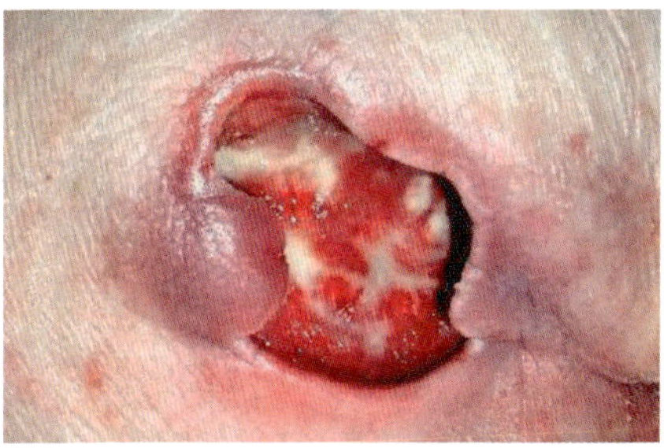	▪ Alginat ▪ Cavity-Polyurethanschaum ▪ Hydrofaser ▪ Lokale Unterdrucktherapie/V. A. C.®-Therapie
Granulierende Wunde 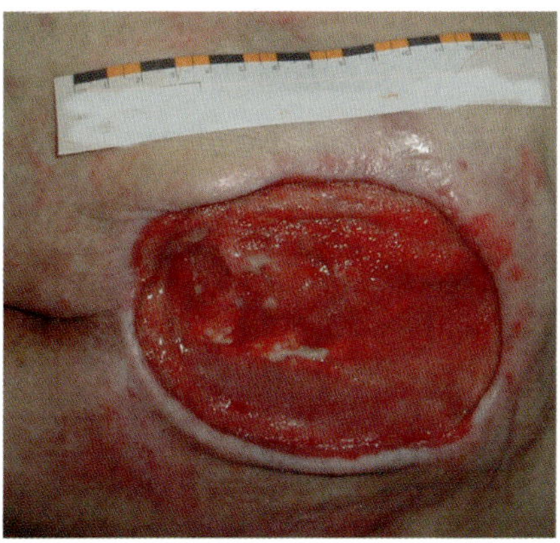	▪ Hydrokapillarverband (nur bei ausreichend feuchter Exsudation) ▪ Feinporiger Polyurethanschaum-/Hydropolymerverband ▪ Hydrokolloidverband ▪ Transparenter Hydroaktivverband ▪ Hydrogelkompresse

Aussehen der Wunde	Geeignete Wundauflagen
Epithelisierende Wunde 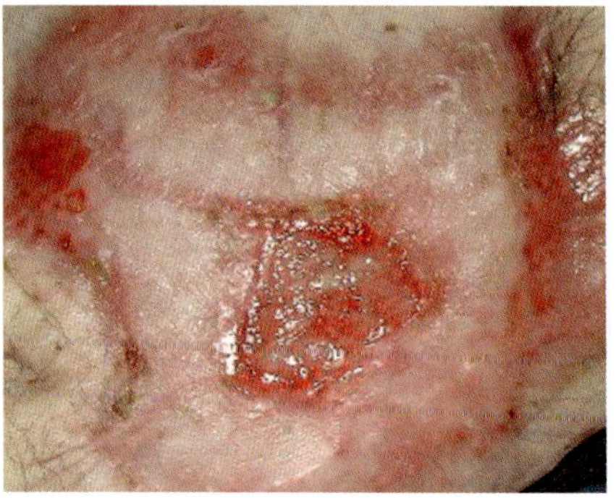	▪ Dünner/transparenter Hydrokolloidverband ▪ Dünner oder speziell beschichteter (z. B. mit Silikon oder Soft-Gel) Feinporiger Polyurethanschaum-/Hydropolymerverband ▪ Transparenter Hydroaktivverband ▪ Hydrogelkompresse ▪ Semipermeable Transparentfolie

Spezielle Wundauflagen

Die nachfolgend genannten Wundauflagen stellen eine Ergänzung bzw. Unterstützung der gängigen „Routineprodukte“ bei speziellen Wundproblematiken dar.

Aktive Wundauflagen

Dies sind Spezialprodukte, bei denen der Schwerpunkt nicht darauf liegt, lediglich ein feucht-warmes Wundmilieu aufrechtzuerhalten, sondern aktiv den physiologischen Heilungsprozess zu unterstützen (☞ Kap.1, Moderne Wundversorgung).

Kollagen-Wundauflage

Der körpereigene Baustoff Kollagen spielt eine wesentliche Rolle beim Wundverschluss. Die Kollagen-Wundauflage wird von der Wunde resorbiert. In Pulverform ist Kollagen besonders bei schwer erreichbaren Wunden gut anwendbar. In Verbindung mit physiologischer Kochsalz-/Ringerlösung entsteht ein Gel, das sich auf jede Wunde anmodellieren lässt. Gleiches gilt für die Kollagenplatten. Ihre poröse Struktur mit ausgeprägter Kapillaraktivität verleiht ihnen ein hohes Aufnahmevermögen von Wundexsudat und Zelltrümmern. Zusätzlich hat die Kollagen-Wundauflage eine blutstillende Wirkung. Sie bindet überschüssige Proteasen sowie entzündungsfördernde und die Wundheilung unterbrechende Radikale und Zytokine, schützt die Wachstumsfaktoren und unterstützt die körpereigene Kollagensynthese. Eine klare Indikationsstellung ist Voraussetzung für einen adäquaten Einsatz. So müssen beispielsweise die Wunden frei von Entzündungszeichen und Nekrosen sein. Kollagen-Wundauflagen dürfen nicht in Kombination mit eiweißausfällenden Substanzen wie Jod, gerbenden Stoffen wie Silbernitrat und bestimmten Desinfektionsmitteln verwendet werden. Die Kollagen-Wundauflage besteht je nach Hersteller aus Schweine- oder Rinderkorium (Korium: Lederhaut) und wird spätestens nach drei Tagen von der Wunde resorbiert. Eine Sekundärabdeckung ist erforderlich.

Protease modulierende Matrix

Die Protease modulierende Matrix (Promogran®) ist eine spezielle Form der Kollagen-Wundauflage, die neben Kollagen noch zusätzlich eine sterile, gefriergetrocknete Matrix aus oxidierter regenerierter Zellulose enthält. Dieses Produkt ist auch mit 1 % Silber-ORC (oxidierte regenerierte Zellulose) als Promogran® Prisma erhältlich. Sie wird resorbiert und kommt bei allen chronischen Wunden (z. B. Ulcus cruris, Dekubitus, Diabetisches Gangrän) zur Anwendung, die frei von Nekrosen, dicken Fibrinbelägen oder sichtbaren Infektionszeichen sind und keine Heilungstendenz aufweisen. In einer chronischen Wunde findet sich eine deutliche Erhöhung an Proteasen. Während diese in der Reinigungsphase zum Abbau von Nekrosen, Fibrin und Zelltrümmern benötigt werden, stören sie die Granulationsphase erheblich. Proteasen deaktivieren die Wachstumsfaktoren, es kommt zum Abbau der extrazellulären Matrix. Durch Promogran werden diese überschüssigen Proteasen gebunden und zerstört, was zum Schutz der Wachstumsfaktoren führt. Durch diese aktive Modulation des Wundmilieus wird der Heilungsprozess chronischer Wunden beschleunigt. Außerdem hat die Protease modulierende Matrix blutstillende Eigenschaften und ist gut bei einer Kompressionstherapie einsetzbar. Sie muss allerdings mit einem Sekundärverband abgedeckt werden (z. B. HPV, HKV). Je nach Wundzustand wird Promogran innerhalb von 1 – 3 Tagen resorbiert.

Protease modulierender Salbenverband

Dieses Produkt besteht aus einem absorbierenden Stärkepolymer, Polyethylenglykol und Poloxamer. Der Protease modulierende Salbenverband (Cadesorb®) wird bei Aufnahme von Wundexsudat in ein weiches, feuchtes Gel umgewandelt. Das Produkt ist indiziert für chronische Wunden, die frei von sichtbaren Entzündungszeichen sind. Experimentell ist inzwischen belegt, dass Cadesorb® den pH-Wert in der Wunde senken kann. Dadurch wird die Proteasenaktivität reduziert, die proteolytische Tätigkeit der häufig in chronischen Wunden erhöhten und somit heilungsverzögernden MMPs (Matrix-Metallo-Proteasen) behindert und gleichzeitig ein ungünstiges Milieu für Bakterienwachstum hergestellt. Das Produkt bindet überschüssiges Exsudat und Zelltrümmer. Cadesorb® wird mit einem feuchthaltenden Sekundärverband (z. B. HPV) abgedeckt und kann bis zu 3 Tage auf der Wunde verweilen.

Hyaluronsäure

Bei chronischen und akuten Wunden können als Besonderheit Produkte auf Hyaluronsäurebasis verwendet werden. Hyaluronsäure ist ein Biopolymer, welches überwiegend aus Geflügel gewonnen wird und auch im menschlichen Körper einen wichtigen Bestandteil des Bindegewebes darstellt. Dieser körpereigene Stoff unterstützt verschiedene Zellfunktionen, insbesondere die Vermehrung von Fibroblasten und Keratinozyten sowie die Kollagensynthese. Beim Kontakt mit dem Wundexsudat bildet die Hyaluronsäure ein Gel, welches sich den Wundkonturen anpasst und das Gewebe schützt. Je nach Produkt wird Hyaluronsäure entweder absorbiert oder muss beim Verbandwechsel ausgespült werden. Diese Wundauflage ist als Tamponade, Kompresse, Granulat und Spray erhältlich und erfordert eine Sekundärabdeckung. Je nach Wundart ist ein Verbandwechsel nach 1 – 3 Tagen erforderlich. Wegen der Kostenintensität der Hyaluronsäure ist eine strenge Indikation zu beachten.

☞ Standards Kollagen-Wundauflage, Protease modulierende Matrix, Proteasen modulierender Salbenverband, Hyaluronsäure, Wundspülung

Weitere spezielle Wundauflagen

Polyurethanschaumverband mit Ibuprofen

Dieser Polyurethanschaumverband (Biatian-Ibu) enthält pro cm^2 0,5 mg Ibuprofen, das bei Kontakt mit dem Wundexsudat freigesetzt wird. In Abhängigkeit zur Exsudatmenge erfolgt eine kontinuierliche Abgabe von Ibuprofen in die Wunde (bis zu 7 Tage). Bei schwach nässenden Wunden sollte dementsprechend die Wundauflage vor dem Anlegen mit Ringer- oder physiologischer Kochsalzlösung angefeuchtet werden. Durch die stetige Abgabe von Ibuprofen in die Wunde wird eine lokale Schmerzlinderung über die gesamte Tragezeit und während des Verbandwechsels erreicht. Ihr Einsatz ist bei Patienten indiziert, die trotz guter Einstellung mit oralen oder transdermalen Analgetika unter signifikantem Restschmerz leiden. Ibuprofenhaltige Wundauflagen dürfen nur ergänzend eingesetzt werden und ersetzen nicht eine ggf. notwendige systemische Schmerztherapie gemäß Stufenplan der WHO. Diese Wundauflage ist auch unter begleitender Kompressionstherapie einsetzbar. Der Polyurethanschaumverband mit Ibuprofen darf nicht zusammen mit oxidierenden Lösungen, z. B. Wasserstoffperoxid oder Natriumhypochlorid verwendet werden. Wenn eine Strahlenbehandlung wie Röntgen, Diathermie, Ultraschall, Mikrowellen oder MR-Tomographie ansteht, ist das Produkt vorab zu entfernen. Weitere Informationen sind auf Grund des speziellen Einsatzgebietes unbedingt aus der Packungsbeilage zu entnehmen.

HydroBalance Wundauflage aus feuchter Zellulose (Suprasorb X)

Diese Wundauflage besteht aus einem feinen Netz aus mehrschichtig verwobenen feuchten Zellulosefasern. Sie ist sowohl als Wundauflage wie auch als Tamponade erhältlich. Eine Version dieses Produktes enthält den antimikrobiellen Zusatz PHMB (Polyhexamethylen-Biguanid, entspricht Polyhexanid), der auch einen Einsatz bei kritisch kolonisierten und infizierten Wunden zulässt (Suprasorb X plus PHMB). Die Wundfeuchtigkeit wird dem Hersteller zufolge bedarfsgerecht reguliert, indem das Produkt aus Wunden überschüssiges Exsudat aufnimmt und an zu trockene Wunden eigene Feuchtigkeit abgibt. Die Verweildauer beträgt bis zu 7 Tage. Eine Sekundärabdeckung ist erforderlich.

☞ Standards Polyurethanschaumverband mit Ibuprofen, HydroBalance Wundauflage aus feuchter Zellulose

Spezielle Therapieformen

Lokale Unterdrucktherapie

Bei großflächigen Defektwunden, unterminierten Wunden, Wundhöhlen und -taschen ist eine spezielle Form der Wundversorgung – die sogenannte lokale Unterdrucktherapie – eine zusätzliche Versorgungsoption. Insbesondere in Wundtaschen können sich große Mengen an Exsudat ansammeln. Zum Auskleiden von Wundkavitäten eignen sich bei eher kleinen Taschen (☞ Kap. 2, Die tiefe und/oder unterminierte Wunde) Alginate oder sogenannte „Cavity-Polyurethanschäume“. Bei größeren Unterminierungen sind diese allerdings oft zu schnell erschöpft und bedeuten für den Patienten häufigere Verbandwechsel, durchnässte Verbände bis hin zu Wundrandmazerationen und Geruchsproblemen. Bei einer adäquaten Versorgung ist immer zu beachten, dass ein Kontakt zum Wundgrund hergestellt wird. Eine geeignete Alternative bietet bei diesen Wundformen die lokale Unterdrucktherapie.

Unter Verwendung von Wundfüller, Schlauchsystem und Pumpe wird lokal in der Wunde ein Unterdruck erzeugt. Zum Ausfüllen der Wunde, Fisteln bzw. Kavitäten dient bei einigen Systemen eine antimikrobiell (mit Polyhexanid) beschichtete Gaze. Diese wird vorab mit Ringer- oder physiologischer Kochsalzlösung angefeuchtet, locker um die Drainage herumgewickelt und anschließend in die Wunde eingelegt. Bei Einschalten der Pumpe erwirkt diese Technik einen Unterdruck in der Wunde und infolgedessen eine Wundkonditionierung und -reinigung bei gleichzeitiger Stimulation der Gewebsneubildung und der Förderung von Granulation. Gleichzeitig reduziert sich ein eventuell vorhandenes Wundödem. Das Schlauchsystem ermöglicht das Einsaugen und den Abtransport von Toxinen und der wundinternen Keimbesiedlung. Das geschlossene System beugt gleichzeitig Kreuzinfektionen vor. Ein Sogausfall birgt das Risiko der Bildung einer feuchten Kammer, in der sich eine Infektion ausbilden kann, infolgedessen die Gefahr einer Sepsis besteht. Daher verfügen die Pumpen sicherheitshalber über eine Alarmfunktion, die ein Absinken der Sogleistung anzeigt.

Achtung! Es kann zu einer Blutungsgefahr durch Schädigung der Gefäßwand beim Versiegeln von freiliegenden Gefäßen im Wundgebiet kommen. Patienten mit einer angelegten lokalen Unterdrucktherapie sind durch das ständige Mitführen der Pumpe in ihrer Mobilität eingeschränkt.

Produkte: Suprasorb® CNP (Lohmann & Rauscher), V1STA® (Smith & Nephew), WoundASSIST® TNP-System (ArjoHuntleigh GmbH)

V. A. C.®-Therapie

Die V. A. C.®-Therapie ist die etablierteste Methode der lokalen Unterdrucktherapie. Sie ist zur Behandlung infizierter Wunden gut geeignet. Bei ihr wirkt ein Unterdruck auf die Wundoberfläche. Durch das geschlossene System werden Bakterien, Abfallprodukte und Zelltrümmer abtransportiert. Zusätzlich können auch alternierend zeitgemäße Antiseptika wie Octenisept® oder Polyhexanidlösung zur Bakterienbekämpfung eingesetzt werden („Saug-/Spüldrainage"). Durch den engen Kontakt zwischen Wundoberfläche, Schwammsystem und dem durch eine angeschlossene Pumpe erzeugten Unterdruck kommt es schnell zu einer Stimulation der Gewebsneubildung. Das geschlossene System beugt Kreuzinfektionen vor. Als Wundauflage kommen entweder ein schwarzer grobporiger Polyurethanschaum oder ein weißer feinporiger Schaumstoff aus Polyvinylalkohol in Frage. Der Hersteller bietet zusätzlich für den Einsatz bei infizierten und infektionsgefährdeten Wunden einen Polyurethanschaum mit Silber an (☞ Kap. 2, Die infizierte Wunde). Der Schaumverband wird mit einer Transparentfolie abgedeckt. Die Anwendung der V. A. C.®-Therapie ist aufwendig und erfordert Sicherheit im technischen Umgang. Ein unbeabsichtigter Vakuumverlust muss unter allen Umständen vermieden werden.

Elektrostimulation

Diese Therapieform nutzt niederfrequente Gleichstromimpulse, um in stagnierenden Wunden den Prozess der Wundheilung wieder anzustoßen. In der gesunden Haut herrscht ein natürliches elektrisches Spannungspotential, da die Hautoberfläche (Epidermis) negativ (Cl^--Ionen) und die darunter liegenden Schichten und Strukturen positiv (Na^+-Ionen) geladen sind. Dies bedeutet, dass in einer frischen Wunde durch den elektrolytischen Charakter der Wundflüssigkeit ein Stromfluss (Wundstrom) der o. g. Ladungen stattfindet.

Das den Wundstrom begleitende elektrische Feld beeinflusst die Motilität (Bewegung) verschiedener benachbarter Zellen, abhängig von der angesetzten Polarität, vom Wundrand in die Wunde. Es ist bekannt, dass Zellen an ihrer Membran unterschiedliche Ladungen besitzen, die dementsprechend von der Feldpolarität angezogen oder abgestoßen werden.

Experimente zeigten, dass elektrische Spannung Fibroblasten stimuliert und dadurch die Proliferation fördert. Monophasischer, pulsierender Strom lässt zudem die Kapillardichte im Wundgebiet ansteigen und erhöht den Sauerstoffpartialdruck in der Haut rund um die Wunde.

Im Anschluss an eine ausführliche Wundreinigung wird eine Verbandelektrode auf die Wunde angelegt. Dabei ist ein Kontakt zur gesamten Wundfläche, Wundgrund und umgebender Haut sicherzustellen. Vorhandene Unterminierungen oder besonders tiefe Wunden sind vorab entsprechend auszutamponieren, z. B. mit Alginaten oder Cavity-Polyurethanschäumen (☞ Kap. 2, Die unterminierte Wunde). Diese Verbandelektrode verbleibt bis zu 3 Tagen auf der Wunde. Zusätzlich wird eine Disperserelektrode auf die intakte Haut der gleichen Körperseite im Abstand von mindestens 30 cm aufgeklebt. Beide Elektroden sind über Kabel mit dem Elektrostimulationsgerät verbunden, welches für 30 Minuten einen niederfrequenten Strom durch die Wunde leitet. Diese Anwendung wird zweimal täglich mit mindestens sechs- und höchstens zwölfstündigem Abstand durchgeführt.

☞ Standards Lokale Unterdrucktherapie, V. A. C.®-Therapie, Elektrostimulation

Unterstützende Maßnahmen

Hautschutz und Pflege

Die permanente Feuchtigkeit stark exsudierender Wunden kann zur Mazeration des Wundrandes führen. Eine angepasste Hautpflege sowie bei Bedarf der Einsatz eines Hautschutzes ergänzen die phasengerechte moderne Wundversorgung. Wundrand und -umgebung sind gefährdet durch hohes Exsudataufkommen, Ausscheidungen wie Schweiß, Urin und Stuhl. Aber auch Klebeflächen von Wundauflagen können Hautirritationen auslösen. Um diese zu vermeiden oder bereits vorliegende Defekte zu mindern, sollte bei gefährdeter, feuchter oder mazerierter Umgebungshaut ein entsprechender Wundrandschutz zum Einsatz kommen. Bei Applikation des Hautschutzes sind auch intakte Hautareale innerhalb der Wunde, wie Stege oder Inseln, zu schützen. Zur besseren Beobachtung der Haut sollte dieser Wundrandschutz möglichst transparent sein. Daher ist die Verwendung undurchsichtiger Salben möglichst zu vermeiden. Öle, Fette und Pasten decken zudem häufig die Hautporen regelrecht ab und behindern dadurch den Gasaustausch der Haut. Verstärkend kommt hinzu, dass auf ihnen die Wundauflagen nicht mehr haften können. Spezielle Produkte, wie der reizfreie, transparente Hautschutzfilm Cavilon auf Acrylat-Copolymerbasis von 3M Medica werden diesen Anforderungen gerecht. Dieses Produkt hat eine Barrierewirkung von bis zu 3 Tagen, ermöglicht nicht nur den Gasaustausch sondern verstärkt auch die Haftung der Wundauflage.

Bei Patienten mit Stuhlinkontinenz kann bei Wunden in Anusnähe der Einsatz von Analtampons oder analer Irrigation hilfreich sein. So wird einer möglichen Unterwanderung der Versorgung vorgebeugt, die zu Hautirritationen führt und ein Infektionsrisiko birgt (☞ Kap. 4.3 Tipp „Hautpflege").

Bei problematischer Umgebungshaut ist die Anwendung von Wundauflagen ohne Klebeflächen oder der Einsatz von besonders hautfreundlichen, z. B. mit Silikon oder Soft-Gel beschichteten Wundauflagen, zur Abdeckung empfehlenswert.

Um den Hydrolipidmantel der Haut zu schützen, sollten bei einer Reinigung Mittel

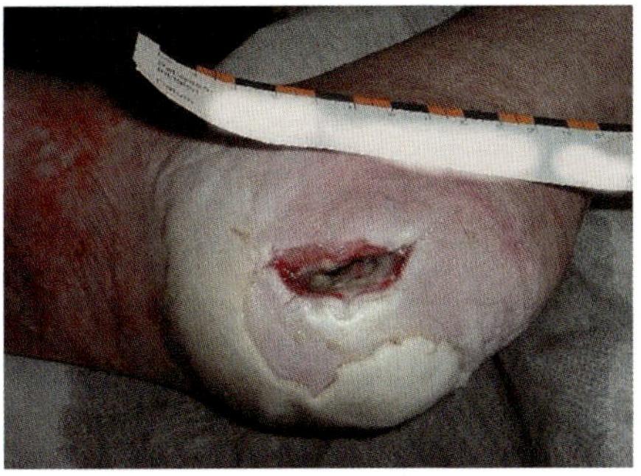

Abb. 2.10: Mazerierte Umgebungshaut durch zu späten Wechsel der Wundauflage bei einem Fersenulkus.

verwendet werden, die frei von Zusatzstoffen, wie Parfumzusätzen, sind. Solche Stoffe können, genau wie alkalische Seifen, den Säureschutzmantel angreifen und sogar vollständig zerstören. Deshalb sind alternativ hautneutrale, leicht saure Syndets zu bevorzugen. Oft ist ein Waschen mit körperwarmem Wasser ohne Seifenzusätze völlig ausreichend. Eine trockene Haut ist mit rückfettenden Produkten auf Wasser-in-Öl-Basis (tröpfchenförmige Verteilung von Wasser in Öl mit einem fettlöslichen Emulgator) zu pflegen. Die Anwendung solcher Produkte spendet Feuchtigkeit und hält die Haut durch einen feinen Fett-Wasserfilm weich und geschmeidig.

Tipp: Nicht empfehlenswert bei Hautschutz/-pflege sind:

- **Zusatzstoffe,** da diese oft ein allergisches Potential haben
- **Alkohollösungen,** wie Franzbranntwein, da sie die Haut reizen und austrocknen
- **Abdichtende Pasten,** die keine Hautbeobachtung zulassen
- **Fette und Öle,** die den Gasaustausch durch Verkleben der Poren behindern und die Haut dadurch austrocknen
- **Farbstoffe,** die eine Hautbeobachtung unmöglich machen und zudem die Haut noch gerben/austrocken
- **Puder,** die durch Reibe- und Scherkräfte Hautreizungen hervorrufen und die Haut austrocknen
- **Massagen** gefährdeter Hautstellen, diese können durch den erzeugten Druck zur Beschädigung klein(st)er Gefäße führen.

Empfehlenswert ist der Einsatz von:

- **Wasser-in-Öl-Emulsionen mit Feuchthaltefaktoren,** wie Urea (Harnstoff), Kollagen oder Elastin, z. B. bei trockener Haut, Altershaut oder Kortisonhaut
- **Spezieller Hautschutz,** z. B. 3M™Cavilon™ Hautschutzapplikator, -spray oder -creme bei Hautmazerationen, Intertrigor- oder Wundrandprophylaxe
- **Harnstoff (Urea),** Präparate bei sehr trockener, schuppiger Haut oder Hyperkeratosen (☞ Kap. 6.1, Das Diabetische Fußsyndrom, Prävention)
- **Dexpanthenolpräparate,** z. B. zur Narbenpflege
- **Pflasterspray** als Schutz frisch genähter Wunden, insbesondere in unmittelbarer Nähe einer Stomaanlage
- **Analtampons,** Fäkalkollektoren oder anale Irrigation bei Stuhlinkontinenz; Achtung: Analtampons sollten 2–3-mal täglich gewechselt werden (ansonsten Ileusgefahr!)
- **Silikonbeschichteter Fixierverband** (Mepitac®) speziell bei Pflasterallergien sowie empfindlicher, fragiler Haut, dieses Produkt haftet lediglich an der Haut, klebt aber nicht und lässt sich atraumatisch entfernen.

3 Verbandwechsel und Hygiene

Die Beachtung einer sorgfältigen und adäquaten Hygiene ist berufliche Pflicht des medizinischen Personals. Im Vordergrund steht nicht nur der Schutz von Patienten und Angehörigen sondern auch der Eigenschutz. Es ist wesentlich, die Gesundheitsrisiken mit Hilfe von angemessenen Maßnahmen, auf ein unvermeidbares Restrisiko zu reduzieren. Eine Voraussetzung für die Abheilung einer Wunde ist das Wissen um und die Durchführung der hygienischen Grundsätze. Einrichtungen sollten diese in hauseigenen Standards erfassen und umsetzen.

Jede Wundinspektion birgt das Risiko, dass Keime oder Fremdkörper in die Wunde gelangen. Wenn die schützende Hülle der Wundauflage abgelöst wird, liegt die Wunde Bakterien, Zelltrümmern und Fremdkörpern offen. Da diese den Heilungsprozess entscheidend behindern können, ist insbesondere beim Verbandwechsel auf die notwendige Hygiene zu achten.

> Jede Wunde ist aseptisch zu behandeln, da Keimbesiedlung eine Wundheilung behindert und in einigen Fällen unmöglich macht. Die häufige Argumentation, die Wunde wäre ja auch nicht steril, rechtfertigt keinesfalls ein Einschleppen zusätzlicher Keime! Eventuelle Gesundheitsgefahren, beispielsweise durch hygienische Maßnahmen, auf das viel zitierte unvermeidbare Restrisiko zu reduzieren, ist wesentliche Grundlage jedes pflegerischen und medizinischen Vorgehens.

Aus der Maxime, das Risiko einer Besiedlung der Wunde durch Keime möglichst gering zu halten, gestaltet sich auch der Ablaufplan, bzw. die Reihenfolge der Wundvisiten. Grundsätzlich gilt: von sauber zu unrein. Zu behandeln sind zunächst die aseptischen Wunden, dann die kontaminierten Wunden, danach die kolonisierten Wunden, dann die infizierten/septischen Wunden und von diesen zuletzt die mit MRSA infizierten Wunden. Ambulante Pflegedienste sollten ihren Tourenplan nach dieser Richtlinie erstellen.

Als **aseptische Wunden** gelten Wunden, die frei von Entzündungszeichen sind. Dabei kann es sich um durch operative Eingriffe oder frische Verletzungen (nicht älter als 4–6 h) entstandene Wunden handeln, die durch Naht, Klammerung oder Kleber verschlossen wurden und primär heilen. Die Wundränder sind glatt durchtrennt und liegen dicht beieinander. **Kontaminierte Wunden** sind ebenfalls frei von Entzündungszeichen, werden aber offen behandelt. Es liegt eine Besiedlung von sich nicht vermehrenden Keimen und Bakterien vor. Diese sekundäre Wundheilung findet beispielsweise bei Verbrennungen oder chronischen Wunden sowie Drainageaustrittsstellen statt. Eine besondere Form der kontaminierten Wunde ist die bewusst offen gehaltene Schädigung beim Tracheostoma oder dem Anus praeter. In **kolonisierten Wunden** finden sich bereits vermehrungsfähige Bakterien, die die Wundheilung jedoch nicht nachhaltig beeinflussen. Diese Wunden, sowie die **kritisch kolonisierten Wunden** werden ebenfalls offen behandelt. Letztere sind aber schon infektionsgefährdet, da eine erhöhte bakterielle Besiedlung durch vermehrungsfähige Keime nachweisbar ist. Es besteht die Gefahr, dass die Keimbesiedelung auf den Körper (Wirt) übergeht. Sie stellen ein Zwischen- oder Übergangsstadium zur **infizierten Wunde** dar. Rötung, Schwellung, Überwärmung, Schmerzen und Funktionseinschränkung sind die Kardinalsymptome der infizierten Wunde. Weitere typische Kennzeichen sind große Exsudatmengen, eine unangenehme Geruchsentwicklung, eitrige Sekrete und bei Gewebeuntersuchungen hohe Keimzahlen über 10 hoch 5 koloniebildender Einheiten (KBE) pro Gramm Gewebe.

Verbandwechsel

Ziele des Verbandwechsels sind:

- Wundkontrolle
- Wundbeurteilung und eventuelle Therapieanpassung
- Vorbeugen der Einschleppung von Keimen
- Bekämpfung einer bestehenden Infektion
- Schmerzvermeidung.

Tipp: Bei erhöhtem Schmerzaufkommen während des Verbandwechsels ist es angeraten, dem Patienten zur Schmerzvermeidung Analgetika zu verabreichen. Genau wie der Verbandwechsel selbst geschieht dies nach ärztlicher Verordnung. Bei der Medikation ist die Dauer bis zum Einsetzen der Wirkung zu beachten. Die Medikamente sollten dementsprechend zeitnah vor Beginn des Verbandwechsels verabreicht werden.

Die Hygienemaßnahmen beginnen bereits vor dem Verbandwechsel mit Anlegen und Auswahl der richtigen Schutzkleidung. Langärmelige Jacken, insbesondere Strickjacken oder Arztkittel sind grundsätzlich aus hygienischen Gründen vor Verbandwechsel abzulegen. Obligatorisch sind die Einmalhandschuhe wie auch eine Einmalschürze oder ein Einmalschutzkittel, die nach jedem Patientenkontakt zu wechseln sind. Bei speziellen Wunden, wie hochgradigen Verbrennungen oder MRSA-Infektionen, sind umfassendere und weiterreichende Schutzmaßnahmen erforderlich.

Bei großflächigen, besonders infektionsgefährdeten (z. B. Verbrennungen) und infizierten Wunden ist die zusätzliche Anlage eines Mund- und Nasenschutzes erforderlich. Diese Anlage ist ebenfalls selbstverständlich bei Erkältungen des medizinischen Personals. Bei langen Haaren ist eine Haube angeraten. Um eine unnötige Keimeinbringung zu vermeiden, sollte über der Wunde nicht gesprochen werden.

Im Sonderdruck des Expertenstandards „Pflege von Menschen mit chronischen Wunden“ steht zudem Folgendes: „Zu einem hygienisch fachgerechten Umgang mit chronischen Wunden gehören gemäß fachlicher und rechtlicher Grundlagen Schutzkleidung für alle beteiligten Personen, keimarme Einmalhandschuhe, regelgerechte Händedesinfektion, Non-Touch-Technik, der Einsatz von sterilen Instrumenten (z. B. Pinzetten, Scheren), sterilen Wundauflagen und sterilen Spülflüssigkeiten sowie der korrekte Umgang mit Einmalprodukten.

Pflegefachkräfte übernehmen im Rahmen der Wundversorgung auf der Grundlage einer ärztlichen Verordnung die Verantwortung für die fachgerechte Durchführung der Maßnahmen. Sollte die ärztliche Verordnung nicht dem aktuellen Wissensstand entsprechen, sind sie verpflichtet diese Maßnahmen abzulehnen (Remonstrationspflicht). So ist beispielsweise die Anwendung von unsterilen Materialien oder der mehrmalige Gebrauch von Einmalmaterial abzulehnen.“(DNQP 2008)

Eine wesentliche Orientierungshilfe stellen in diesem Bereich die Empfehlungen des Robert-Koch-Instituts (RKI) dar, z. B. „Infektionsprävention in Heimen“, Empfehlung der Kommission für Krankenhaushygiene und Infektionsprävention beim Robert-Koch-Institut (RKI), 2005.

Kostenproblematik

Insbesondere für den ambulanten Bereich bedeutet die hygienisch notwendige Ausstattung eine zusätzliche wirtschaftliche Belastung, da diese Kosten nicht von den Krankenkassen übernommen werden, sondern in die Organisationsverantwortung einer jeden Einrichtung fallen. Zum Verbrauch bestimmte Pflegehilfsmittel, z. B. Einmalhandschuhe und Schutzkleidung, werden lt. § 40, SGB XI in Höhe von maximal 31,- € monatlich an Pflegebedürftige durch die Pflegekassen erstattet.

Die Kostenträger veranschlagen in der Regel für einen Verbandwechsel 10 Minuten und vergüten ihn je nach Bundesland sehr unterschiedlich. So zahlt beispielsweise die AOK in Hamburg einen Höchstsatz von ca. 18,- €, in Thüringen einen Betrag von ca. 6,- € (Quelle: Sellmer, W. 2005: Ist die moderne Dekubitustherapie unbezahlbar? In: Die Schwester Der Pfleger 6/05, Bibliomed-Verlag, Melsungen). Bei aufwendigen Versorgungen, die deutlich über dieses Zeitmaß hinausgehen, besteht die Möglichkeit für ambulante Pflegedienste, bei den Kostenträgern Sonderentgelte zu beantragen. Durch dieses aufgestockte Budget ist der Einsatz einer zweiten Kraft oder ggf. zusätzlich benötigter Materialien weniger defizitär.

Des Weiteren haben viele Einrichtungen Probleme mit der wirtschaftlichen Belastung durch die Notwendigkeit, sterile Instrumentarien, wie Pinzetten, Scheren etc., vorzuhalten. Der Einsatz von Einmalartikeln ist häufig sehr kostenintensiv. Deshalb schaffen sich immer mehr ambulante Pflegedienste eigene Instrumente an, die sie entweder in einem eigenen Autoklaven oder durch entsprechende Kooperationspartner, wie z. B. Arztpraxen oder Apotheken, aufbereiten lassen. Diese Aufbereitung wird vom Gesetzgeber immer stärker an Auflagen geknüpft und dadurch leider auch erschwert und verteuert. Einmalinstrumente sind häufig in der Anschaffung günstiger, dabei ist auf das CE-Zeichen für eine legale Inverkehrbringung zu achten (Medizinproduktezulassung).

Vorbereitung des Verbandwechsels im stationären Bereich

Der Verbandwagen sollte stets vor dem Zimmer verbleiben. Er dient zum Transport und zur Aufbewahrung der benötigten Verbandmaterialien und Hilfsmittel. Zusätzlich muss er einen Behälter mit Desinfektionslösung enthalten, in dem die benutzten Instrumente bis zur Aufbereitung aufbewahrt werden. Achtung: „In Krankenhäusern mit zentraler Sterilgutversorgungsabteilung (ZSVA) erfolgt ein Transport der kontaminierten Medizinprodukte in geschlossenen Systemen von den OPs und Stationen zur ZSVA. Wo immer möglich, ist die Trockenentsorgung zu bevorzugen.“ (Instrumentenaufbereitung richtig gemacht, Arbeitskreis Instrumentenaufbereitung, Mörfelden-Walldorf 2005, 8. Auflage, Seite 20). Die Materialien, welche die Pflegefachkraft für den Verbandwechsel benötigt, werden am Verbandwagen auf einem gut zu reinigenden Tablett vorbereitet. Dieses ist vorab per Wischdesinfektion zu reinigen. Bei Bedarf nimmt die Pflegefachkraft noch einen Abwurfbehälter für spitze Gegenstände (z. B. Skalpell, Kanüle) mit ans Patientenbett. Die genaue Planung der Durchführung und die Überprüfung der Vollständigkeit des bereitgestellten Materials beugen unnötigen und unhygienischen Gängen während des Verbandwechsels vor.

Im Zimmer selbst wird zunächst eine Arbeitsfläche geschaffen und ein Abwurfbehälter bereitgestellt. Sterile Materialien sind immer patientenfern, unsterile patientennah abzulegen. Auf keinen Fall wird das Bett als Ablage genutzt. Als geeignet gilt der Patientenklapptisch am Nachtschrank, da er gut zu desinfizieren ist. Auch hier erfolgt vorab eine Wischdesinfektion. Die Pflegefachkraft informiert den Patienten über die bevorstehenden Maßnahmen. Danach erfolgen eine eventuell notwendige Lagerung, das Unterlegen eines Bettschutzes und das Einstellen des Patientenbettes auf Arbeitshöhe. Hierbei ist insbesondere darauf zu achten, dass die Wunde gut ausgeleuchtet und einsehbar ist. Fenster und Türen bleiben während des Verbandwechsels geschlossen, Besucher werden gebeten, das Zimmer zu verlassen, und andere Aktivitäten, wie Putzarbeiten, Bettenmachen oder das Umlagern weiterer Patienten im Zimmer, unterbleiben. Bei Bedarf wird zum Schutz der Intimsphäre des Patienten während des Verbandwechsels noch eine Trennwand, sog. „Spanische Wand", aufgestellt.

Vor dem Verbandwechsel legt die Pflegefachkraft eine Einmalschürze oder einen Schutzkittel an. Langärmelige Jacken oder Arztkittel sind aus hygienischen Gründen vorher abzulegen. Die hygienische Händedesinfektion erfolgt optimalerweise nach den Vorgaben des Robert-Koch-Institutes (☞ Hygienische Händedesinfektion). Danach legt die Pflegefachkraft Einmalhandschuhe an, und der Verbandwechsel kann beginnen.

Vorbereitung des Verbandwechsels im ambulanten Bereich

Der Patient hat die benötigten Verbandmaterialien zu Hause gelagert. Zunächst informiert die Pflegefachkraft den Patienten über die beabsichtigten Maßnahmen. Anschließend werden Fenster und Türen geschlossen und eine ausreichende Beleuchtung eingerichtet. Die Beleuchtung stellt im ambulanten Bereich häufig eine Herausforderung dar. Eine gute Unterstützung können hier kleine Taschenlampen oder Stirnlampen („Grubenlampe") sein. Der Vorteil der Stirnlampen besteht darin, dass beide Hände zum weiteren Arbeiten frei bleiben. Besucher werden aus dem Zimmer gebeten, um die Intimsphäre des Patienten zu wahren. Haustiere sollten aus hygienischen Gründen ebenfalls vor dem Verbandwechsel das Zimmer verlassen und störende Tätigkeiten, wie Putzarbeiten oder Bettenmachen, werden auf einen späteren Zeitpunkt verschoben. Aus hygienischen Gründen sollte die Pflegefachkraft keine langärmeligen Jacken, z. B. Strickjacken, tragen.

Die Pflegefachkraft legt eine Einmalschürze an. Anschließend wird eine Arbeitsfläche im Patientenzimmer eingerichtet. Gut geeignet sind dafür z. B. Kunststofftabletts oder Kunststoffsets, die auch als Untersetzer für Geschirr genutzt werden. Die Pflegefachkraft reinigt diese vorab durch eine Wischdesinfektion. Auf keinen Fall sind Bett oder Fußboden als Ablage zu nutzen. Auf der Arbeitsfläche werden die für den Verbandwechsel benötigten Utensilien vorbereitet. Sterile Materialien sind immer patientenfern, unsterile patientennah abzulegen. Für Abfälle steht ein adäquater Abwurfbehälter, z. B. Müllbeutel, bereit. Ein ggf. benötigter Abwurfbehälter für spitze Gegenstände darf der UVV (Unfallverhütungsverordnung) zufolge nicht aus Glas bestehen. Zu bevorzugen sind Behälter aus Kunststoff, die beim Herunterfallen nicht kaputt gehen können und so kein zusätzliches Verletzungsrisiko darstellen.

Der Patient wird entsprechend gelagert, um die Wunde für die Pflegefachkraft erreichbar und gut einsehbar zu machen. Ein frisches Handtuch oder eine Krankenunterlage dient aus hygienischen Gründen als Schutzunterlage. Die Pflegefachkraft führt nun die hygienische Händedesinfektion durch (☞ Händedesinfektion) und zieht sich Einmalhandschuhe an.

Durchführung des Verbandwechsels im stationären und ambulanten Bereich

Eine Wunde wird nicht mit den bloßen Händen berührt. Unter Anwendung des „Non-Touch-Prinzips“ arbeitet die Pflegefachkraft unter sterilen Bedingungen mit unsterilen Handschuhen und sterilen Instrumentarien (es ist auch möglich, mit sterilen Handschuhen an der Wunde zu arbeiten). Alle Materialien, die in direkten Kontakt mit der Wunde geraten, müssen steril sein. Ist ein Verbandwechsel aufwendig, sollte er zu zweit durchgeführt werden. Für den ambulanten Bereich besteht die Möglichkeit, Sonderentgelte für solche aufwendigen Verbandwechsel bei der Krankenkasse zu beantragen. Durch dieses aufgestockte Budget ist der Einsatz einer zweiten Kraft oder ggf. zusätzlich benötigten Materials weniger defizitär. Nach der Abnahme des alten Verbandes erfolgt die Inspektion der Wundauflage, die anschließend im bereitgestellten Abwurfbehälter entsorgt wird. Bei Verdacht auf eine Infektion sollte ein Wundabstrich erfolgen. Hierzu werden die Handschuhe gewechselt und eine erneute hygienische Händedesinfektion durchgeführt.

Abstriche sind immer aus der Wundtiefe zu entnehmen, damit sie nur den eigentlichen Wundkeim und nicht noch eine Vielzahl von Oberflächenkeimen aufnehmen. Um Letzteres zu vermeiden, sollte vor Abstrichentnahme immer eine mechanische Wundreinigung mit trockenen oder angefeuchteten Kompressen (mit Ringer- oder physiologischer Kochsalzlösung) stattfinden. Es dürfen allerdings keine Antiseptika zum Anfeuchten der Kompressen eingesetzt werden, da das Abstrichergebnis dadurch verfälscht werden kann. Eine neuere Entnahmetechnik ist der „Essener Wundkreisel“, bei der der bakteriologische Abstrich in Spiralform von außen nach innen über die gesamte Wundoberfläche geführt wird. Diese Technik gewährleistet, dass möglichst viele der vorliegenden Bakterien in der Wunde erfasst werden.

Erfolgt kein Abstrich, stehen vor der Fortsetzung der Arbeit wieder ein Handschuhwechsel und eine hygienische Händedesinfektion an. Danach beginnt die Pflegefachkraft mit der aseptischen Wundreinigung. Dafür nutzt sie sterile Instrumente wie eine Pinzette und sterile Kompressen oder Tupfer.

Die Wundumgebung ist bei aseptischen Wunden von innen nach außen zu reinigen und erfolgt durch Wischen (nicht Tupfen), wobei pro Wischgang eine neue Kompresse oder ein neuer Tupfer zu verwenden ist. Das mehrmalige Anwenden desselben Tupfers beim Wischvorgang führt zur Keimverbreitung und -verteilung. Kontaminierte Wunden sind gleich den aseptischen Wunden zu reinigen. Die septische Wunde hingegen wird von außen nach innen gereinigt. Zur Wundspülung siehe Standard Wundspülung.

Haltbarkeit von Spüllösungen

- Ringerlösung und NaCl 0,9 % sind direkt nach Anbruch zu verwerfen
- Lösungen mit Polyhexanid sind je nach Produkt wenige Tage bis zu acht Wochen nach Anbruch zu verwerfen (Angaben des Herstellers beachten!), z. B. Prontosan® 8 Wochen und Lavasorb® 6 Wochen nach Anbruch verwerfen
- Octenisept® ist bis 3 Jahre nach Anbruch zu verwerfen.

Im Anschluss an die Reinigung erfolgt die Wundinspektion. Besonders zu beachtende Aspekte sind: Wundumgebung/-rand, Temperatur, Beläge, Geruch, Art und Menge des Exsudats, Schmerzen, Infektionsanzeichen, Unterminierung, Schwellung und Rötung. Es erfolgen wiederum ein Handschuhwechsel und eine Händedesinfektion.

Wenn Klammern oder Fäden zu entfernen sind, findet neues steriles Instrumentarium Verwendung. Auch bei einem chirurgischen Debridement kommen neue sterile Instrumente zum Einsatz. Die Auswahl der Wundauflagen erfolgt nach ärztlicher Verordnung (AVO). Eventuell vorhandene Wundhöhlen und Taschen sowie Fistelungen werden mit entsprechenden Materialien austamponiert. Je nach Art, Phase und Zustand ist die Wunde mit sterilen Pflastern, Kompressen oder modernen Wundauflagen abzudecken. Nach entsprechender Fixierung der Wundauflagen ist die Arbeit an der Wunde abgeschlossen.

Abschluss des Verbandwechsels im ambulanten und stationären Bereich

Nach der Entsorgung der Einmalhandschuhe und des Schutzkittels desinfiziert sich die Pflegefachkraft die Hände und ggf. die Unterarme. Wenn möglich wird der Patient in eine ihm angenehme Position gebracht. Zusätzlich überprüft die Pflegefachkraft, ob die Signalanlage und benötigte Gegenstände, z. B. Trinkbecher, Brille, Lektüre, Fernbedienung, in Patientenreichweite sind. Sie erkundigt sich, ob der Verband angenehm sitzt und bittet den Patienten darum, wahrgenommene Veränderungen, wie Druckgefühle, Juckreiz, Spannungen, Schmerzen oder Lockerwerden des Verbandes, zeitnah mitzuteilen. Die genutzte Arbeitsfläche ist abschließend zu desinfizieren und die benutzten Müllbeutel zu erneuern und außerhalb des Zimmers zu entsorgen. Die gebrauchten Instrumente werden in einem geeigneten Auffangbehälter bis zur endgültigen Sterilisation aufbewahrt (s. o.). Anschließend folgen nochmals eine Händedesinfektion sowie die Dokumentation der Wundversorgung und der Wundheilung. Im stationären Bereich wird nach Beendigung aller Verbandwechsel der Verbandwagen mit einer Wischdesinfektion gereinigt.

Tipp: Um das häufige und zeitaufwendige Handschuhwechseln zu reduzieren, sind inzwischen diverse Einmalhandschuhe auf dem Markt erhältlich, auf denen eine hygienische Händedesinfektion möglich ist (Herstellerangaben beachten).

Umgang mit Materialien

- Vor Einsatz der Materialien ist immer das Verfallsdatum zu beachten
- Die benötigten Materialien und Hilfsmittel müssen bestimmungsgemäß gelagert werden
- Die im direkten Wundkontakt verwendeten Materialien werden alle steril eingesetzt
- Einmal angebrochene Materialien und Wundauflagen finden keine Verwendung beim nächsten Verbandwechsel (gemäß Medizinproduktegesetz ☞ CD), da sie nicht mehr steril sind
- In der Packungsbeilage werden Anwendungsgebiete und Umgang mit Wundauflagen erläutert (einige Wundauflagen dürfen z. B. nicht zurechtgeschnitten werden)
- Unsteriles Aufbewahren der Wundauflagen ist nicht zulässig; einen Hinweis gibt die eingekreiste und durchgestrichene 2 auf der Verpackung
- Die Notwendigkeit des Verbandwechsels richtet sich nach Exsudation und Wundzustand und nicht nach z. B. individuellen Vorlieben oder Visiteterminen.

Hygienische Händedesinfektion

Bereits 1847 konnte Ignaz Semmelweis nachweisen, dass die Verbreitung von Keimen in der Medizin hauptsächlich über die Hände des Personals stattfindet. Gerade die zunehmende Anzahl älterer und multimorbider Patienten ist durch eine solche exogene Infektion gefährdet. Ziel der Händedesinfektion ist die Beseitigung der transienten (vorübergehende hautfremde) Besiedlung der Hautflora durch Keime. Die Hygienerichtlinie und das Hygienemanagement einer jeden Pflegeeinrichtung sollte ein genaues Bild vom Einsatz der Desinfektionsmittel bei der Händedesinfektion bieten.

Alkohol zerstört Bakterien, Pilze und Viren. Die Zellwände der Keime werden nachhaltig geschädigt, bis die Mikroorganismen inaktiviert worden sind. Diese Wirkung wird für den medizinischen Bereich durch Desinfektionsmittel nutzbar gemacht. Hierbei liegt ein besonderer Schwerpunkt auf der Desinfektion der Hände des medizinischen und des pflegerischen Personals. Die Hände sind das meistgenutzte Instrument im Kontakt mit den Patienten. Jedes medizinische Instrument wird vor Gebrauch sterilisiert. Dieselbe Wertigkeit kommt der Desinfektion der Hände als meistgebrauchter Kontaktstelle zu. Die Pflegenden tragen ihre Fingernägel kurz und rund geschnitten. Sie verzichten darauf, Schmuck an Hand und Unterarm zu tragen, sowie auf künstliche Fingernägel und Nagelack. Laut der Empfehlung des Robert-Koch-Instituts zur „Prävention postoperativer Infektionen im Operationsgebiet“ (2007) konnte das Tragen künstlicher Nägel als Quelle von Ausbrüchen nosokomialer Infektionen identifiziert werden.

Während eines Arbeitstages ist eine mehrmalige Händedesinfektion notwendig. Hände werden grundsätzlich zu Arbeitsbeginn, vor und nach jedem Toilettengang und vor und nach Patientenkontakt desinfiziert. Zusätzlich ist es wichtig, nach dem Naseputzen, Husten und Niesen sowie vor und nach dem Kontakt mit Geräten, wie z. B. Infusomaten, Perfusoren oder einer PEG-Pumpe, sowie Materialien, wie Infusionsbestecken, Spritzen, Kathetern, Sonden und Drainagen, eine Händedesinfektion durchzuführen.

Händedesinfektion wird durchgeführt:

- vor und nach hygienesensiblen Tätigkeiten (z. B. Kontakt mit Kathetereintrittstellen, Verbandwechsel, Absaugung),
- vor invasiven Maßnahmen (auch dann, wenn Handschuhe getragen werden),
- vor und nach jedem Patientenkontakt im Umgang mit besonders gefährdeten Patienten,
- nach Kontakt mit kontaminierten Materialien (auch dann, wenn Handschuhe getragen werden),
- nach Kontakt mit Patienten, von denen Infektionen ausgehen können (z. B. MRSA),
- nach dem Naseputzen,
- nach dem Toilettengang,
- nach dem Ablegen der Handschuhe,
- nach Kontakt mit Blut, Sekret, Exkret sowie
- nach einer Grundpflege.

Eine hygienische Händedesinfektion hat auch dann zu erfolgen, wenn Handschuhe getragen werden!

Das Tragen von Einmalhandschuhen macht eine Händedesinfektion nicht überflüssig. Handschuhe können nicht nur durch Risse oder Löcher für Keime durchlässig sein, es besteht auch beim Ausziehen die Gefahr einer Kontamination. Deshalb ist sowohl vor dem Anlegen als auch nach dem Ablegen von Einmalhandschuhen eine Händedesinfektion notwendig. Der Arbeitstag des medizinischen Personals ist also durch diesen häufig wiederholten Arbeitsschritt geprägt. Deshalb ist es unerlässlich, am Arbeitsplatz ausreichend Möglichkeiten zur Händedesinfektion vorzuhalten. Der Arbeitgeber hat eine Bereitstellungspflicht, der Arbeitnehmer eine Anwendungspflicht. Waschräume,

Verband- und Wäschewagen, Patientenzimmer und alle Räume, in denen diagnostische oder invasive Maßnahmen durchgeführt werden, sollten mit Desinfektionsmittelspendern mit montierter Ellenbogenbedienung ausgestattet sein. Diese Spender dürfen nur unter aseptischen Bedingungen (z. B. in der Krankenhausapotheke) nachgefüllt werden. Es wird daher empfohlen, nur Einwegflaschen für Desinfektionsmittel zu verwenden. Insbesondere für ambulantes Personal ist zusätzlich eine Flasche Desinfektionsmittel in der Kitteltasche angeraten, um von Waschplätzen unabhängig zu sein. Da diese Flasche bei jeder Verwendung die Hände kontaminiert, ist ein Pumpaufsatz empfehlenswert. Allerdings ist ein solcher Aufsatz nur für Flaschen ab 450 ml erhältlich. Bei den Kitteltaschenflaschen ist aufgrund der Kontamination regelmäßig eine Wischdesinfektion des Kontaktkopfes angebracht.

Es gibt eine Vielzahl von Desinfektionsmitteln, die rückfettende Substanzen enthalten und so die Haut zusätzlich schützen, da sie den Fetthaushalt regulieren. Duftfreie und farblose Mittel sind bei der Händedesinfektion vorzuziehen. Bei der Anwendung sind unbedingt die Herstellerhinweise zu beachten.

> Die drei Grundkomponenten der richtigen Händedesinfektion sind: Menge, Zeit und Gründlichkeit. Der Erfolg der Händedesinfektion ist nicht sichtbar. Das verführt oft zu einer Vernachlässigung der korrekten Vorgehensweise.

Der Vorgang sollte mindestens 30 Sekunden in Anspruch nehmen, da erst dann die empfohlene Menge von mindestens 3 ml Desinfektionsflüssigkeit aufgetrocknet ist. Das Desinfektionsmittel entfaltet seine antiseptische Wirkung von 99,999 % Keimabtötung erst nach dieser Zeit. Bei Kontakt mit Problemkeimen erhöht sich die Einwirkzeit. Bitte Herstellerangaben beachten. Die meisten Spender liefern eine Flüssigkeitsmenge von 1,5 ml bei einmaligem Drücken. Deshalb gilt als Faustregel: Mindestens zweimal Flüssigkeit in die hohle Hand geben, dann beginnen.

Ein besonderes Augenmerk ist auf die Benetzung der Fingerzwischenräume und -kuppen sowie der Daumen und der Räume unterhalb der Nägel zu legen. Das Desinfektionsmittel wird so lange verrieben, bis es vollständig aufgenommen ist. Die richtige Einreibetechnik umfasst sechs Schritte:

- Das Reiben der Handflächen aneinander
- Das Reiben der jeweiligen Handfläche auf dem Handrücken der anderen Hand mit gespreizten Fingern
- Handfläche auf Handfläche ebenfalls mit gespreizten Fingern
- Gleichzeitiges Reiben der Außenseite der Finger an der Handinnenfläche der anderen Hand
- Reiben des jeweiligen Daumens an der Innenfläche der anderen Hand
- Reiben der jeweiligen Fingerkuppen an der Handfläche der anderen Hand.

Es empfiehlt sich, bei diesem Vorgang mitzuzählen, um die erforderlichen Zeitrahmen von mindestens 30 Sekunden einzuhalten. Diese Vorgehensweise stellt bei richtiger Durchführung sicher, dass die häufig vernachlässigten Areale der Fingerkuppen und -zwischenräume sowie die Nagelfalze nicht zu kurz kommen.

Bei grober Verunreinigung werden die Hände vor der hygienischen Händedesinfektion mit Wasser abgespült (lt. RKI Richtlinie 5.1). Dabei ist darauf zu achten, dass keine Spritzer auf die Umgebung kommen. Wird die Kleidung bei diesem Abspülen bespritzt, muss sie anschließend gewechselt werden. Kleinere lokale Verschmutzungen der Hände und Unterarme können mit einem mit Desinfektionsmittel getränkten Papierhandtuch entfernt werden. Generell sollte eine Waschung aber immer erst nach der hygienischen Händedesinfektion erfolgen. Es ist empfehlenswert, auf das Waschen so weit wie möglich zu verzichten, da dies die Haut der Hände belastet und zu Rissen führt, in denen Keime verschleppt werden können.

Das Robert-Koch-Institut hat klare Richtlinien zur Händedesinfektion definiert. Bundesweit sind alle Pflegeinrichtungen dazu angehalten, sich an diesen Vorgaben zu orientieren.

Hygienische Händedesinfektion (Standardeinreibeverfahren nach Euro-Norm 1500). Nach Durchführung aller Schritte wieder beim ersten Schritt beginnen, bis die angegebene Einwirkzeit von 30 Sekunden erreicht ist. Darauf achten, dass die Hände während der Einreibezeit feucht bleiben.

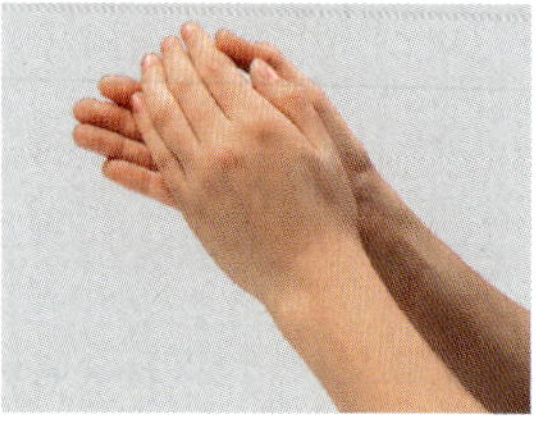

Abb. 3.1: Desinfektionsmittel in die hohle, trockene Hand geben und die Handfläche der anderen Hand darüberlegen. Dann beide Handflächen fünfmal gegeneinander reiben.

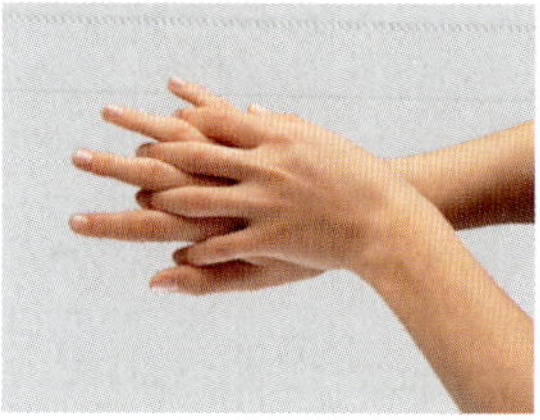

Abb. 3.2: Linke Handfläche über rechten Handrücken legen und fünfmal kreisend bewegen. Anschließend rechte Handfläche auf linken Handrücken legen und gleiche Bewegungen ausführen.

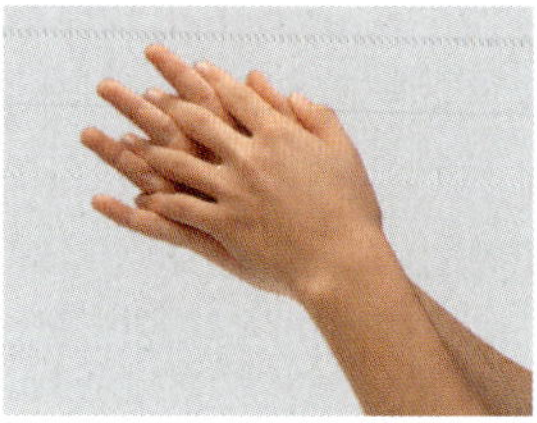

Abb. 3.3: Handfläche auf Handfläche legen und Finger beider Hände verschränken, wieder öffnen, verschränken, wieder öffnen (fünfmal wiederholen).

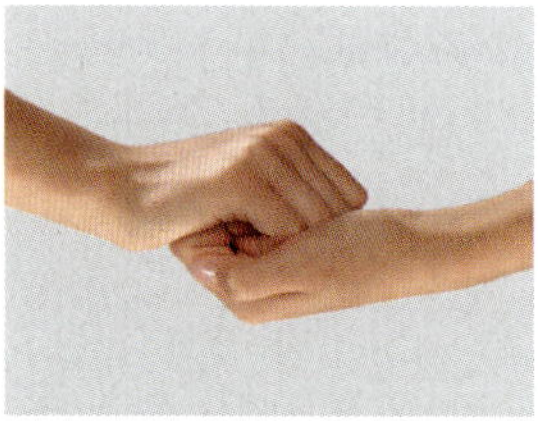

Abb. 3.4: Mit den beiden Händen Hakengriff einnehmen (gleichzeitiges Reiben der Außenseite der Finger an der Handinnenfläche der anderen Hand). Den Griff fünfmal hintereinander lockern und wieder einnehmen.

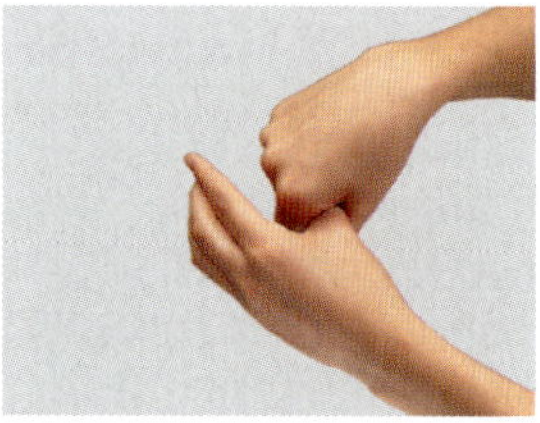

Abb. 3.5: Mit der rechten Hand den linken Daumen umfassen und fünfmal kreisend einreiben, dann mit der linken Hand den rechten Daumen umfassen und gleiche Bewegung ausführen.

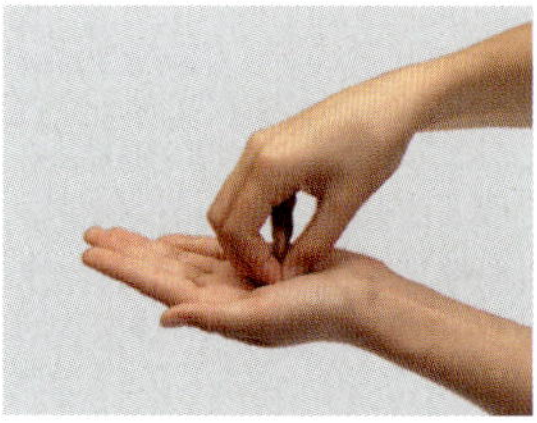

Abb. 3.6: Fingerkuppen der rechten Hand fünfmal in der linken Handfläche kreisend bewegen, dann gleiche Bewegung mit der linken Hand ausführen.

Hände waschen

Ziel des Händewaschens ist das ästhetische Bedürfnis nach Sauberkeit. Im Gegensatz zur Händedesinfektion ist dieser Effekt beobachtbar. Deshalb wird eine Waschung häufig als ausreichend betrachtet, dies ist jedoch ein Fehlschluss. Hände waschen ersetzt nicht die Händedesinfektion. Lediglich 80 % der transienten Keime werden beim Händewaschen entfernt. Die nahezu hundertprozentige Beseitigung (99,999 %) der Erreger kann nur durch eine Händedesinfektion gewährleistet werden.

> Grundsätzlich gilt: Erst desinfizieren, dann waschen.

Die Pflegenden waschen sich die Hände vor Arbeitsbeginn, nach einem Toilettengang, zum Feierabend und nach großflächigen Verschmutzungen. Dabei ist zu beachten:

- Wird das Desinfektionsmittel verdünnt, weil die Hände beispielsweise noch nass sind, verringert sich seine Wirksamkeit. Deshalb werden die Hände nach dem Waschen gründlich mit einem Einmalpapiertuch getrocknet.
- Alkalische Seifen, zu warmes Wasser und die Verwendung von Bürsten führen zur Entfettung der Haut und begünstigen Hautläsionen. Deshalb werden dem pH-Wert der Haut (5,5) angeglichene pflegende Waschlotionen ohne Duft- und Farbstoffe verwendet. Die zusätzliche Pflege der Haut mit Lotionen ist unerlässlich. Hautschutzcreme und Pflegecreme unterstützen die Regeneration belasteter und sensibler Haut.
- Studien zeigen, dass weniger die Händedesinfektion als das zu häufige Waschen einen Grund für Hautirritationen darstellt. Seifen können dazu führen, dass die Haut Feuchtigkeit verliert und entfettet wird. Der Alkohol des Desinfektionsmittels entfernt das Fett hingegen nicht, sondern sorgt für eine Verteilung auf der Hand.

Handschuhe

Einmalhandschuhe schützen vor Kontamination beim Kontakt mit Exkrementen, anderen Körperflüssigkeiten und beim Verbandwechsel. Auch beim Umgang mit (vermutlich) infektiös belastetem Material, bei der Blutentnahme, beim Absaugen und in der Pflege tracheostomierter Patienten sowie beim Ziehen von Drainagen werden zum zusätzlichen Schutz Handschuhe getragen.

Handschuhe sollten nie mit noch feuchten Händen angezogen werden, da sich sonst innerhalb des Handschuhs ein feuchtes Klima entwickeln kann. Das führt dazu, dass die Haut aufquillt und durchlässig für Keime wird. Derselbe Effekt entsteht bei zu langem Tragen durch die Feuchtigkeit des Handschweißes.

Bei der Wahl des Handschuhs sind ungepuderte Modelle vorzuziehen. Puder erhöht den pH-Wert der Haut und belastet sie durch Reibung (mechanisches Wundreiben). Handschuhe aus Latex sind aufgrund ihrer Elastizität und dem damit verbundenen guten Tastgefühl sehr beliebt. Das Material birgt allerdings wegen der enthaltenen Proteine ein allergisches Potential, das sich auch nach jahrelanger Anwendung entfalten kann. Besonders hoch ist diese Gefahr bei gepuderten Latexhandschuhen, deren Verwendung deshalb in der medizinischen Versorgung verboten ist. Handschuhe aus synthetischem Latex (Nitrilhandschuhe) oder Latexhandschuhe mit einer Innenbeschichtung aus Silikon bieten Tragekomfort ohne Allergierisiko. Eine weitere Alternative sind Handschuhe aus Vinyl (PVC), die allerdings dicker und dadurch unelastischer sind. In eher seltenen Fällen können auch hier Allergien auftreten.

Tipp: Wichtige Kontaktadressen

- Robert-Koch-Institut (RKI), Nordufer 20, 13353 Berlin, Internetadresse: www.rki.de
- Deutsche Gesellschaft für Hygiene und Mikrobiologie e. V. (DGHM) Institut für Hygiene und Mikrobiologie der Universität, Josef-Schneider-Str. 2, 97080 Würzburg, Internetadresse: www.dghm.org
- Bundesministerium für Gesundheit und soziale Sicherung (BMGS), Medizinproduktegesetz (MPG) und Medizinprodukte-Betreiberverordnung (MPBetreibV) erhältlich unter der Internetadresse: www.bmgs.bund.de
- Berufsgenossenschaft für Gesundheitsdienst und Wohlfahrtspflege (BGW), gibt Auskunft zu speziellen Fragen des Arbeitsschutzes; Pappelallee 35 – 37, 22089 Hamburg; Postfach 760224, 22052 Hamburg; Internetadresse: www.bgw-online.de

4 Dekubitus

Wenn ein immobiler Patient zu lange ungelagert liegt oder sitzt und er sich nicht von allein oder ausreichend bewegen kann, entwickelt er schnell einen Dekubitus. Die Geschwindigkeit der Entwicklung eines solchen Druckgeschwürs ist individuell unterschiedlich. Dekubitalgeschwüre sind Schädigungen der verschiedenen Haut- und Gewebeschichten aufgrund eines andauernden, nicht physiologischen Druckes auf das Gewebe, der sowohl den arteriellen als auch den venösen Blutfluss unterbricht. Zusätzliche Einflussfaktoren sind Reibung und Scherkräfte.

Die entscheidenden Faktoren für die **Entstehung** des Dekubitus sind Zeit und Druck. An der Druckstelle entsteht eine Ischämie (Blutleere). Es kommt zur Unterversorgung des Gewebes mit Sauerstoff, auch Giftstoffe werden nicht mehr abtransportiert. Normalerweise reagiert der menschliche Körper bei dem einsetzenden Druckschmerz mit einer Lageveränderung. Im Falle beispielsweise von Demenz, Narkose, Koma oder Neuropathie beginnt hier die Entwicklung eines Dekubitus, da die Patienten nicht mehr auf den Druckschmerz reagieren. Die Ansammlung von Giftstoffen führt zu einer Azidose (Übersäuerung) des Gewebes und zu einer Gefäßerweiterung, erkennbar durch eine verstärkte Rötung der Haut. Es kommt zu einem Flüssigkeitsverlust aus dem Intravasalraum. Dies führt im Folgenden zur Ödem- oder Blasenbildung. Die bestehende Ischämie in Verbindung mit der andauernden Unterversorgung von Sauerstoff führt zum Absterben des Gewebes (Ausbildung eines Dekubitus).

Im Besonderen bilden sich Dekubitalulzera im Sakralbereich, an Fersen und an den Hüftknochen, also den Hauptauflageflächen des ruhenden Körpers in Rücken- und Seitenlage. Begünstigt wird die Entwicklung des Dekubitalgeschwürs durch das fehlende Polster aus Fettgewebe und Muskelfleisch an diesen Körperstellen.

Die Dekubitalulzera können je nach Tiefe/Gewebsschädigung und Aussehen in verschiedene Grade unterteilt werden. Hierfür gibt es mehrere Klassifikationssysteme, z. B. nach Shea und Daniel. International gebräuchlich und vom Expertenstandard „Pflege von Menschen mit chronischen Wunden" (Sonderdruck DNQP 2008) ist die Einteilung des EPUAP (European Pressure Ulcer Advisory Pannel) von 1998.

Gradeinteilung nach EPUAP

Grad 1: Persistierende (nicht wegzudrückende), umschriebene Hautrötung bei intakter Haut. Weitere klinische Zeichen können Ödembildung, Verhärtung und lokale Überwärmung sein.

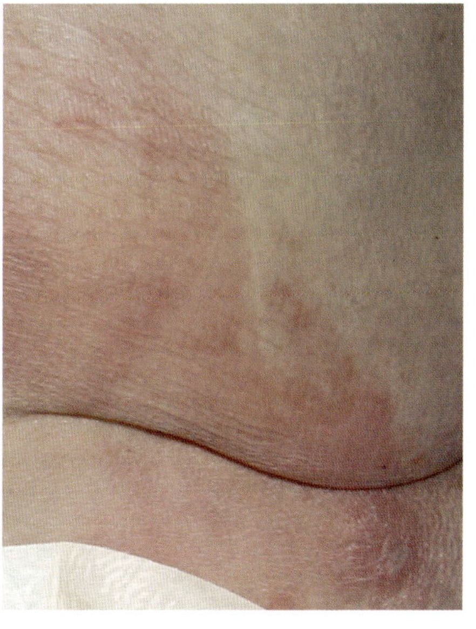

Abb. 4.1: Dekubitus Grad 1: Hautrötung.

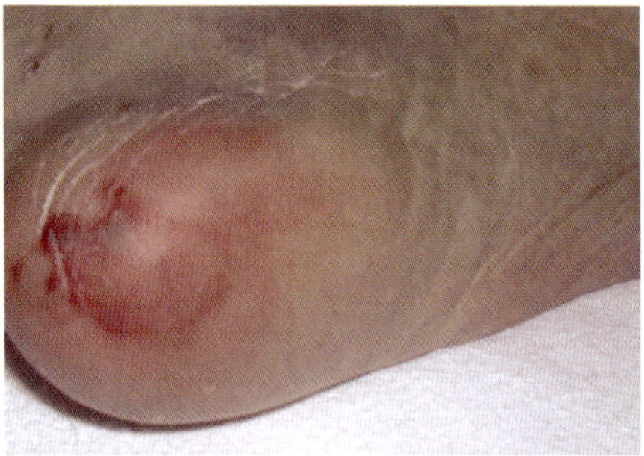

Abb. 4.2: Dekubitus Grad 2: Blasenbildung.

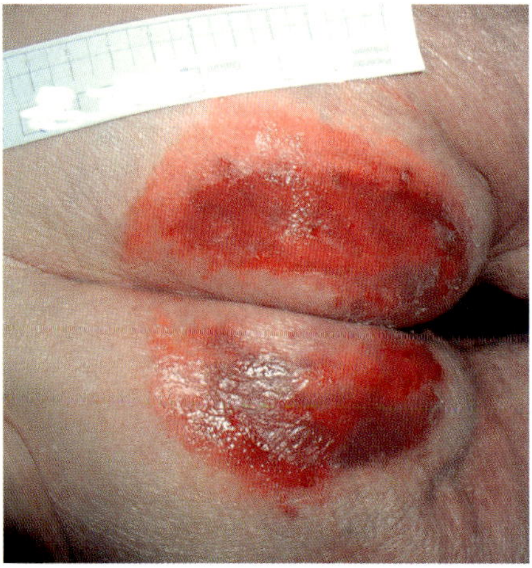

Abb. 4.3: Dekubitus Grad 2: oberflächliche Hautläsion, Stadium A.

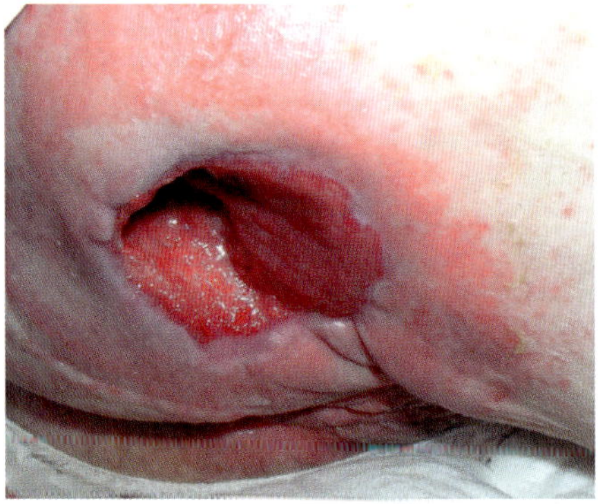

Abb. 4.4: Dekubitus Grad 3: Unterminierung, allergische Reaktion der Umgebungshaut, Stadium A.

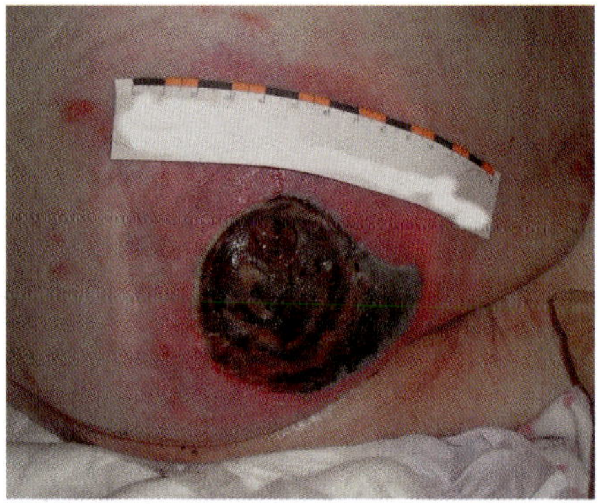

Abb. 4.5: Dekubitus Grad 4: mit Osteomyelitis, Stadium C.

Grad 2: Teilverlust der Haut; Epidermis bis hin zu Anteilen der Dermis sind geschädigt. Die Haut ist oberflächlich geschädigt: Blase, Hautabschürfung oder flaches Geschwür.

Grad 3: Tiefenschädigung von Haut und Gewebe. Verlust aller Hautschichten und Schädigung oder Nekrose des subkutanen Gewebes, die bis auf die darunterliegende Faszie reichen kann. Der Dekubitus zeigt sich klinisch als tiefes, offenes Geschwür.

Grad 4: Verlust aller Hautschichten mit ausgedehnter Zerstörung, Gewebsnekrose oder Schädigung von Muskeln, Knochen oder unterstützenden Strukturen (Sehnen, Gelenkkapsel).

Stadieneinteilung der daraus resultierenden Wunde nach Seiler (Dekubitusgrad 2–4)

Stadium A: Wunde sauber, Granulationsgewebe vorhanden, keine Nekrosen

Stadium B: Wunde schmierig belegt, Restnekrosen, keine Infektion des umliegenden Gewebes

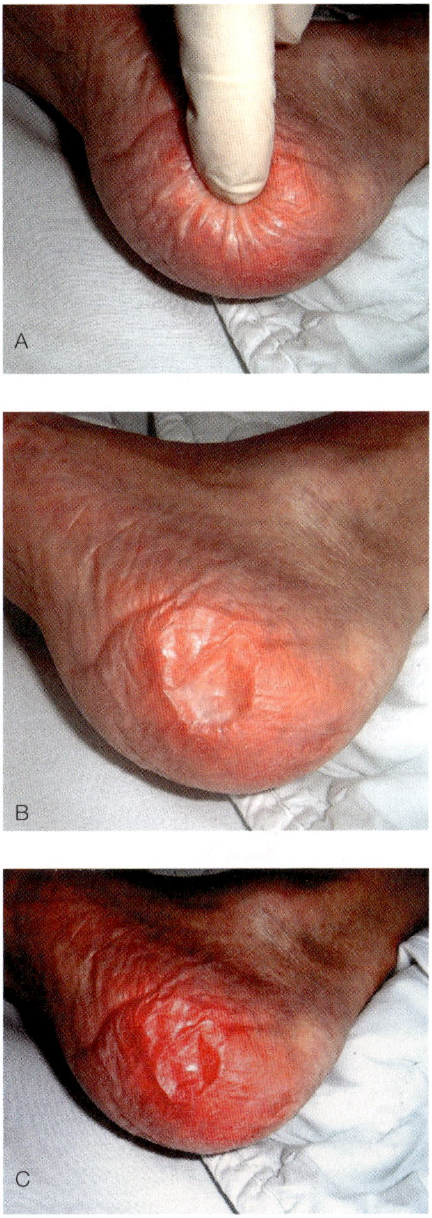

Abb. 4.6: Fingertest bei geröteter Ferse.
A) Fingertest.
B) Weißfärbung, es liegt kein Dekubitus vor.
C) Rotfärbung, es liegt ein Dekubitus Grad 1 vor.

Stadium C: Wunde wie Stadium B mit Infektion des umliegenden Gewebes und/oder Allgemeininfektion/Sepsis.

> Der Dekubitusgrad 1 nach EPUAP lässt sich durch den sogenannten Fingertest ermitteln. Ist die bestehende Rötung nicht wegdrückbar, handelt es sich um einen Dekubitus 1. Grades (die Rötung bleibt durch den Druck in das Gewebe bestehen, ohne Dekubitus würde eine weiße Verfärbung eintreten).

Dekubitusbegünstigende Krankheitsbilder und Faktoren

Als besonders gefährdend gelten u.a. folgende Krankheitsbilder und Faktoren:

- Erkrankungen: pAVK, Stoffwechselerkrankungen, insbes. Diabetes mellitus, Genussmittel- und Drogensucht, konsumierende Grunderkrankungen, Demenz, Frakturen, Polyneuropathie, neurologische Erkrankungen, psychische Erkrankungen
- Bewegungseinschränkung bis hin zur Immobilität
- Lang andauernde Narkosezeiten
- Mangelndes Schmerzempfinden
- Schlechter Ernährungs- und Flüssigkeitszustand (☞ Kap. 7.2, Malnutrition), allgemeiner Flüssigkeitsverlust
- Medikamente wie Diuretika (Ausschwemmung von Elektrolyten), Sedativa (Ruhigstellung → Immobilität), Antibiotika (Abwehrschwäche, Resistenzzüchtung), Chemotherapeutika (Abwehrschwäche), Antikoagulantien
- Problematischer Hautzustand, z.B. trockene, schuppige, feuchte Haut oder Altershaut
- Hautveränderungen, z.B. Allergien, Psoriasis, Neurodermitis
- Hautfeuchtigkeit/Mazeration: Fieber, Kontinenzsituation, Schwitzen

- Transurethraler Blasenverweilkatheter: behindert die Durchblutung des Sakralbereichs, in dem durch die Reizung von Harnröhre und Blase das Blut dorthin fließt und somit die Durchblutung im Os-sacrum-Bereich abnimmt
- Scherkräfte, z. B. durch Reibung oder Zug
- Skelettdeformierungen, Kontrakturen, Paresen.

Zusammenfassend sind die folgenden sieben dekubitogenen Faktoren zu beachten: Druck, Druckzeit, Druckstelle, Motivation, Körperform, Hautzustand und die Stoffwechselsituation.

4.1 Dekubitusprophylaxe

Damit ein Dekubitus gar nicht erst entsteht, sind Prophylaxemaßnahmen als routinemäßiger Bestandteil der täglichen Pflege entscheidend. Zur Vereinheitlichung der Dekubitusprophylaxe wurde vom **Deutschen Netzwerk für Qualitätsentwicklung in der Pflege (DNQP)** ein Expertenstandard herausgegeben: Expertenstandard „Dekubitusprophylaxe in der Pflege", 2. Auflage mit akt. Literaturstudie (1999–2002), Deutsches Netzwerk zur Qualitätsentwicklung in der Pflege (DNQP, Osnabrück 2004). Die Aussagen des Expertenstandards umreißen den aktuellen Stand der medizinisch-pflegerischen Erkenntnisse, nach dem die Leistungen des SGB V und SGB XI zu erbringen sind. Er kann über das Netzwerk bestellt werden: Deutsches Netzwerk für Qualitätsentwicklung in der Pflege (DNQP)/Fachhochschule Osnabrück, E-Mail: dnqp@fh-osnabrueck.de Internet: http://www.dnqp.de

Vor der Durchführung der Dekubitusprophylaxe wird das individuelle Dekubitusrisiko des Patienten eingeschätzt. In dem Expertenstandard heißt es dazu: „Die Pflegefachkraft beurteilt das Dekubitusrisiko aller Patienten/Betroffenen, bei denen die Gefährdung nicht ausgeschlossen werden kann, unmittelbar zu Beginn des pflegerischen Auftrages und danach in individuell festzulegenden Abständen sowie unverzüglich bei Veränderungen der Mobilität, der Aktivität und des Druckes u. a. mit Hilfe einer standardisierten Einschätzungsskala, z. B. nach Braden, Waterlow oder Norton." (Deutsches Netzwerk für Qualitätsentwicklung in der Pflege, 2004)

Lagerung und Bewegung

Der Mangel an Bewegung, bedingt z. B. durch eine Schmerzsituation, Alter, Entkräftung, Depression oder die Grunderkrankung, ist der Hauptrisikofaktor für die Entstehung eines Dekubitus. Die Mobilität des Patienten und sein Bedürfnis nach Bewegung zu erwecken und zu unterstützen, sind somit wesentliche Faktoren der Dekubitusprophylaxe. Diese Intention verdeutlicht der Expertenstandard „Dekubitusprophylaxe in der Pflege" durch die Begriffsprägung „individueller Bewegungsplan" (statt Lagerungsplan). Zusätzlich sollte die Mobilisation schmerzfrei sowie reibungs- und scherkräftearm erfolgen.

Der Positionswechsel hat mehrere erwünschte Effekte. Er stellt eine Druckentlastung für die aufliegenden Körperregionen dar, zugleich verbessert er die pulmonale Situation und die Eigenbewegungsfähigkeit. Zudem hat der durch die Pflegefachkraft bewirkte oder angeregte Positionswechsel positive Auswirkungen auf die psychische Situation. Er bedeutet für den Patienten Zuwendung und hilft ihm, die Wahrnehmung seiner Körpergrenzen aufrechtzuerhalten.

Es gibt eine Vielzahl von Lagerungsmöglichkeiten. Die gängigsten und praktikabelsten Methoden sind: Schiefe Ebene (eine Bettdecke wird längs aufgerollt und dann unter die Bettmatratze gelegt), 30°-, 135°-, Bobath- (bei speziellen Krankheitsbildern wie Schlaganfall und halbseitig gelähmten Patienten), Weich- und Hohllagerung.

Eine reine 90°-Lagerung sollte unbedingt vermieden werden (Ausnahme: Bobath-Lagerung bei speziellen Krankheitsbildern, s. o.), da hierbei nur eine Problemverlagerung erfolgt. Statt an der Sakralregion entsteht der Dekubitus nun an der Hüfte. Ein Patient sollte niemals auf seinen Dekubitus gelagert werden. Rollstuhlpatienten mit einem Dekubitus am Gesäß verwenden geeignete druckentlastende Spezialkissen und sind darauf aufmerksam zu machen, die betroffene Körperstelle in 15-minütigen Abständen zu entlasten. Zudem sollten bettlägerige Patienten mit einem Dekubitus in der Sakralregion in Rücken- und Seitenlage ihr Kopfteil höchstens 30° anheben und eine ganztägige Hochlagerung des Oberkörpers unbedingt vermeiden.

Jeder Patient ist in einem individuellen Zeitabstand zu lagern. Es gibt keine wissenschaftlichen Untersuchungen, die belegen, dass ein Zwei-Stunden-Intervall optimal ist. Dieser Zeitraum kann bei einem kachektischen Patienten mit einer konsumierenden Erkrankung schon viel zu lang sein. Um eine genaue Aussage über die individuellen Lagerungsabstände zu treffen, empfiehlt es sich, den Patienten zuerst für zwei Stunden zu lagern. Treten nach dieser Zeitspanne bereits Hautrötungen auf, wird das Intervall entsprechend gekürzt. Der zeitliche Abstand wird jeweils um eine halbe Stunde nach oben oder unten verändert, bis die optimale Lagerungszeit für den jeweiligen Patienten ermittelt ist. Diese Daten werden anschließend auf dem individuellen Bewegungsplan festgehalten. Eine gute Ergänzung zu den oben genannten Umlagerungen ist die Mikrolagerung. Diese sollte allerdings nur prophylaktisch angewendet werden und ist nicht zur Therapie geeignet.

Schon durch geringe Positionsänderungen des Patienten kann eine Prophylaxe wirksam sein. Innerhalb einer Stunde nimmt der menschliche Körper bis zu 40 nicht sichtbare Positionsveränderungen durch Umverlagerung des Körperschwerpunkts vor. Die Mikrolagerung orientiert sich an diesem physiologischen Vorgang. Sie strebt Positionsveränderungen an Gelenken und Lageveränderungen durch Druckverteilungen an Kopf, Schultern, Hüfte und Oberschenkeln an. Eine geringfügige Umpositionierung der Hüfte oder der Schulterregion kann einem Dekubitus vorbeugen. Insbesondere bei Patienten mit einem hohen Schmerzlevel oder bei nächtlichen Umlagerungen ist diese Mikrolagerung einsetzbar. Bei jedem Patientenkontakt kann die Pflegefachkraft kleine Umlagerungen vornehmen. Es ist beispielsweise möglich im Uhrzeigersinn nach und nach ein zickzackgefaltetes Handtuch unter verschiedene Körperregionen zu platzieren. Durch leichtes Ziehen am Handtuch ergibt sich bereits ein geringer Positionswechsel. Die Mikrolagerung bewirkt lediglich eine zeitweilige Entlastung, ersetzt jedoch nicht das turnusmäßige Umlagern.

Unterstützende und begleitende Maßnahmen

Mobilisation

Die Mobilisation ist eine weitere Prophylaxe. Die hierdurch verbesserte Blutzirkulation initiiert und beschleunigt den Heilungsprozess. Hiermit ist allerdings nicht stundenlanges Mobilisieren in einen Stuhl gemeint, sondern die Erstellung eines auf die Bedürfnisse des Patienten individuell angepassten Bewegungsplans. Der Expertenstandard „Dekubitusprophylaxe in der Pflege“ gibt hierzu genauere Informationen.

Um dem Pflegepersonal im Umgang mit dem Patienten eine Hilfe an die Hand zu geben, erheben viele Einrichtungen sogenannte Bewegungsanalysen. Hierbei wird abgefragt und festgehalten:

- Was bringt den Patienten dazu, sich zu bewegen, was beeinflusst die Bewegung?
- Wie viel Antrieb, welche Fähigkeiten hat der Patient?
- Darauf bezogen – wie viel Unterstützung benötigt er?
- Welcher Art muss diese Unterstützung sein?

Die Erkenntnisse aus dieser Bewegungsanalyse ermöglichen die Erstellung des Bewegungsplans, eines von vier wesentlichen Dokumenten, die zum Umgang mit Dekubituspatienten in der Einrichtung vorhanden sein sollten. Weitere Dokumente sind: Der Expertenstandard „Dekubitusprophylaxe in der Pflege", eine einrichtungsspezifische Arbeitsanweisung und Richtlinien für den Einsatz eines Antidekubitussystems.

Ernährung

Eine ausgewogene Ernährung und eine ausreichende Flüssigkeitszufuhr unterstützen die Dekubitusprophylaxe. Die Nahrung sollte eiweißreich, bei Bedarf hochkalorisch, reich an Vitamin A, B, C und K sowie den Mineralstoffen Zink, Eisen, Kalzium, Kalium und Magnesium sein. Bei bestimmten Krankheitsbildern ist auf eine angepasste Ernährung und Trinkmenge zu achten. (☞ Kap. 7, Ernährung und Wunden)

Psychische Situation

Die psychische Situation des Patienten wird häufig als prophylaktischer Faktor unterschätzt. Depressive Patienten brauchen Ermunterung und Motivation. Die Lagerung bedeutet eine regelmäßige Zuwendung. Verwirrte und demente Patienten registrieren unterbewusst, ob freundlich oder unwirsch, aufmerksam oder gleichgültig mit ihnen umgegangen wird. Nur wenn der Patient die Notwendigkeit zur Mitarbeit erfassen kann und gleichzeitig ausreichend Antrieb hat, ist die Grundlage für den Erfolg der Behandlung gelegt.

Je optimaler der Patient aufgeklärt ist und auf seine individuellen Bedürfnisse eingegangen wird, desto besser kann die Entstehung eines Dekubitus vermieden oder, wenn vorhanden, effizienter behandelt werden. Eine regelmäßige, adäquate Verlaufskontrolle und Wunddokumentation ermöglichen die zeitnahe Erfassung von Problemen sowie eine frühzeitige Behandlung.

4.2 Diagnostik eines Dekubitus

Die umfassende Anamnese ist die Basis für eine Diagnostik, die frühzeitig Gefährdungen aufdeckt, die Entwicklung eines Dekubitus verhindert oder minimiert und nachhaltige Schäden vermeidet. Die Erfassung folgender Parameter legt den Grundstock für die Diagnostik:

- Anamnese mit Alter des Patienten und Alter der Wunde
- Entstehungsursache/n: ☞ Dekubitusbegünstigende Krankheitsbilder und Faktoren
- Inspektion und Wundbeurteilung: Lokalisation, Größe, Tiefe, Taschenbildung, Fistelung, Exsudation, Wundstadium, Geruch, Wundrand/-umgebung, Schmerzen, Infektionszeichen, Hautzustand
- Technische Untersuchung: ggf. Abstrich/PE, Blutanalyse bei Verdacht auf eine Infektion und mikrobiologische Diagnostik; ggf. Nativröntgen zum Ausschluss von Osteolysen; ggf. Fisteldarstellung.

4.3 Therapie eines Dekubitus

Lagerungshilfsmittel

Die **kausale Therapie** des Dekubitus ist darauf ausgerichtet, durch Bewegung, Lagerung und geeignete Hilfsmittel eine Druckentlastung der betroffenen Körperregion zu erreichen. Diese Hilfsmittel werden patientenspezifisch von den Pflegefachkräften ausgewählt. Folgende Kriterien sind maßgeblich für die Auswahl möglicher Lagerungshilfsmittel: Grad der Dekubitusgefährdung, pflegerische und therapeutische Aspekte (z. B. be- und verhindert die Lagerung eines teilmobilen Patienten auf einer zu weichen Matratze die Eigenbewegung), Körpergewicht, Grund- und Begleitkrankheiten, gefährdete Körperstelle/n, Wirkungsnachweis des Herstellers und Nebenwirkungen.

Als Lagerungshilfsmittel sind einfache Kissen, Decken oder spezielle Kissen, z. B. Corpomed®-Kissen (Still-/Bananenkissen) geeignet. Wasserkissen und -matratzen sowie wassergefüllte Handschuhe sind für die Dekubitusprophylaxe und -therapie ungeeignet.

In der Grundsatzstellungnahme Dekubitus (MDS) vom Juni 2001 äußert sich die Projektgruppe 32 in Punkt 6.3.1.3 deutlich zu diesem Thema: „Wassergefüllte Kissen sind nicht nur aufgrund ihrer hohen Wärmeleitfähigkeit und daher ihres körpertemperatursenkenden Effektes, vielmehr auch ob des Seegangeffekts der ungekammert großen Wassermassen und den hieraus resultierenden Scherkräften auf die druckulkusgefährdete Haut ungünstig. Ihr Einsatz mit der Zielerrichtung einer Dekubitusprophylaxe oder auch im Rahmen der Dekubitustherapie gilt heute als obsolet." (Schröder et al. 1997)

Die Anwendung von Luftringen oder Lochkissen gilt als veraltet und sollte nicht mehr erwogen werden. Diese Produkte bieten zwar in der Mitte eine Druckentlastung, aber am Rand ist die Belastung unverhältnismäßig höher. Auf diese Weise können sogar zusätzliche Druckgeschwüre entstehen. Auch der Einsatz von Gelkissen ist häufig nicht empfehlenswert, da sie unnötig hart sind und das Gel Temperaturen speichert, sodass diese Kissen gerade bei empfindungsgestörten Patienten zu Hautreizungen (durch Überwärmung im Sommer oder Unterkühlung im Winter) führen können.

Als Alternativen zu den oben erwähnten Sitzkissen gibt es ROHO®-Kissen (etwas veraltet auch „Negerkusskissen" genannt, wegen des Aussehens aneinandergereihter Schokoladenküsse). Sie bestehen aus luftgefüllten, miteinander verbundenen aufrechtstehenden Kammern. Dadurch passt sich das Kissen dem aufliegenden Körper gut an und erzeugt eine adäquate Druckentlastung. Ebenso geeignet sind Vicair®-Kissen. Die enthaltenen luftgefüllten Dreiecksbeutelchen passen sich gut der Körperkontur an und führen zu einer optimalen Druckentlastung. Das individuell aufpumpbare Luftkammerkissen Airtech® der Firma ArjoHuntleigh ist ebenfalls ideal für Rollstuhlfahrer und dekubitusgefährdete Patienten, die gerne herausgesetzt werden. Auch das REPOSE™-Sitzkissen bietet durch seine hochelastischen, mit Luft gefüllten Membranen aus Doppel-Polyurethan eine optimale Kombination von Druckentlastung und Handhabung.

Von Fellfersenschonern und Lagerungsfellen ist heutzutage ganz abzusehen. Sie sind unhygienisch und erwirken keine Druckentlastung. Da diese die Feuchtigkeit speichern und schnell verklumpen, kann es sogar noch zu zusätzlichen Hautproblemen kommen.

Folgende Lagerungsregeln sind zu beachten:

- Nicht Haut auf Haut lagern
- Für die Gelenke ist die Funktions- bzw. Mittelstellung angebracht

- Eine leichte Erhöhung der Extremitäten verbessert den venösen Rückfluss
- Nur selten ist ein Patient nicht lagerungsfähig.

Matratzensysteme

Es gibt eine Vielzahl von Wechseldruckmatratzen. Diese werden nach Dekubitusgrad und Auswertung der Risikoskala (z. B. Bradenskala, Nortonskala) ausgewählt. Eine individuell angepasste Lagerung ersetzen solche Systeme jedoch nicht. Bei der Anwendung dieser Lagerungssysteme ist zu beachten, dass möglichst wenig Material zwischen Patient und Matratze liegt. Je mehr Materialien aufliegen, desto weniger Wirkung wird erzielt.

Bei Schlaganfall- oder Alzheimer-Patienten können sich Wechseldrucksysteme negativ auf den Heilungsprozess auswirken. Einige Veränderungen wurden bei Patienten mit diesen Krankheitsbildern auf Wechseldrucksystemen beobachtet: Störung des Körperbildes, Einschrankung der körperbezogenen Wahrnehmung, Koordinationsstörungen.

Unabhängig vom Krankheitsbild können Hubbewegungen oder zeitweilige Spitzendrücke eine bereits vorhandene Schmerzsymptomatik noch erhöhen. Patienten werden in der Schlafqualität beeinträchtigt sowie durch die Geräusche und Vibrationen des Systems und eine untypische Liegeposition wachgehalten. Die auf diesen Systemen eingeschränkte Bewegung kann ggf. zusätzlich die Ausbildung von Kontrakuren und Spastiken fördern.

Es gibt heutzutage MiS Micro Stimulationssysteme, bei denen durch kleine Anreize die Eigenbewegung des Patienten gefördert werden soll.

Hauptbestandteil der **lokalen Therapie** eines Dekubitus ist eine zeitgemäße, stadiengerechte Wundversorgung. Weitere wesentliche Faktoren dieser lokalen Therapie sind angepasster Hautschutz und -pflege.

Tipp: Das Dekubitusforum des Bundesverbandes Medizintechnolgie BVMed hat einen „Versorgungsleitfaden Auswahl von Hilfsmitteln gegen Dekubitus“ erarbeitet. Diese Broschüre erleichtert die Auswahl von geeigneten Hilfsmitteln und richtet sich an alle Berufsgruppen, die in diesem Bereich tätig sind (u. a. Ärzte, Pflegefachkräfte, Sachbearbeiter von Krankenkassen, Reha- und Homecare-Unternehmen, Ergo- und Physiotherapeuten). Infos unter: www.bvmed.de/publikationen/publ_hilfsmittel/ oder per Post: Bundesverband Medizintechnologie e. V., Reinhardtstr. 29b, 10117 Berlin.

Hautpflege

Im Falle des Auftretens von Problemhaut gehört auch die Hautpflege zur Dekubitusprophylaxe. Nicht verwendet werden sollten Melkfett, Babyöl, Zink-, Lebertranpaste und Ähnliches, da sie einen Schutzfilm auf die Haut legen und die Poren verkleben. Dadurch wird der Gasaustausch herabgesetzt und die Haut trocknet darunter noch weiter aus. Im Falle inkontinenter Patienten besteht zusätzlich die Gefahr, dass die Poren der Windel verkleben. Die gängige Annahme, dass Zink die Wundheilung begünstigt, ist zwar grundsätzlich korrekt, jedoch erfolgt die Aufnahme nicht durch die Haut. Zink sollte systemisch (z. B. oral) zugeführt werden. Bei gefährdeten oder geröteten Hautarealen ist die Anwendung von dexpanthenolhaltigen Salben möglich. Der spezielle 3M™ Cavilon™ Reizfreie Hautschutzfilm, auch in der Stomapflege verwendet, schützt die Haut 2 – 3 Tage vor Feuchtigkeit, wie Stuhl und Urin, und ermöglicht wegen seiner Transparenz eine optimale Wundbeobachtung. Ein regelmäßiger Gasaustausch kann weiterhin stattfinden. 3M™Cavilon™Reizfreier Hautschutzfilm ist auch zur Intertrigo-Prophylaxe anwendbar. Hierbei wird der Hautschutz zunächst auf die gefährdeten Regionen unterhalb der Brust oder in der Leistengegend aufgetragen. Der Pflegende hält dabei die Hautfalten so lange auseinander, bis der Hautschutz getrocknet ist (ca. 30 Sekunden). Zusätzlich ist der jeweilig gefährdete Bereich durch eine eingelegte Kompresse zu schützen.

Bei trockener Haut sind Wasser-in-Öl-Emulsionen mit Wasser speichernden Feuchthaltefaktoren (z.B. Urea, Collagen, Elastin) zu empfehlen. Grundsätzlich gilt: Eine noch so gute Hautpflege kann alleine keinen Dekubitus verhindern.

Tipp: Bei der Versorgung eines Patienten mit einem Druckgeschwür in der Sakralregion mit gleichzeitiger Stuhlinkontinenz kann mit Hilfe eines Analtampons (z.B. Peristeen®, Fa. Coloplast) der schädigende Einfluss der Ausscheidung unterbunden werden. Analtampons sollten 2–3-mal täglich gewechselt werden, um nicht die Entstehung eines Ileus zu riskieren. Weitere Informationen gibt die Packungsbeilage oder eine Spezialbroschüre. Bei Patienten, die unter Durchfall leiden, ist diese Versorgung nicht möglich. Für Betroffene stehen weitere Analtampons mit individueller Verschlussleistung zur Verfügung.

In der **operativen Therapie** wird ein bestehender Dekubitus durch Wundkonditionierung/ausführliches Debridement in Narkose, V.A.C.®-Therapie/lokale Unterdrucktherapie, Lappen- oder Verschiebeplastik behandelt.

Zusätzlich erfolgt eine **systemische Therapie** mit Analgetika bei auftretenden Schmerzen oder mit Antibiotika bei klinisch infizierten Wunden.

5 Ulcus cruris venosum

> Das Ulcus cruris venosum ist ein venöses Beingeschwür (gemeinhin auch „offenes Bein" genannt), das sich aufgrund einer chronischen Venenschwäche (chronisch venöse Insuffizienz = CVI) am Unterschenkel ausbildet. Das durch eine schlechte Stoffwechselsituation (trophisch) gestörte Gewebe bildet einen Defekt aus, der von der Lederhaut bis zur Unterhaut reicht. Eine Minderversorgung des Bindegewebes führt zu einer Wunde, die schlecht abheilt und eine aufwendige Therapie erfordert. Ein Ulcus cruris venosum, das unter einer adäquat phlebologisch angepassten Therapie keine Heilung zeigt oder das innerhalb eines Jahres nicht abgeheilt ist, wird als therapieresistent bezeichnet.

Das Ulcus cruris venosum ist die häufigste Form des Ulcus cruris. Zwischen 57 – 80 % der Patienten mit einem Beingeschwür leiden unter einer Venenerkrankung, bei 4 – 30 % lässt sich ein Ulcus cruris arteriosum und bei ca. 10 % ein Ulcus cruris mixtum diagnostizieren. Andere Ursachen wie Malignome, Lymphödeme oder hämatologische Krankheiten können zu einem geringen Anteil von 2 – 5 % ein Ulcus cruris auslösen.

Die aktuellste Erhebung zu diesem Thema, die Bonner Venenstudie (Rabe et al. 2003), spricht von einer Gesamtzahl von 80000 Patienten mit einem Ulcus cruris venosum in der deutschen Bevölkerung zwischen dem 18. und 79. Lebensjahr. Zusätzlich haben 0,6 % der Bundesbürger in der genannten Altersgruppe ein bereits abgeheiltes Ulcus cruris venosum. Das Entstehungsrisiko erhöht sich mit zunehmendem Lebensalter. Des Weiteren sind Frauen doppelt so häufig vom Ulcus cruris venosum betroffen wie Männer.

Die Abheilung eines Ulcus cruris venosum beträgt bei ca. 33 – 66 % der Patienten mindestens ein Jahr, bei ca. 20 % zwei Jahre und bei ca. 8 % sogar über fünf Jahre. Zudem erleiden viele dieser Patienten Rezidive, oft mehr als einmalig. Diese Daten verdeutlichen, dass die Lebensqualität durch die häufig langwierige Therapie und hohe Rezidivrate stark eingeschränkt wird, was sich zusätzlich negativ auf die Patientenadhärenz auswirkt.

Neben den o. g. gefäßbedingten Ulcera crurum gibt es noch andere Formen. Die nachfolgende beispielhafte Auflistung bietet einen Überblick über relevante Differentialdiagnosen:

- Vaskuläre Ursachen/Gefäßerkrankungen: venös, arteriell, Mischform venös/arteriell, lymphogen (Lymphödem), Vaskulitis (z. B. rheumatoide Arthritis, Lupus erythematodes)
- Dermatosen: z. B. Pyoderma gangraenosum, Necrobiosis lipoidica
- Exogene Auslöser: z. B. traumatisch, chemisch, thermisch, Kontaktallergie, Artefakt
- Infektionen: bakteriell (z. B. Erysipel, Furunkel), viral (Herpes), Pilzbefall
- Genetische Defekte: z. B. Klinefelter-Syndrom
- Hämatologische Ursachen: z. B. verschiedene Anämieformen, Gerinnungsstörungen
- Neoplasien: z. B. Basal- oder Plattenepithelkarzinom
- Neuropathische Ursachen: z. B. Diabetes mellitus
- Metabolische Ursachen: z. B. Diabetes mellitus, Gicht, Arzneimittel.

5.1 Entstehung, Gradeinteilung, Komplikationen, Anamnese und Diagnostik

Entstehung

Das menschliche Bein besitzt ein oberflächliches (suprafasziales) und ein tiefer liegendes (subfasziales) Venensystem. In den suprafaszialen Venen, die sich in der Lederhaut und Unterhaut (Kutis/Subkutis) befinden, ist der Blutdruck niedrig. Durch Venenklappen wird die Fließrichtung des Blutes gesteuert und ein Rückfluss verhindert. Die Blutströmung geht immer nur in eine Richtung: „herzwärts" und von der Oberfläche in die Tiefe.

Die oberflächlichen Venen führen in die sog. Vena saphena magna (oberhalb des Knies) und parva (unterhalb des Knies). Sie enthalten eine Anzahl von Venenklappen, die sich in Richtung Fuß verringern. Das verästelte Netz von oberflächlichen Venen bildet ein weitläufiges Geflecht. In diesem Gebilde werden zwei wichtige Aufgaben wahrgenommen. Zum einen wird das suprafasziale Blut in die tiefen Venen abgeführt, zum anderen kann es die Blutmenge aufgrund seines Fassungsvermögens regulieren.

Unterhalb des Leistenbandes mündet die Vena saphena magna in die tiefe Oberschenkelvene (Vena femoralis). Die Vena saphena parva geht auf Höhe der Kniekehle

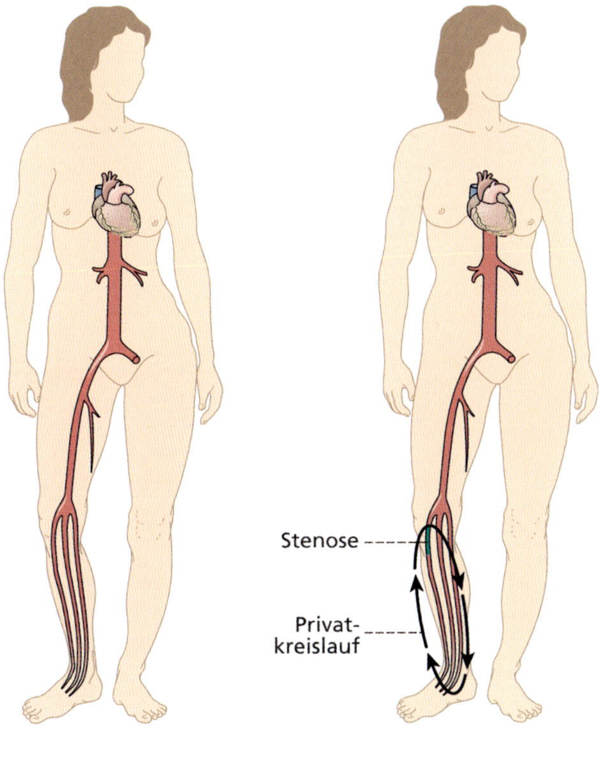

Abb. 5.1: Darstellung der Zirkulationsstörung bei chronisch venöser Insuffizienz. Eine Frühfolge der Abflussstörung ist die venöse Stauung – es bildet sich ein sogenannter Privatkreislauf, in dem das Blut zirkuliert und nicht in ausreichender Menge zum Herzen zurückgelangt. (Gezeichnet von Henriette Rintelen)

in die tiefe Kniekehlenvene (Vena poplitea) über. Diese subfaszialen Venen sind größer und liegen im Gegensatz zu den oberflächlichen Venen innerhalb der Muskulatur. Die vordere und hintere Schienbeinvene (Vena tibialis anterior/posterior) bündelt sich zur Kniekehlenvene (Vena poplitea). Diese leitet das Blut in Richtung Herz in die große Oberschenkelvene (Vena femoralis).

In den tieferen Venen gibt es wesentlich weniger Venenklappen. Allerdings ist der dortige Druck umso höher. Durch die sogenannten Perforansvenen wird eine Verbindung durch die Faszie zwischen den oberflächlichen und tiefen Venen hergestellt. Bei Bewegung wird durch die Kontraktion der Muskulatur venöses Blut herzwärts weitergeleitet (sog. Muskelpumpe), wobei die Faszien als Widerlager der Bewegung dienen. Insbesondere die Sprunggelenk- und Wadenmuskelpumpe sind die wesentlichen Akteure, um das Blut herzwärts zu drücken. In der Entspannungsphase der Muskulatur kommt es zur Ausdehnung der tiefen Venen. Es entsteht ein Unterdruck. Das Blut wird über die Venae perforantes aus den oberflächlichen Venen angesaugt. Die Venenklappen verhindern einen Rückfluss des Blutes.

Auch die Atmung trägt maßgeblich zum venösen Rücktransport bei. Das Diaphragma (Zwerchfell) saugt bei jedem Atemzug große Mengen venösen Blutes in den Thorax. Auf diese Weise wird das Blut aus dem Fuß über verschiedene Stationen wie Sprunggelenk, Wade, Knie, Oberschenkel, Bauch und Thorax in Richtung Herz weitergeleitet.

Bei einer **Veneninsuffizienz** durch schwache oder nicht mehr funktionierende Venenklappen wird der Transport des Blutes zum Herzen behindert. Es kommt zum Rückfluss des Blutes und zur Umkehr der Fließrichtung. Das Blut strömt jetzt aus den subfaszialen in die suprafaszialen Venen. Der wesentlich höhere Druck im tiefen System führt zu einer Ausdehnung der oberflächlichen Venen und zu einer zusätzlichen Zerstörung der Venenklappen.

Eine Frühfolge dieser Abflussstörung ist eine venöse Stauung, die durch eine oberflächliche Klappeninsuffizienz (Krampfaderleiden) oder einen Verschluss der tiefen Venen (Thrombose) entsteht. Es bildet sich ein sog. Privatkreislauf, in dem das Blut zirkuliert und nicht in ausreichender Menge zum Herzen zurückgelangt. Durch die venöse Stauung kommt es zu einer Wasseransammlung im Gewebe (Ödembildung). Im weiteren Verlauf entwickelt sich zusätzlich eine Verhärtung des umgebenden Bindegewebes (Sklerose). Durch die Verlängerung der Diffusionsstrecke, der Strecke zwischen Kapillargefäß und Gewebezelle, infolge des Ödems und der Sklerose wird die Versorgung des Gewebes mit Blut und Nährstoffen behindert. Hier sind besonders die Bereiche der Knöchelinnenseiten (Austrittsstellen der Perforantes) und die Vorderseite des Unterschenkels betroffen. In der Folge kommt es zum Absterben des Gewebes. Die Haut zeigt kleine, offene Stellen. Dies ist der Anfang eines Ulcus cruris venosum.

> Je nach Art der Abflussstörung, des Schweregrades der Klappenstörung, der Lokalisation und Dauer treten unterschiedliche klinische Symptome auf. Zusammenfassend werden diese als **chronisch venöse Insuffizienz** bezeichnet.

Entstehungsursachen der chronischen Veneninsuffizienz

Krampfaderleiden (primäre Varikosis)

Krampfadern sind überdehnte, geschlängelte oberflächliche Venen, in denen die Venenklappen nicht mehr funktionieren. Ihr Verlauf ist leicht unter der Haut zu erkennen und/oder zu ertasten. Durch die insuffizienten Venenklappen kann das Blut im Sitzen oder Stehen nicht mehr ausreichend zum Herzen hin abgepumpt werden und versackt in den Gefäßen (Venenstau). Ca. 3 % der Betroffenen entwickeln ein Ulcus cruris.

Entstehungsursachen können sein: hormonelle Einwirkungen (Schwangerschaft, Pille), Bewegungsmangel, einengende Kleidung, berufliche Belastung (stehende Tätigkeit z. B. als Friseur, Verkäufer/in, OP-Personal), langes Stehen oder Sitzen, familiäre Vorbelastung, angeborenes Fehlen der Venenklappen, Elastizitätsverlust der Venenwände durch zunehmendes Alter oder genetisch bedingt, entzündliche Prozesse, Adipositas und ballaststoffarme Ernährung. Frauen tragen ein höheres Risiko Krampfadern zu entwickeln.

Thrombose der tiefen Beinvenen (Phlebothrombose/ postthrombotisch)

Blutpfropfen, die sich in den tiefen Bein- und Beckenvenen bilden, führen zu einer Lumenausdehnung der Venen (postthrombotisches Syndrom). Wird diese Erkrankung nicht sofort behandelt (z. B. Thrombolyse), entsteht nach der Abheilung eine Vernarbung an der betroffenen Vene. Dies bedeutet einen Elastizitätsverlust und die Schließfunktion wird eingeschränkt. Wie im bereits beschriebenen Verlauf der chronisch venösen Insuffizienz kann sich ein Ulcus cruris ausbilden.

Oberflächliche Thrombophlebitis (der oberflächlichen Venen/ postthrombophlebitisch)

In den oberflächlichen Venen bilden sich aufgrund einer Entzündung der Venenwand Blutgerinnsel aus. Diese sind im Verlauf der Krampfader als roter, harter und schmerzhafter Strang zu tasten. Im durch eine Thrombophlebitis geschädigten Gewebe ist das Risiko einer Ulkusbildung überdurchschnittlich hoch.

Großflächige Verletzung (posttraumatisch)

Großflächige Verletzungen können zu einem Trauma oder Verschluss supra- oder subfaszialer Venen führen und so der Grund für die Entstehung eines Ulkus sein. Es ist wesentlich, den Patienten über nachfolgende Symptome aufzuklären, an denen o. g. Erkrankungen bereits frühzeitig zu erkennen sind. Er ist darüber zu informieren, seinen behandelnden Arzt zur genauen Untersuchung aufzusuchen. Zu den Symptomen zählen:

- Krämpfe oder stechende bis ziehende Schmerzen in den Waden
- Schweregefühl, Hitzeempfinden und/oder Spannungsgefühl in den Beinen
- Schellungen am Knöchel
- Beginnende Krampfaderausbildung oder Entstehen von kleinen Venenerweiterungen.

Gradeinteilung der CVI nach Widmer

Diese Einteilung ist im deutschsprachigen Raum weit verbreitet und bezieht sich auf die sicht- und tastbaren Hautveränderungen. Pathologische Veränderungen des intravasalen Blutflusses werden nicht abgebildet.

Grad I

Corona phlebectatica mit Ödem
- Lokale Gefäßerweiterungen in der Knöchelregion und oberhalb des Fußgewölbes (sog. Besenreiser)
- Typisch auftretende Knöchelödeme.

Grad II

- Unterschenkelödem
- Hyperpigmentierung der Haut
- Dermatoliposklerose: Haut und Beinmuskulatur bilden eine verhärtete, glänzende Einheit

Tabelle 5.1: CEAP-Klassifikation	
International weit verbreitet ist die **CEAP-Klassifikation,** die zusätzlich anatomische, ätiologische und pathophysiologische Aspekte berücksichtigt. Grundlage für die Einteilung ist eine vorangehende klinische Untersuchung, um den Zustand der Venen zu erfassen	
C (clinical signs): bilden die sicht- und tastbaren äußerlichen Veränderungen und Schädigungen ab (vergleichbar mit der Gradeinteilung nach Widmer)	
C0	Keine Anzeichen
C1	Besenreiser, retikuläre Varizen
C2	Varizen
C3	Ödem bedingt durch venöse Insuffizienz
C4	Hautveränderungen bedingt durch venöse Insuffizienz (Dermatoliposklerose, Atrophie blanche, Pigmentation, Stauungsekzeme)
C5	Abgeheiltes venöses Ulkus
C6	Florides Ulkus
E (etiologic): Ätiologische Klassifikation	
EC	Kongenital (angeboren)
EP	Primär
ES	Sekundär
A (anatomic): bildet die anatomische Verteilung ab	
AS	Oberflächlich
AD	Tief
AP	Perforans
P (pathophysiologic): bildet den pathophysiologischen Befund ab	
PO	Obstruktion
PR	Reflux
POR	Obstruktion und Reflux

- Atrophie blanche: weiße Hautstellen am Knöchel oder im Fußrückenbereich
- Purpura jaune d'ocre: ockerfarbene Veränderungen der Haut aufgrund wasserunlöslicher Eisen-Eiweiß-Verbindungen (Hämosiderin-Einlagerungen).

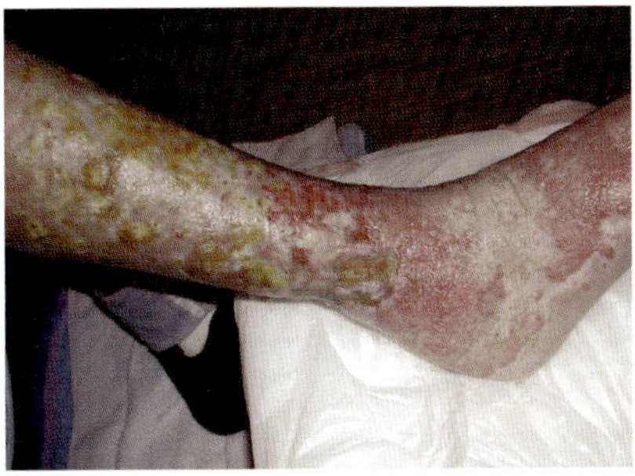

Abb. 5.2: Ulcus cruris venosum mit Unterschenkelödem, Dermatoliposklerose und Stauungsdermatitis.

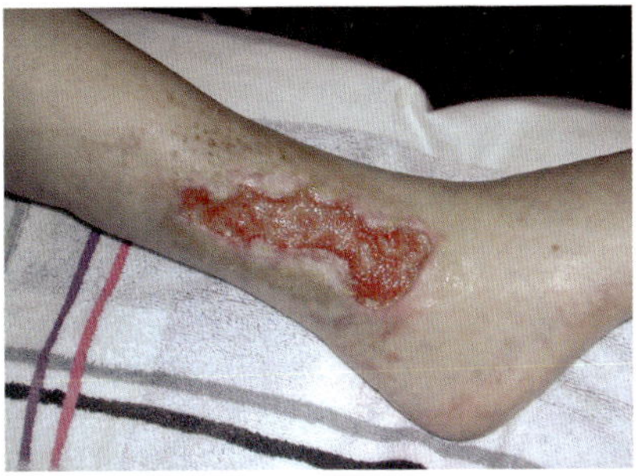

Abb. 5.3: Ulcus cruris venosum mit Ödem, Hyperpigmentierung und rosiger Granulation.

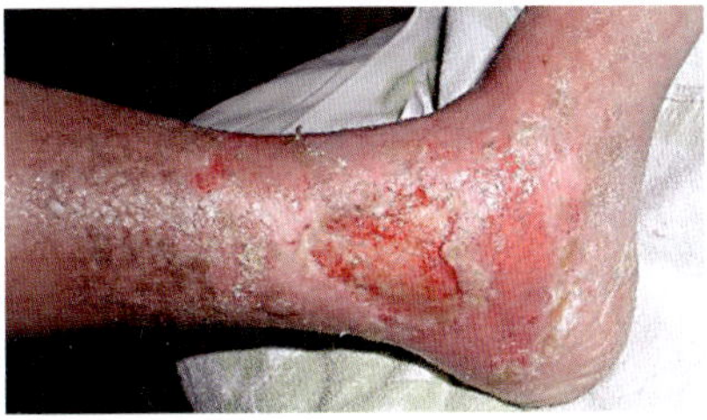

Abb. 5.4: Ulcus cruris venosum, Widmer Grad 2 und 3.

Grad IIIa

- Abgeheiltes Ulkus.

Grad IIIb

- Stark entwickeltes (florides) Ulkus.

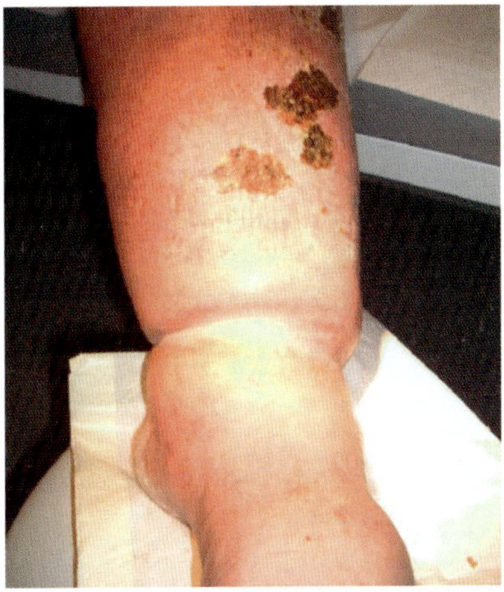

Abb. 5.5: Schnürfurchen durch eine falsche Kompression.

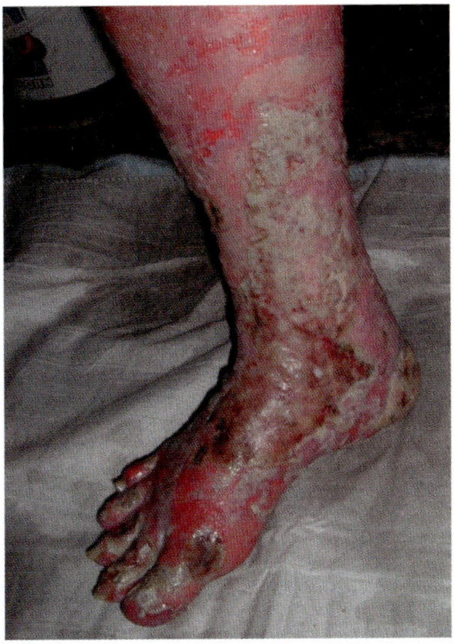

Abb. 5.6: Superinfiziertes Ulcus cruris mixtum.

Klinisches Erscheinungsbild

Nur jedes fünfte venöse Ulkus bildet sich nicht in der Region an der Knöchelinnenseite (Austrittsstellen der Perforantes) aus. Ein Ulcus cruris venosum kann die unterschiedlichsten Formen aufweisen: eiförmig, rund, lang gestreckt, zackig. In Form eines Gamaschenulkus umrundet es den gesamten Unterschenkel.

Der Wundgrund ist oft schmierig fibrinös bis eitrig belegt. Auch das Erscheinungsbild der Wundumgebung ist variabel: entzündet, schuppig, gerötet, verhärtet, gelblich verfärbt. Blutig-eitriges Wundexsudat deutet auf eine Infektion hin. Wenn zusätzlich nekrotisches Gewebe vorhanden ist, lässt dies Rückschlüsse auf eine arterielle Durchblutungsstörung zu.

Häufig sind großflächige Ulzera schmerzfrei, da die anhaltende Schädigung die Nerven der Haut zerstört hat.

Komplikationen

- Infektion
- Erysipelbildung (Entzündung der Haut und des Unterhautzellgewebes)
- Kontaktallergien und Ekzeme (Unverträglichkeiten auf fettende Salben und Lokalantibiotika) bis hin zum generalisierten Ekzem
- Risiko der Karzinomentwicklung (z.B. Plattenepithelkarzinom).

Anamnese und Diagnostik

Anamnese

Die Vorgeschichte des Patienten beeinflusst zugleich Krankheit und Heilungsverlauf. Erfragt werden:

- Familienanamnese (familiäre Vorbelastung: Varikosis, Thrombose, Gerinnungsstörungen)

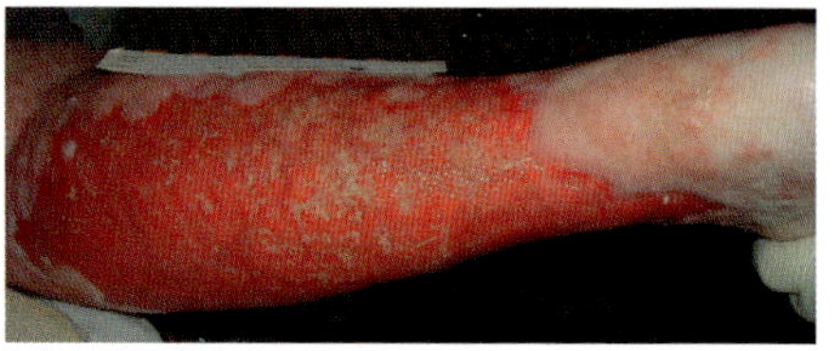

Abb. 5.7: Gamaschenulkus.

- Eigenanamnese des Patienten bezüglich Gefäßvorerkrankungen: Gerinnungsstörung, Thrombophlebitiden, Thrombose, Varikosis und Bluthochdruck
- Begleiterkrankungen, z.B. Diabetes, pAVK, Polyneuropathie, Herzinsuffizienz, rheumatische Erkrankungen, Operationen, Anzahl und Komplikationen von Schwangerschaften
- Vorbehandlung
- Lebenswandel und Lebensumstände des Patienten, z.B. ballaststoffarme Ernährung, Übergewicht (BMI-Erfassung), Rauchen, Alkohol, stehende oder sitzende berufliche Tätigkeit, Bewegungsmangel, Sport
- Andere systemische Faktoren, wie Alter, Medikamente (z.B. Hormone, Kortikosteroide, Zytostatika), Infektionen, allgemeiner Gesundheitszustand, psychischer Zustand
- Dauer und Häufigkeit der bestehenden Ulzeration/en sowie die bisherige Therapie, wie Kompression (Strümpfe, Bandagen), Wundversorgung und Hautpflege
- Allergie/n, Unverträglichkeiten von äußeren Stoffen: Wundauflagen, Hautpflegeprodukte
- Wund- und therapiebedingte Einschränkungen, z.B. Schmerzen, Bewegungseinschränkungen, Exsudat- und Geruchsbelästigung, Jucken der Beine, Schwellungen und müde Beine, Probleme bei der täglichen Hygiene, Abhängigkeit von anderen, Einschränkungen bei der Kleidungs- und insbesondere Schuhauswahl, soziale Isolation

- Überprüfung des Tetanusschutzes (venöse Ulzera können eine Eintrittspforte für Tetanusbazillen darstellen).

Ulzera können sich in Folge von Verletzungen entwickeln und/oder auf Gefäßrisiken, wie Krampfadern, Thrombose und Bluthochdruck, zurückgeführt werden.

Umfangreiche internationale Studien belegen, dass Patienten mit Ulcus cruris venosum von gravierenden Einschränkungen in ihrer Lebensqualität berichten. Zur Selbsteinschätzung der gesundheitsbezogenen Lebensqualität kann bei Patienten mit gefäßbedingten Ulcera crurum der Würzburger Wundscore (☞ CD) und zur Erfassung der gesundheitsbezogenen Selbstmanagementkompetenzen der „Wittener Aktivitätenkatalog der Selbstpflege bei venös bedingten offenen Beinen" (☞ CD) hilfreich sein. Als wesentliches Therapiehindernis wurde erkannt, dass Patienten häufig die Notwendigkeit, Kompressionsverbände oder -strümpfe zu tragen, nicht erkennen. Durch eine vertrauensvolle Kommunikation und eine adäquate Patientenedukation kann eine entsprechende Akzeptanz entwickelt werden.

Tipp: „Schuhauswahl"
Für die meisten Patienten ist es ein großes Problem, dass sie aufgrund der Kompressionswickelung oft nicht mehr in die eigenen Schuhe passen. Die wenigsten Menschen möchten mit den oft empfohlenen „Schlappen" oder gar Verbandschuhen herumlaufen. Inzwischen sind im Handel diverse günstige Halbschuhmodelle – eine Variante zwischen schickem Straßen- und Turnschuh – die sog. „Sneaker", erhältlich, die es ermöglichen, eine Kompression zu tragen (☞ auch Abb. 5.13).

Diagnostik

Dem behandelnden Arzt stehen verschiedene Möglichkeiten zur Begutachtung des Beingeschwürs zur Verfügung. Anhand seiner Ergebnisse verfasst er eine Beurteilung auf Basis der Anamnese.

- **Palpation:** Arterienpulse, Ödem, Dermatoliposklerose, Faszienlücken, Hauttemperatur
- **Inspektion** auf Wundlokalisation und Beschaffenheit, Entzündungszeichen und trophische Störungen der Haut (z. B. Hyperpigmentierung, Ekzeme, Narben, Kratzspuren, Atrophie blanche, Dermatoliposklerose) sowie ggf. sicht-/tastbare Varizen
- **Inspektion** und **Vermessung** auf eine Umfangdifferenz der Unterschenkel als Anzeichen für eine venöse Insuffizienz
- **Ganzköperuntersuchung inkl. neurologischer Untersuchung** auf Sensibilitätsstörungen und Beweglichkeit im Sprunggelenk
- **Ggf. Ausschluss von Spinaliom** (Form des Hautkrebses) durch Biopsie
- **Ggf. Ausschluss weiterer Grunderkrankungen,** z. B. Diabetes mellitus, Polyneuropathie, pAVK
- **Wundabstrich** gibt genauen Aufschluss über eine mögliche Keimbesiedelung oder eine Infektion
- **Doppler-/Duplexsonographie** (Ultraschall) zeigt sowohl die arteriellen als auch die venösen Durchblutungsverhältnisse
- Die Feststellung des **Knöchel-Arm-Druck-Index (KADI,** oder auch ABI = Ankle-brachial-index) dient der Einschätzung des kardiovaskulären Risikos und zeigt den Grad einer ggf. vorhandenen arteriellen Mitbeteiligung an. Mit einer Blutdruckmanschette und einer Dopplersonde wird beim liegenden Patienten der systolische Druck über den Knöchelarterien (A. tibialis posterior und A. tibialis anterior) gemessen und der höhere Wert notiert. Anschließend wird die Manschette am Oberarm angelegt und dort ebenfalls der systolische Druck über der A. brachialis ermittelt.

Achtung: durch arterielle Verkalkungen, insbesondere bei der bei Diabetespatienten typischen Mönckeberg-Sklerose, kann der ermittelte KADI-Wert (bei Werten ab > 1,3) fälschlich erhöht sein!
Aus der Division von Knöchelarteriendruck durch Armarteriendruck (KADI: syst. Knöchelarteriendruck / syst. Armarteriendruck) ergibt sich der Wert des KADI. Ein KADI von unter 0,8 weist bereits auf eine pAVK hin.
- KADI < 0,5 Überweisung zum Gefäßspezialisten; keine Kompressionstherapie; das Anlegen einer Kompression bei diesem Krankheitsbild riskiert eine Sauerstoffunterversorgung des Gewebes mit gravierenden Auswirkungen → Nekrose, Amputation
- KADI < 0,8 – 0,5 pAVK mit z. B. begleitender Claudicatio intermittens (Schmerzen); ggf. leichte Kompression 15 – 20 mmHg bis zur vom Patienten tolerierten Druckstärke
- KADI < 1 – 0,8 leichte pAVK; Kompressionstherapie bis ggf. 40 mmHg möglich
- KADI ≥ 1,00 Normalwert; Kompressionstherapie angezeigt.

Alle Kompressionsmaßnahmen und Ableitungen, inklusive Druckwerte, sind auf ärztliche Anordnung durchzuführen.

- **Schmerzen:** Wann und in welcher Situation, z. B. Linderung beim Gehen oder Beine hochlegen, nehmen sie tagsüber zu?
- **Ggf. Licht-Reflexions-Rheographie** (Venenfunktionsuntersuchung): Durchstrahlung der Haut am Unterschenkel mit Infrarotlicht bei gleichzeitiger Messung des durchdringenden Lichtes
- **Ggf. Phlebographie:** radiologische Suche nach Thromben (Blutgerinnseln) und Venenverengungen und -verschlüssen (Thrombosen) mit Hilfe von Kontrastmitteln
- **Ggf. gefäßchirurgisches Konsil** mit der Fragestellung: Perforantenligatur/Stripping?
- **Ggf. histologische Abklärung** bei therapieresistenten Ulzera und ungewöhnlichen Erscheinungsformen
- **Blutuntersuchung:** Erkennen von Gerinnungsstörungen, Entzündungsparametern und Diabeteserkrankung.

5.2 Therapie

Bei der Therapie gilt es zuerst, die Entstehungsursachen auszuschalten. Dies bedeutet die Beseitigung der venösen Flussstörung (Aufhebung des venösen Refluxes), eine Verbesserung der Versorgung der Haut und des Gewebes mit Sauerstoff und Nährstoffen sowie die Behebung der Ödembildung (Wassereinlagerung) und Dermatoliposklerose. Zum Ausschluss von bösartigen Veränderungen wird eine Probeexzision am Ulkusrand entnommen und anschließend eine feingewebliche Diagnostik durchgeführt.

Zum Teil sind invasive oder chirurgische Eingriffe erforderlich. Invasiv kann eine Venenverödung von oberflächlichen Venen und Varizen (Sklerosierung) vorgenommen werden. Operativ sind unter anderem Maßnahmen wie Varizenstripping, Fasziotomie, Fasziektomie, Shaving, Klappenrekonstruktion/-Transplantation, endoskopisch subfasziale Perforansligatur, Ulkusexzision (Ausschneidung) und Ulkusdeckung (z. B. Meshgraft-, Vollhaut-, Lappenplastik) möglich.

Insbesondere bei jüngeren Patienten lässt sich das Krankheitsbild so dauerhaft beseitigen. Ältere Patienten werden meist konservativ mit der Kompressionstherapie versorgt, da sie in ihrem Krankheitsbild oft zu viele Risikofaktoren mitbringen, die ein operatives Verfahren ausschließen.

Zur konservativen Therapie zählen eine sorgfältige Kompression, ggf. zusätzlich apparative intermittierende Kompression, Mobilisierung und kontrolliertes Gehtraining mit Fokus auf der Sprunggelenkbeweglichkeit (ggf. krankengymnastisch unterstützt), Bewegung und Sport (die Muskelpumpe wird im Zusammenhang mit der Kompression nur bei genügend Bewegung aktiv), ausgewogene Ernährung, Reduktion von Übergewicht, ausreichende Flüssigkeitszufuhr, manuelle Lymphdrainage, Wechselbäder bzw. Beine 2-mal tgl. für etwa 5 – 10 Minuten mit kaltem Wasser (16 – 18 °C) abduschen und eine angepasste Hautpflege sowie Hautschutz und eine dem jeweiligen Wundstadium angepasste Ulkustherapie.

Lokale Ulkustherapie

Erst nach einem umfangreichen Debridement ist eine ergebnisorientierte lokale Wundtherapie möglich. Zu Beginn der lokalen Therapie erfolgt eine Wundreinigung. Dies kann chirurgisch (z.T. sehr schmerzhaft), autolytisch, enzymatisch, per Ultraschalltherapie oder biochirurgisch mit Maden (Lucilia sericata ☞ 2.1, Biochirurgisches Debridement) durchgeführt werden.

Achtung: Unter einem Kompressionsverband sollte keine Madentherapie erfolgen, da die Gefahr besteht, dass der Druck die Tiere zerquetscht!

Bei einem infektgefährdeten oder bereits infizierten Ulcus cruris venosum ist der Einsatz von zeitgemäßen Lokalantiseptika (☞ Kap. 2.2, Die infizierte Wunde) oder silberhaltigen Wundauflagen angeraten. Unzeitgemäße Produkte wie Lokalantibiotika, Farbstoffe, Fettsalben und -gazen bergen das Risiko, in der ohnehin schon oft gereizten Wundumgebung des Ulkus (meist trocken und schuppig) Hautmazerationen und Kontaktallergien auszulösen. Der Einsatz von systemischen Antibiotika ist u.a. aufgrund der schlechten Durchblutungssituation im Wundgebiet des Ulcus cruris venosum und der schnellen Resistenzbildung kritisch zu betrachten. Als Wundrandschutz kommt bei gefährdeter feuchter oder mazerierter Umgebungshaut ein angepasster Hautschutz zum Einsatz. Dieser sollte möglichst transparent sein (z.B. Cavilon®), um eine Beobachtung der Haut zu gewährleisten. Bei eher schuppiger, trockener Umgebungshaut, häufig mit Juckreiz, sind harnstoffhaltige Produkte (z.B. Allpresan®, Atrac-Tain®) zu bevorzugen. Harnstoff gilt als sog. „natural moisterizing factor“, da er Wasser in der Haut binden kann. In den oberen Hautschichten ermöglicht er die Einlagerung von Wasser nicht nur in den Zellen, sondern auch in den Zellzwischenräumen. Der häufig auftretende Juckreiz vermindert sich unter der Harnstoffanwendung ebenfalls. Eine mögliche Spätfolge des Ulcus cruris venosum ist die Ausbildung eines Ekzems. Dieses muss unbedingt sofort behandelt werden (ggf. mit Kortison), damit es sich nicht auf den gesamten Unterschenkel oder noch weiter ausbreitet.

Die Auswahl der Wundauflage orientiert sich individuell an Wundphase und -stadium, der Schmerzsituation, dem Heilungsverlauf, berücksichtigt die anfallende Exsudatmenge, ggf. Geruchsentwicklungen, Juckreiz und eventuelle Infektionszeichen. Es sollten Wundauflagen Verwendung finden, die das feucht-warme Wundmilieu optimal fördern und erhalten, z.B. Hydrogele in Gel- oder Kompressenform, feinporige Schaumstoff-/Hydropolymerverbände, Alginate, Hydrofaser oder Hydrokapillarverbände. Diese Wundauflagen sind alle auch ohne Kleberand erhältlich, um weniger Reizpotential auf die empfindliche Umgebungshaut auszuüben.

Kennzeichnend für Patienten mit einem floriden Ulcus cruris venosum sind ein gestauter, ödematöser Unterschenkel, häufig mit einer Dermatoliposklerose, Juckreiz und großen Feuchtigkeitsansammlungen. Hier kommen neben einer adäquaten Kompression zur Entstauung Wundauflagen zum Einsatz, die eine starke Saugwirkung haben, wie z. B. eine Vlieskompresse mit Superabsorber, feinporige Schaumstoff-/Hydropolymerverbände mit dem Zusatz „plus“ für eine Extrasaugfähigkeit oder sog. Hydrokapillarverbände, die über einen Superabsorber verfügen.

Bei granulierenden Wunden besteht die Möglichkeit nach erfolgter Konditionierung durch eine Spalthauttransplantation (Meshgraftplastik) einen beschleunigten Wundverschluss zu erzielen.

Tipp: Aufgrund der häufig problematischen Umgebungshaut (trocken, schuppig, ekzematös) ist die Anwendung von Wundauflagen ohne Klebeflächen zur Abdeckung empfehlenswert.

Rezidivprophylaxe

Ein Großteil der Patienten ist nach der Abheilung des Ulcus cruris vensoum von Rezidiven betroffen. Ein Grund kann sein, dass Patienten nach Abheilung des Geschwürs infolge mangelnder Aufklärung oder Akzeptanz die Kompressionsstrümpfe nicht weiter tragen. Auf eine adäquate Rezidivprophylaxe ist daher ein gesteigertes Augenmerk zu legen: Tragen von flachen Schuhen (Absatzhöhe nicht über 3 – 4 cm) und nicht einschnürender Kleidung (z. B. keine Miederhosen, keine engen Nylonsocken/-strümpfe), Beine zwischenzeitlich über Herzniveau (20 – 30 °) hochlegen und nicht übereinanderschlagen, nachts das Fußende des Bettes leicht hochstellen, Kneippsche Wasseranwendungen (z. B. Wassertreten, Wechselbäder, kalte Güsse), Meiden von Wärme und Temperaturen über 28 °C (Wärmflasche, heißes Baden, Fußbodenheizung) und direkter Sonneneinstrahlung/Sonnenbäder (im Sommer können eingefrorene leicht angefeuchtete Handtücher als kühlende Umschläge hilfreich sein), Sport treiben (z. B. in extra „Venensportgruppen“) zum Aktivieren der Sprunggelenk- und Wadenmuskelpumpe, wie z. B. Füße kreisen, auf- und abwippen, Nordic Walking, Wandern, Schwimmen, Gewichtsreduktion bei Übergewicht und kein Heben schwerer Gegenstände/Kraftsport (erhöhter Druck in den Venen). Zusätzlich sind angepasste Kompressionsstrümpfe ein Leben lang zu tragen.

Beispielhafte Tipps zur „Venenfitness“:

- Wassertreten: Fußwanne oder größeren Eimer bis zur Wadenhöhe mit kaltem Wasser befüllen und im Storchschritt abwechselnd die Beine aus dem Wasser heben
- Im Tau laufen: barfuß im Schnee oder taunassem Gras gehen, bis ein Kälteschmerz einsetzt
- Im Sitzen: im Wechsel den Boden mit der Fußspitze und der Ferse berühren
- Im Stehen: an einer Tischkante oder Stuhllehne festhalten, Gewicht von den Fersen auf die Fußspitzen verlagern und dabei die Fersen anheben
- Im Liegen: Hände hinter dem Kopf verschränken, dann Gesäßmuskeln anspannen, dabei das Becken anheben und ausatmen, anschließend Becken wieder senken, kurze Entspannung und einatmen
- Im Wechsel jeweils einen Fuß im Gelenk nach vorne anziehen und anschließend kräftig strecken.

Kompressionstherapie

Eine konsequent angewandte Kompression ist ausschlaggebend für die Heilung eines Ulcus cruris venosum und wirkt schmerzstillend, da die venöse Stauung reduziert wird.

> Kompression kann nicht alles, aber ohne Kompression kann nichts erreicht werden!

Eine Kompression bewirkt eine dauerhafte Steigerung des venösen Rückflusses in Richtung Herz. Durch den konsequenten Druck auf die Venen wird der Durchmesser der Gefäße verengt, was zu einer nahezu verdoppelten Fließgeschwindigkeit führt. Noch nicht zerstörte Venenklappen nehmen ihre Funktion als Rückstauventil wieder auf, da sie sich aufgrund der Durchmesserminderung wieder schließen können. Außerdem bildet die Kompression ein stabiles Widerlager für die Beinmuskulatur. Dies bedeutet, dass die Pumpwirkung der Muskeln intensiver arbeitet, was wiederum zu einer Verbesserung des venösen Rückflusses führt. So erfolgt bis in die tiefen Gefäße eine Rückfluss fördernde Wirkung, Schlackenstoffe werden abtransportiert und Ödeme reduziert. Zudem beugt die Kompression der Neuentstehung von Ödemen und der Entwicklung von Thrombosen vor.

Indikationen

Als Indikationen für den Einsatz einer Kompressionstherapie gelten: chronisch venöse Insuffizienz (Grad 1–3 nach Widmer oder C1–C6 nach CEAP), primäre und sekundäre Varikosis (Krampfaderleiden), Thrombophlebitis, postthrombotisches Syndrom (PTS), tiefe Beinvenenthrombose, Lipödeme ab Stadium II, Schwangerschaftsödeme, Lymphödeme, Zustand nach invasiver Therapie einer Varikose (z. B. Stripping, Verödung, Lasertherapie), Erkrankungen, bei denen auch eine Thromboseprophylaxe indiziert ist, Stauungszustände infolge Immobilitäten (Paresen/Teilparesen der Extremität).

Kontraindikationen

Vor Beginn der Kompression muss unbedingt die Durchblutungssituation geklärt sein (☞ 5.1, Anamnese und Diagnostik). Je nach Ausmaß einer arteriellen Störung darf keine oder eine nur sehr eingeschränkte Kompression angewandt werden, da sie das Risiko einer Mangelversorgung des Gewebes unter Umständen massiv verstärkt (Folgen: Gewebsnekrose und Amputation). Extreme Vorsicht ist außerdem bei einer Herzinsuffizienz geboten. Durch die Kompression wird die Belastung des Herzens enorm gesteigert. Der durch die Lumenverengung der Venen beschleunigte Rückfluss kann zur Dekompensation einer bereits bestehenden Rechtsherzinsuffizienz führen. Daher ist die dekompensierte (Re-)Herzinsuffizienz eine Kontraindikation. Dasselbe gilt für einen frischen Myokardinfarkt. Patienten mit einer Neuropathie (z. B. durch Diabetes) sind durch eine Kompression besonders gefährdet, da sie evtl. erzeugte Druck- und Schnürfurchen, die zu tiefen Gewebsschädigungen führen können, häufig nicht bemerken. Vorsicht ist außerdem bei Lungenödem oder systemischen Entzündungen, wie einem Erysipel, geboten, das durch eine Kompression gefördert werden kann. Eine septische Phlebitis und eine Phlegmasia coerulea dolens (fulminante tiefe Beinvenenthrombose) stellen ebenfalls eine Kontraindikation dar. Weitere relative Kontraindikationen sind: Unverträglichkeit auf Kompressionsmaterial, schwere Sensibilitätsstörung der Extremität und ausgeprägte nässende Dermatosen.

Kompression und Bewegung

Kompression hat nur Erfolg bei Bewegung! Eine Kompression verengt durch Druck auf natürliche Weise die Gefäße. Dadurch wird die Fließgeschwindigkeit des Blutes gesteigert. Dieser erwünschte Effekt kann allerdings nur eintreten, wenn die Eigenbewegung gewährleistet ist. Es ist daher ein besonderes Augenmerk darauf zu legen, den Patienten über diese Aspekte aufzuklären, ihn anzuhalten, sich mit angelegter Kompression zu bewegen und gymnastische Übungen, wie Fußkreisen und -wippen, Zehen im Wechsel einkrallen durchzuführen. Patienten mit Ulcus cruris venosum wird in Leitlinien ein kontrolliertes Gehtraining unter Kompressionstherapie zur Vermeidung der Sprunggelenksversteifung und zur Aktivierung der Wadenmuskelpumpe empfohlen. Eine gute Möglichkeit bietet hier das sogenannte Nordic Walking, welches voll im Trend liegt. Die Anstrengung der Beinmuskulatur verstärkt den Abstrom des Blutes durch die Venen und massiert aufgequollenes Gewebe aus (Reduktion von Ödemen und Dermatoliposklerose). Zusätzlich mindern sich eventuell vorhandene Schmerzen.

Tipp: 3 S- und 3 L-Regel
Sitzen und stehen ist schlecht, lieber laufen und liegen!

Bei bettlägerigen Patienten können zur Aktivierung der Muskelpumpe Drainagebeutel für ein Venentraining eingesetzt werden. Ein Drainagebeutel wird wie ein Luftballon auf-

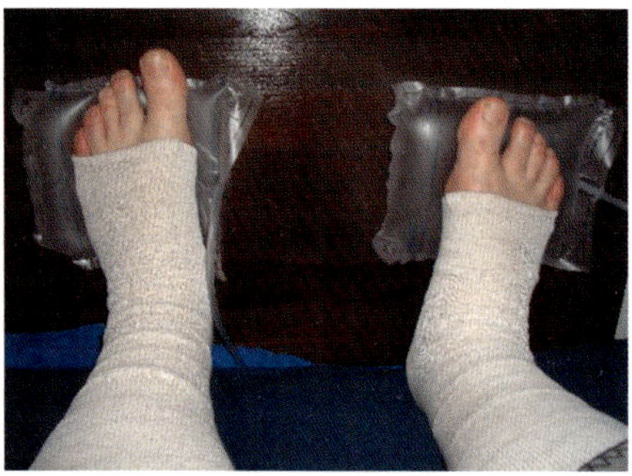

Abb. 5.8: Übungen zur Aktivierung der Muskelpumpe unter Zuhilfenahme von Drainagebeuteln bei einem bettlägerigen Patienten.

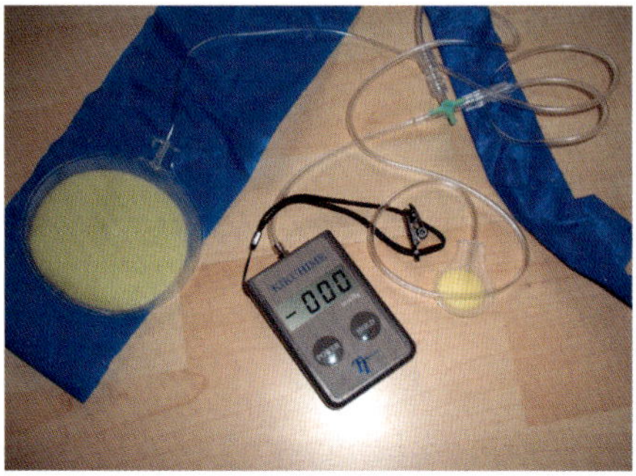

Abb. 5.9: Kikuhime®-Messgerät zur Kompressionsmessung.

geblasen und dann über ein gekürztes Ansatzstück mit einem zweiten Beutel verbunden. Diese Konstruktion wird gegen das Bettende gelegt und der Patient tritt nun die Luft von einem Beutel in den anderen.

Kompressionsdruckmessung

Wesentlich für eine effiziente Kompressionstherapie sind die tatsächlich bestehenden Druckwerte. Die Angabe eines spezifischen Drucks, beispielsweise „40 mmHg in der Knöchelregion", ist nachvollziehbarer als eine Angabe relativer Begriffe wie milde, leichte oder kräftige Kompression. Bei einer manuellen Wickelung ist der vorhandene Anlagedruck nur abzuschätzen. Ein spezielles Messgerät, z.B. Kikuhime®, ermöglicht durch eine flache Sonde die Druckmessung unterhalb des Kompressionsverbandes. Der angeschlossene Monitor zeigt den tatsächlichen Kompressionsdruck an.

Kompressionsklassen

Die Kompressionsklassen werden nach der Intensität des Andrucks in der Ruhephase auf die Extremität eingeteilt. Im Fesselbereich sind folgende Andrücke gefordert, die sich in die Kompressionsklassen (KKL) 1 – 4 aufteilen:

- **KKL 1:** 18 – 21 mmHg; **leichte Kompression;** zur Thromboseprophylaxe, bei beginnender Schwangerschaftsvarikosis, bei Schwere- und Müdigkeitsgefühl in den Beinen, bei geringfügiger Varikosis mit wenig Ödemneigung, bei CVI Grad 1 nach Widmer
- **KKL 2:** 23 – 32 mmHG; **mittlere Kompression;** bei CVI Grad 2 nach Widmer, bei ausgeprägter Schwangerschaftsvarikosis, nach Verödung oder der Operation von Varizen zur Unterstützung des Heilungserfolgs postoperativ, bei Schwellungszuständen nach Abheilung geringfügiger Ulzera, nach oberflächlicher Thrombophlebitis
- **KKL 3:** 34 – 46 mmHg; **kräftige Kompression;** bei CVI Grad 3 nach Widmer, nach Thrombose, bei sekundärer Varikosis, bei Folgezuständen der postthrombotischen venösen Insuffizienz bei ausgeprägter Ödemneigung, bei ausgeprägter Dermatoliposklerose und/oder Atrophie blanche sowie ebenso bei der Abheilung rezidivierender Ulzera
- **KKL IV:** über 49 mmHg (häufig 60 mmHg); **sehr kräftige Kompression**; bei Lymphödem, Elephantiasis.

> **Tipp:** Die Kompressionsklassen addieren sich beim Übereinanderziehen auf. Eine Kompressionsklasse 4 kann auch durch das Übereinanderziehen zweier Strümpfe der KKL 2 erreicht werden. Für Patienten, die physisch nicht in der Lage sind, einen Kompressionsstrumpf von hoher KKL anzuziehen, ist dieses Vorgehen eine geeignete Alternative.

Materialien zur Kompression

Solange ein Ulcus cruris venosum besteht, sollte der Patient mit Kompressionsverbänden versorgt werden. Der Markt bietet seit einigen Jahren alternativ auch fertige Strumpfsysteme für dieses Krankheitsbild. Beide Versorgungsmöglichkeiten werden über dem Wundverband angelegt. Kompressionsstrümpfe, meist KKL 2 nach Maß, sind erst nach Ulkusabheilung als Rezidivprophylaxe ein Leben lang zu verordnen, wenn keine operative Sanierung möglich ist. Allerdings sind sowohl Strumpfsysteme wie auch die Bestrumpfung nach Maß zur Rezidivprophylaxe jeweils erst im Anschluss an eine erfolgreiche Entstauung sinnvoll einzusetzen.

Kurzzugbinden

Kurzzugbinden sind unelastisch, haben ein geringes Dehnungsvermögen von unter 100 % (meist 40 – 90 %), erzielen einen hohen Arbeitsdruck und niedrigen Ruhedruck. Sie kommen bei mobilen Patienten zur Anwendung, die durch Eigenbewegung einen entsprechenden Arbeitsdruck erzeugen können.

Bei der Pflege von Binden sind die Herstellerangaben zu beachten. Sie sind in der Regel bei bis zu 95 °C waschbar. Für Waschmittel und Trocknung gelten dieselben Hinweise wie für die Kompressionsstrümpfe (Herstellerangaben beachten!). Das Material verliert nicht nur durch das Anlegen, sondern auch durch das Waschen an Festigkeit. Ausgeleierte Binden kommen nicht mehr für die Kompression in Frage und sind auszutauschen.

> **Hoher Arbeitsdruck:** Ein entsprechend gewickelter Verband setzt dem sich bewegenden Muskel einen Druck entgegen. Je weniger der Verband dabei nachgibt, desto höher ist dieser Druck. Der Arbeitsdruck kann bis in die tiefen Venen Rückfluss fördernd wirken.
>
> **Niedriger Ruhedruck:** Der Ruhedruck ist im Gegensatz zum Arbeitsdruck niedriger. Da die Muskelkontraktion nicht stattfindet, wirkt nun der Verband alleine.

Im Falle einer späteren Muskelanspannung füllen sich die arteriellen Gefäße wieder auf.
Aufgrund von Bewegung und Ödemreduktion nimmt der Anlagedruck innerhalb weniger Stunden ab.
Achtung: Der Kompressionsverband erlangt seine volle Wirkung erst in Verbindung mit aktiver Bewegung!

Langzugbinden

Langzugbinden haben ein hohes Dehnungsvermögen von über 100 % (bis zu 200 %) sowie einen hohen Ruhe- und einen niedrigen Arbeitsdruck. Dies bedeutet, dass sich bei aktiver Bewegung die Binde mit ausdehnen würde und sich somit bei Muskelkontraktion kein Widerstand und keine Rückfluss fördernde Wirkung ergeben können. Insbesondere bei immobilen Patienten bergen Langzugbinden ein zusätzliches Risiko. Aufgrund des hohen Ruhedrucks kann es bei längeren Ruhephasen zu starken Einschnürungen kommen.

Zinkleimbinden

Zinkleimbinden bewirken eine schnelle Entstauung etwa zu Beginn der Therapie. Sie werden feucht angelegt und entwickeln den Kompressionsdruck durch Aushärten. Die fehlende Elastizität bewirkt eine Verminderung des Anlagedrucks bei Abnahme des Beinumfangs etwa durch eine Ödemreduktion. Das Material der Zinkleimbinde ist unfähig, überschüssiges Wundexsudat aufzunehmen, wodurch es zu Hautschädigungen wie Mazeration und einer unangenehmen Geruchsentwicklung kommen kann. Diese Nachteile bedeuten u. U. häufige Verbandwechsel.

Bindensysteme

Diese Systeme sind je nach Produkt zwei-, drei- oder vierlagig erhältlich. Sie bestehen meist aus Polster-, Kompressions- und Fixierbinden und verbleiben bis zu 7 Tage am Unterschenkel. Die Bindensysteme haben den Vorteil, dass meist keine aufwendigen Kompressionstechniken beherrscht werden müssen. Die angelegte Wickelung verrutscht nicht und hält den Anlagedruck, je nach Entstauungssituation, konsequent bis zum nächsten Verbandwechsel. Allerdings sind diese Systeme nicht wieder verwendbar. (Produkte ☞ Tabellenübersicht Strumpf- und Bindensysteme zur Kompression beim floriden Ulcus cruris venosum)

Strumpfsysteme

Fertige Strumpfsysteme bestehen meist aus zwei Komponenten, wobei der Unterziehstrumpf mit einem geringeren Anlagedruck auch nachts am Unterschenkel verbleibt. Der Überziehstrumpf wird jeweils nur tagsüber getragen. Die Ausnahme bildet ein System, das nur aus einem Strumpf besteht und Tag und Nacht bis zum nächsten Verbandwechsel belassen bleibt. Einmal täglich sollte der Unterziehstrumpf zum Waschen gewechselt werden.

Bestrumpfung nach Maß

Kompressionsstrümpfe werden je nach Indikation in verschiedenen Kompressionsklassen als konfektioniertes Fertigprodukt angepasst oder nach Maß als Strumpf-/Hose gefertigt. Die Vermessung wird morgens vorgenommen, wenn das Bein entstaut ist.

Achtung: In der Therapie sollten Kompressionsbinden und Strumpfsysteme zur Unterstützung des Abheilungsprozesses kontinuierlich (24 h) getragen werden. Da Kurzzugbinden bereits nach wenigen Stunden nachgeben, ist bei ihrer Anwendung die Wicklung einmal pro Tag zu erneuern. In der Rezidivprophylaxe und Prävention werden die Kompressionsstrümpfe zur Nacht ausgezogen.

Apparative intermittierende Kompression

Hydroven M, Phlebo-Press®

Die **apparative intermittierende Kompression** (AIK) mittels elektrischer Pumpe erzeugt in einem Ein- oder Mehrkammerluftkissen, das um das Bein angelegt wird, einen variablen Druck. Ohne Einsatz der Muskelpumpe verbessert dieses System die Blutzirkulation und bewirkt gleichzeitig eine Druckentlastung in den Ruhephasen. Insbesondere bei teilmobilen oder immobilen Patienten, bei denen eine Kompressions-

Tabelle 5.2: Überblick über in Deutschland verfügbare Strumpf- und Bindensysteme zur Kompression beim floriden Ulcus cruris venosum

Strumpfsysteme, Firma und Produktname	Produktbeschreibung
Indikationen Strumpfsysteme: Zur Therapie des Ulcus cruris venosum nach Ödemreduktion und zur Prävention von Rezidiven chronisch venöser Ulzera (allerdings nur bei floridem Ulkus verordnungs- und erstattungsfähig, nicht aber zur Prävention)	
Jobst, Jobst Ulcer*CARE*	Strumpfsystem aus zwei Komponenten: ein medizinischer Kompressionsstrumpf mit Reißverschluss und ein Kompressionsunterziehstrumpf üben zusammen am Knöchel einen Druck von 40 mmHg (KKL 3) aus; der Unterziehstrumpf verbleibt auch über Nacht, der Überziehstrumpf wird nur tagsüber getragen
medi Bayreuth, mediven ulcer kit	Strumpfsystem aus zwei Komponenten mit Silber: ein Strumpfverband mit elementaren Silber (mediven ulcer) mit 20 mmHg Druck im Fesselbereich und ein medizinischer Kompressionsstrumpf mit 20 mmHg Druck im Fesselbereich üben zusammen am Knöchel einen Druck von 40 mm Hg (KKL 3) aus; der Unterziehstrumpf (mediven ulcer) verbleibt auch über Nacht, der medizinische Kompressionsstrumpf wird nur tagsüber getragen
Bauerfeind, Venotrain *ulcertec*	Strumpfsystem aus zwei Komponenten: ein Oberstrumpf mit Rhomboid-Gestrick (sich kreuzende Spiralbänder) und zwei Unterstrümpfen zur Basiskompression üben zusammen am Knöchel einen Druck von 40 mmHg (KKL 3) aus; der Unterziehstrumpf verbleibt auch über Nacht, der Überziehstrumpf wird nur tagsüber getragen
Hartmann, Saphenamed UCV	Strumpfsystem aus zwei Komponenten: ein Unterstrumpf mit integrierter Anziehhilfe und ein Überstrumpf üben zusammen am Knöchel einen Druck von 40 mmHg (KKL 3) aus; der Unterziehstrumpf kann über Nacht getragen werden, der Überziehstrumpf wird nur tagsüber getragen; das System wurde mit Seacell (Algenfaser) gestrickt und mineralisiert bzw. vitalisiert die strapazierte Haut
Lohmann & Rauscher, Rosidal mobil	Kompressions-Fertigverband KKL 3 (40 mmHg); wird im Basic Pack zusammen mit einer praktischen Anziehhilfe geliefert; besteht aus nur einem Strumpf und wird Tag und Nacht getragen

Bindensysteme, Firma und Produktname	Produktbeschreibung
Indikation Bindensysteme: Zur Therapie des Ulcus cruris venosum am Unterschenkel und damit verbundenen Symptomen	
Smith & Nephew, Profore	Vierlagenkompressionssystem in verschiedenen Systemkits für unterschiedlich große Fußgelenkumfänge und auch latexfrei erhältlich: eine Binde Polsterwatte aus Naturfasern (Binde 1), eine Fixierbinde mit kurzem Zug (Binde 2), eine leichte Kompressionsbinde mit mittlerem Zug (Binde 3), eine kohäsive Binde mit kurzem Zug (Binde 4) werden in der Reihenfolge 1 – 4 übereinander angewickelt (Technik s. Packungsbeilage); verbleibt bis zu 7 Tage am Unterschenkel; ist nicht wieder verwendbar
Smith & Nephew, Profore lite	Dreilagenkompressionssystem: eine Binde Polsterwatte aus Naturfasern (Binde 1), eine leicht anpassungsfähige Binde/Fixierbinde mit kurzem Zug (Binde 2), eine kohäsive Binde mit kurzem Zug (Binde 3) werden in der Reihenfolge 1 – 3 übereinander gewickelt (Technik s. Packungsbeilage); verbleibt bis zu 7 Tage am Unterschenkel; ist nicht wieder verwendbar
Smith & Nephew, ProGuide	Zweilagenkompressionssystem in verschiedenen Systemkits für unterschiedlich große Fußgelenkumfänge erhältlich: eine Binde Polsterwatte (Binde 1), eine Kompressionsbinde (Binde 2) werden in der Reihenfolge 1 – 2 übereinander gewickelt (Technik s. Packungsbeilage); Binde 2 verfügt über kreuzförmige Markierungen, die das richtige Anlegen erleichtern; verbleibt bis zu 7 Tage am Unterschenkel; ist nicht wieder verwendbar
3M Medica, Coban 2 Lagen	Zweilagenkompressionssystem aus zwei latexfreien Bandagen: eine Binde bestehend aus einer Komfortlage Polyurethanschaum (Binde 1), eine verhaftende Kompressionslage (Binde 2) werden in der Reihenfolge 1 – 2 übereinander gewickelt (Technik s. Packungsbeilage); verbleibt bis zu 7 Tage am Unterschenkel; ist nicht wieder verwendbar
Lohmann & Rauscher, Rosidal sys	Kurzzug-Kompressionsset: ein Schlauchverband (Größe 7), 4-mal Rosidal soft (Schaumstoffunterpolsterungsbinde, weiß), zwei Kurzzugbinden je 8 cm, zwei Kurzzugbinden je 10 cm, eine Rolle Heftpflaster, eine kohäsive Fixierbinde, ein Waschbeutel; für Kompressionsverbände zur Behandlung venöser Ulzera (Technik s. Packungsbeilage); Wicklung 1 × tgl. erneuern, da Kurzzugbinden nach wenigen Std. in der Elastizität nachgeben; ist in fast allen Komponenten wieder verwendbar/waschbar; Therapiezeitraum von einem Set = ca. 12 Wochen
Kerstin Protz, Stand November 2008, kerstin.protz@gmx.de	

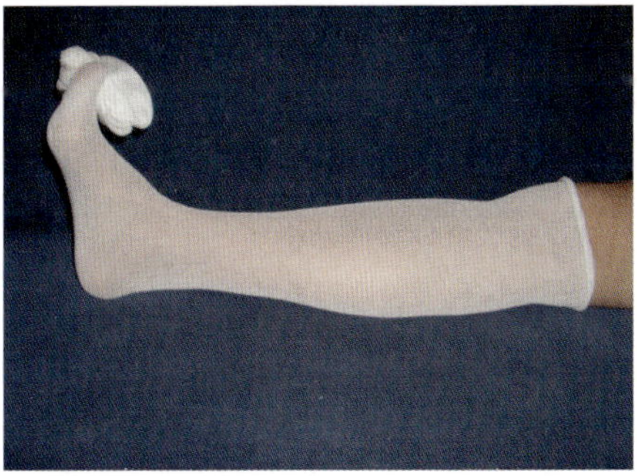

a) Schlauchverband in ca. 2,5 – 3-facher Unterschenkellänge (Zehenspitze – Ferse – Knie) abschneiden und bis zum Knie überstreifen. Das überstehende Ende wird dem Patienten zwischen die Zehen gesteckt oder in die Hand gegeben. Im letzteren Fall unterstützt der Patient eine 90°-Stellung des Fußgelenkes mit einem leichten Zug am Schlauchverbandende (Achtung: bei zu starkem Zug Überdehnungsgefahr!).

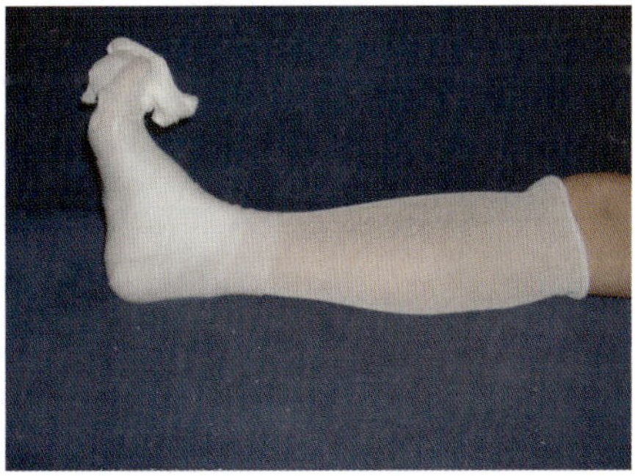

b) Ansatz der Watte- oder Schaumstoffbinde zur Unterpolsterung am Fußrücken auf der Innenseite unter Einschluss des Zehengrundgelenkes.

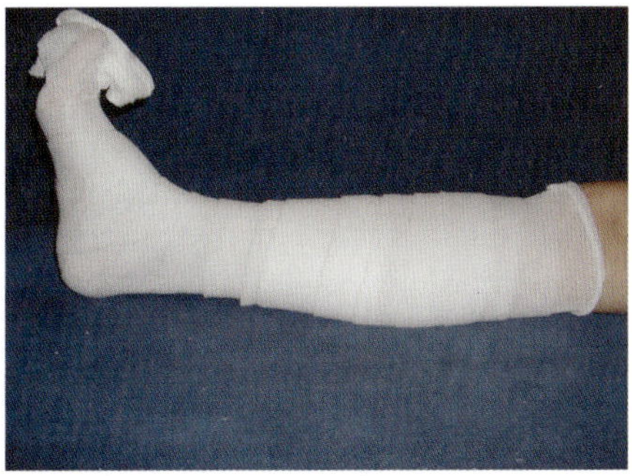

c) Bindentouren überlappen sich unter Einschluss der Ferse ca. immer um $^1/_2$–$^2/_3$ und werden in zirkulären Touren bis zweifingerbreit unterhalb der Kniekehle angewickelt.

Abb. 5.10: Unterpolsterung:
a) Fertig angezogener Schlauchverband.
b) Beginn der Unterpolsterung mit Schaumstoff- oder Wattebinden.
c) Fertige Unterpolsterung.

therapie mit Strümpfen oder Wickelung aufgrund der kaum vorhandenen Eigenbewegung nicht adäquat wirken kann, ist die AIK eine wichtige Unterstützung zur (passiven) Aktivierung der Muskelpumpen. Je nach Therapieplan kommt die AIK in individuell abgestimmten Intervallen und Druckwerten über dem Kompressionsverband des Patienten zur Anwendung und ist als anerkanntes Hilfsmittel nicht budgetrelevant. Ein Vorteil der intermittierenden Kompression mittels elektrischer Pumpe ist die exakte Druckbestimmung, die bei Bindenkompressionen nur mit bestimmten Geräten, z. B. dem Kikuhime®, feststellbar ist. Durch die AIK wird in der Regel ein Toilettengang stimuliert, denn der Körper scheidet das aus dem Gewebe massierte Wasser über die Nieren aus.

Achtung: Der Abfluss über das Lymphsystem muss gewährleistet sein, ergänzend sollte in festgelegten Abständen eine manuelle Lymphdrainage durch einen Lymphtherapeuten erfolgen.

Grundlagen der Wickeltechnik

Verschiedene Aspekte sind grundlegend für eine jede Wickeltechnik. Zunächst sollte eine Kompression grundsätzlich immer unterpolstert werden.

Über dem Schlauchverband erfolgt mit Watte- oder wieder verwendbaren Schaumstoffbinden (z. B. Rosidal® soft, Lohmann & Rauscher) eine unterpolsternde Wickelung, die im Abstand von zweifingerbreit unterhalb der Kniekehle endet. Bei der Unterpolsterung sind vor allem die Knöchelregion, die Tibiavorderkante und das Fibulaköpfchen zu berücksichtigen. Unsachgemäßes Bandagieren kann Schnürfurchen, Blasen, Druckulzera, Hautnekrosen und nervale Druckschäden zur Folge haben. Da das Bein ungleichmäßig geformt ist, kann der Druck, etwa da, wo der Knöchel vorspringt, nicht gleichmäßig wirken. Um solche anatomischen Unebenheiten auszugleichen, können spezielle Druckpolster (z. B. Komprex®-Kompresse, Lohmann & Rauscher) zum Einsatz kommen.

Die Pflegefachkraft beginnt mit der Wickelung unterhalb des Großzehgrundgelenks, folgt dem Zehenlauf und fixiert den Bindenanfang mit zwei Kreistouren. Um keine Spitzfußausbildung zu begünstigen, sollte die Fußsohle dabei im rechten Winkel zur Wade stehen. Die Ferse wird grundsätzlich immer mit eingebunden. Es ist wesentlich, die Binde nah am Bein unmittelbar auf der Haut zu führen, dabei muss der Bindenwinkel eingesehen werden können. Die Binde darf nicht vom Körper weggezogen werden, nur so ist gleichzeitig ein gleichmäßiger Druck gewährleistet und die Binde ist optimal an den Körper anmodellierbar. Zu straffes Anziehen einzelner Bindentouren stört das Druckgefälle und kann bei Einschnürungen zu einer venösen Stauung führen (Erhöhung des Thromboserisikos). Bei der Auswahl der zu verwendenden Binde ist darauf zu achten, dass die Breite nicht über dem Durchmesser des zu umwickelnden Körperglieds liegt. Eine übliche Bindenbreite für einen Kompressionsverband am Unterschenkel liegt zwischen 8 und 12 Zentimetern.

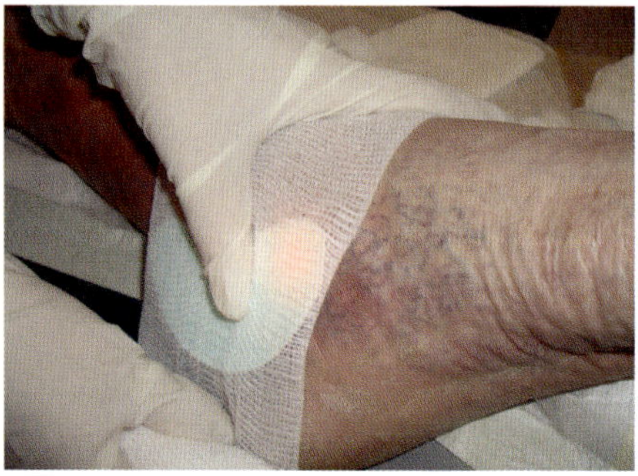

Abb. 5.11: Pelotte wird angewickelt.

Eine sachgemäße Kompression benötigt mindestens zwei Binden, die mit abnehmendem Druckgefälle, das heißt von herzfern zu herznah (von distal nach proximal), angelegt werden. Dafür ist es notwendig, einen gleichmäßigen Zug beim Abwickeln zu gewährleisten. Zum Abschluss wird der Schlauchverband im Kniebereich über die Wickelung umgeschlagen, dann das fußseitige Ende bis zur Kniekehle hochgezogen und mit Pflasterstreifen fixiert. Diese Praktik beugt, insbesondere beim Schuhanziehen, einem Verrutschen der Wickelung vor. Ein sach- und fachgerecht angelegter Kompressionsverband darf weder Druckstellen, Schnürfurchen noch Schmerz verursachen. Nach Anlegen der Wickelung sollte sich der Patient ca. 20 – 30 Minuten bewegen (z. B. spazieren gehen). Dies fördert den Blutrückfluss, beugt Stauungen im Vorfußbereich vor und reduziert Schmerzen.

> **Achtung:** Keine Verwendung von sogenannten „Schwiegermüttern" zum Fixieren des Bindenabschlusses → Verzungsgefahr! Hierfür empfiehlt sich die Anwendung von Pflasterfixierstreifen.

Kompressionsverband nach Sigg

Die Wickeltechnik erfolgt je nach Beinumfang mit mindestens zwei Kurzzugbinden. Zunächst erfolgt eine Unterpolsterung (☞ Grundlagen der Wickeltechnik). Bei dieser Technik wird die erste Kurzzugbinde am Großzehengrundgelenk angesetzt und verläuft nach Einschluss des gesamten Fußes in kleinen, um 1 cm überlappenden Touren bis zum unteren Teil der Wade. Dadurch entsteht insbesondere in der Knöchelregion ein sehr hoher Anlagedruck. Anschließend erfolgt das Abwickeln der zweiten Kurzzugbinde in Achtertouren bis kurz unterhalb der Kniekehle. So entsteht herzwärts ein abfallendes Druckgefälle. Der Schlauchverband wird, wie oben beschrieben, nun über die gesamte Wickelung gezogen und an seinem Ende (oberhalb der Wade) mit einem Fixierpflaster befestigt.

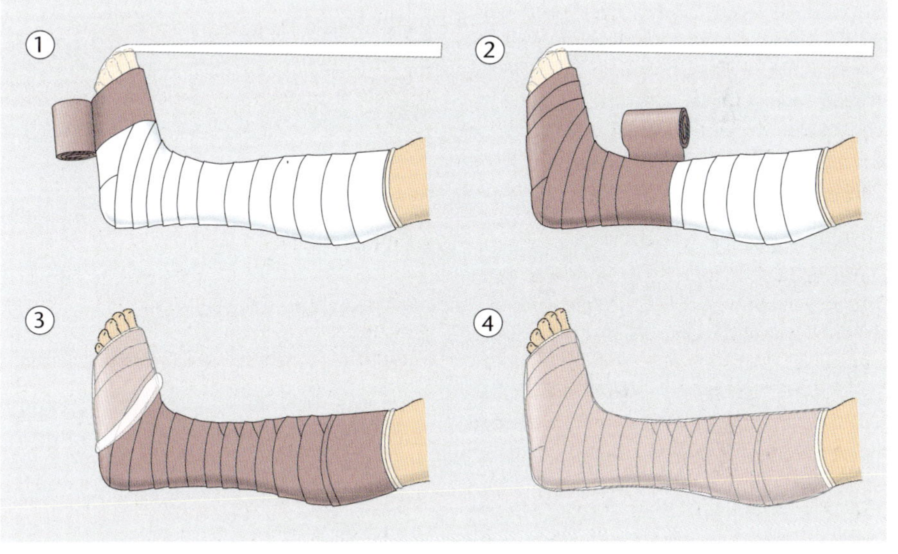

Abb. 5.12: Kompressionsverband nach Sigg (gezeichnet von Gerda Raichle, nach Lohmann & Rauscher)

1. Ansatz der Kompressionsbinde an der Großzehe und über den Fußrücken dem Zehenverlauf folgend zur Kleinzehe führen. Die Kurzzugbinde ist dabei stets unter kräftigem Zug (max. Dehnung) an den Körper anzumodellieren. Die Binde wird 2- bis 3-mal zirkulär um den Vorfuß geführt und über den Fußrücken in Richtung Achillessehne gewickelt.

2. Bindentouren zirkulär bis zur Ferse unter Einschluss der Ferse führen. Fersen-Verriegelungstour unterhalb der Ferse (zur Fußsohle hin). Fersen-Verriegelungstour oberhalb der Ferse (zur Achillessehne hin). Weitere zirkuläre Bindentouren bis zum Wadenansatz.

3. Die Wade wird in Achtertouren („Kornährentechnik") gewickelt. Fixierung des Bindenendes zweifingerbreit unterhalb der Kniekehle mit einem Pflasterstreifen.

4. Zum Abschluss wird der Schlauchverband im Kniebereich über die Wickelung umgeschlagen, dann das fußseitige Ende bis zur Kniekehle hochgezogen und mit Pflasterstreifen fixiert.

Kompressionsverband nach Pütter – die Gegenwickeltechnik

Es gibt diverse Variationen dieser Anlagetechnik. Um das Risiko von Stauungen im Vorfußbereich möglichst gering zu halten, sollte die Wickelung immer, wie oben beschrieben, unterhalb des Großzehgrundgelenks beginnen. Zunächst erfolgt eine Unterpolsterung (☞ Grundlagen der Wickeltechnik). Der Pütterverband erfolgt, je nach Beinumfang, mit mindestens zwei Kurzzugbinden, die gegenläufig angewickelt werden, d. h. die erste Binde wird zum Beispiel am Fuß von innen nach außen und die zweite Binde von außen nach innen angewickelt. Die Anlage erfordert einiges an Übung. Im Gegensatz zur Sigg-Technik liegen nun zusätzlich zur Unterpolsterung zwei Binden übereinander, weshalb Patienten zum Teil Probleme haben, in ihre Schuhe zu kommen.

Für beide Techniken gilt, dass die Kompression nach einigen Stunden nachlässt, da die Kurzzugbinden in ihrer Spannung nachgeben. Der Verband muss also mindestens einmal täglich neu angewickelt werden. Die Kompressionstherapie mit einem zu locker sitzenden Verband kann zu keinem Erfolg führen. Eine zu eng sitzende, falsch oder mit zu hohem Druck angelegte Kompression bewirkt Abschnürungen bis hin zur Ischämie. Bei beiden Wickeltechniken hat der Patient eventuell Probleme, in seine Schuhe hineinzupassen (☞ 5.1, Tipp „Schuhauswahl“).

Achtung: Unter bestimmten Bedingungen ist eine Wickelung sofort zu entfernen: Blau- oder Weißfärbung der Zehen, die trotz Bewegung nicht verschwindet; zunehmende Schmerzsymptomatik; Kurzatmigkeit, Schweißausbrüche, Missempfindungen wie Kribbeln oder Taubheit und akute Bewegungseinschränkungen.

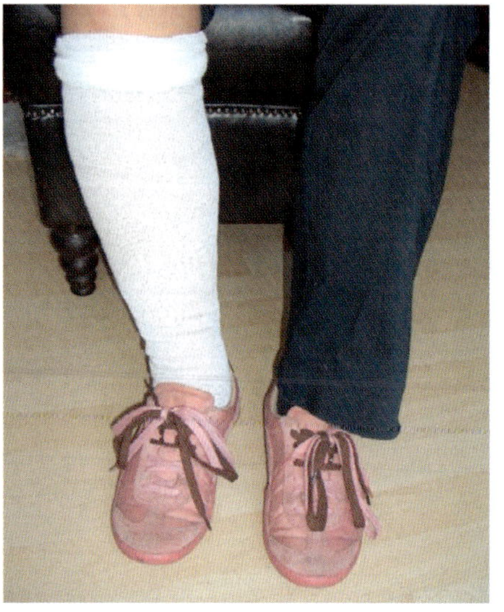

Abb. 5.13: Mögliche Schuhversorgung trotz Kompression.

Bestrumpfung

Kompressionsstrümpfe nach Maß

Vor einer individuell angepassten Strumpfversorgung stehen zunächst eine Ödemreduktion sowie eine Abheilung des Ulkus im Vordergrund. Kompressionsstrümpfe nach Maß sind, wenn eine operative Sanierung nicht möglich war, ein Leben lang als Rezidivprophylaxe zu tragen. Sie werden über Nacht ausgezogen. Statistiken belegen, dass ca. die Hälfte der verordneten Kompressionsstrümpfe nicht getragen wird. Deshalb ist durch Aufklärung, Schulung und Gespräche die Akzeptanz der Patienten gegenüber dieser Therapiemaßnahme zu festigen.

Kompressionsstrümpfe nach Maß (ggf. mit eingenähten Pelotten, je nach anatomischer Gegebenheit) erzeugen nicht nur einen konstanten Anlagedruck, sie bieten im Gegensatz zur Wickelung zusätzlich die Sicherheit, dass sie nicht verrutschen oder unangenehm auftragen. Auch die Schuhe passen besser. Zur Vermeidung von Druckstellen oder Schnürfurchen ist auf ein faltenfreies Anziehen zu achten. Um keine Fäden zu ziehen, sollte der Patient auf sorgfältig geschnittene und gefeilte Zehennägel achten und regelmäßig die Hornhaut entfernen. Die Haut (häufig trocken und schuppig) ist unterhalb von Kompressionsstrümpfen, durch die dichte Strickung, besonderen Belastungen ausgesetzt und bedarf deshalb einer speziellen Pflege. Bisher galt, dass sich Pflegecremes und Kompressionsstrümpfe nicht vertragen, aber mittlerweile bieten Hersteller auf ihre Produkte angepasste Pflegemittel oder Strümpfe mit bereits integrierten Hautpflegesubstanzen an. Modebewusste Anwender haben die Möglichkeit, aus einer großen Anzahl trendiger Farben zu wählen. Früher Verschleiß, besondere Beanspruchung, eine Veränderung des Krankheitsbildes oder hygienische Gründe können eine vorzeitige oder eine Mehrfach-Verschreibung rechtfertigen. Generell sind aber pro Halbjahr nur ein Paar Kompressionsstrümpfe verschreibungs- und von der gesetzlichen Krankenkasse erstattungsfähig. Bei der Erstausstattung können aus hygienischen Gründen einmalig ein zweites Paar zum Wechseln verordnet und abgerechnet werden.

Pflegehinweise: Bei der Pflege sind grundsätzlich die jeweiligen Herstellerangaben zu beachten. Strümpfe sollten täglich gewaschen werden. Angeraten ist Handwäsche oder Maschine im Feinwaschprogramm bis höchstens 40 °C unter Verwendung von Feinwaschmittel (ggf. separat im Wäschenetz). Keinesfalls dürfen Vollwaschmittel oder Weichspüler zugegeben werden. Das Trocknen erfolgt am besten auf der Leine, wenn möglich im Liegen. Wäschetrockner, direkte Sonneneinstrahlung oder Heizung können der Elastizität oder einer eventuellen Beschichtung schaden. Die Strümpfe sollten nicht gebügelt, gechlort oder chemisch gereinigt werden.

Verordnungsrelevante Angaben:

- Diagnose
- Anzahl der Strümpfe (ein Stück oder ein Paar)
- Kompressionsklasse
- Länge der Strümpfe (Wadenstrumpf A-D, Halbschenkelstrumpf A-F, Schenkelstrumpf A-G, Kompressionsstrumpfhose A-T)
- Offene oder geschlossene Fußspitze
- Bei Bedarf der Zusatz „nach Maß/Maßanfertigung“
- Bei Bedarf der Zusatz „flachgestrickt“ (☞ unten)
- Falls erforderlich Verordnung von Befestigungen wie Hautkleber/Klebestift, Haftband, Hüftbefestigung oder weitere Zusätze wie Hosenschlitz, Kompressionspelotten, Reißverschluss, Leibteil mit Kompression
- Bei Bedarf zusätzliche Verordnung von Anziehhilfen (☞ Anziehhilfen)
- Kennzeichnung des Feldes „7“ für Hilfsmittel.

Flachgestrickt mit Naht: zum Einsatz bei Ödemen, sehr passgenau, mit großer Kompressionsstärke herzustellen.

Rundgestrickt ohne Naht: zur Therapie von Venenerkrankungen; Grenzen bei der Formgebung; insbesondere bei starken Variationen in den Extremitätenumfängen.

Die Farbe ist frei wählbar und nicht Bestandteil der ärztlichen Verordnung. Da sich die Beine im Umfang verändern, steht bei Folgeverordnung, also spätestens jedes halbe Jahr, eine erneute Vermessung an.

Anziehhilfen

Anziehhilfen erleichtern Patienten mit Bewegungseinschränkungen oder geringer Körperkraft das Anlegen ihrer Kompressionsstrümpfe und schützen gleichzeitig das Strumpfmaterial. Sie sind als Hilfsmittel zugelassen und bei entsprechender Indikation erstattungsfähig. Es sind unterschiedliche

Systeme für geschlossene und/oder offene Strümpfe erhältlich. So gibt es beispielsweise Metallgestänge, über die der Strumpf gestülpt und dann am Bein hochgezogen wird. Ein Modell mit einem eingefädelten Kunststoffstab (für offene und geschlossene Strümpfe) verfügt gleichzeitig über eine beiliegende Ausziehhilfe. Mit Ausnahme des Metallgestänges haben alle An- und Ausziehhilfen gemein, dass sie aus gut rutschendem Material, wie z.B. Ballonseide, bestehen, über das der Strumpf leicht nach oben gleiten kann.

Tipp: Wenn keine Anziehhilfe zur Hand ist, erleichtern auch genoppte Haushaltshandschuhe, welche die Griffigkeit erhöhen, das Anziehen.

Die erfolgreiche Kompressionstherapie ist für die Abheilung des venösen Beingeschwürs wichtig. Es ist zu hoffen, dass weiterhin wirtschaftliche, leicht anzuwendende und vor allem vom Patienten angenommene Kompressionsverbände entwickelt werden. Nur wenn die Patienten mitarbeiten und sie den Verband tolerieren, kann eine optimale Abheilung des Ulcus cruris venosum stattfinden.

6 Das diabetische Fußsyndrom

Die Weltgesundheitsorganisation (WHO) berichtet von weltweit mehr als 177 Millionen Menschen, die an Diabetes mellitus (altgriech. Zuckerharnruhr) erkrankt sind. Das Deutsche Diabetes Forschungsinstitut (DDFI) geht von sechs Millionen diagnostizierten Fällen in Deutschland aus, rechnet aber mit einer hohen Dunkelziffer nicht diagnostizierter Fälle von Diabetes.

Der Diabetes mellitus ist eine chronische Stoffwechselkrankheit mit einem relativen (Typ-2-Diabetes) oder absoluten (Typ-1-Diabetes) Insulinmangel und damit verbundenem erhöhten Glukosespiegel im Blut. Die Hormone Insulin (verantwortlich für die Glukoseaufnahme aus dem Blut in die Körperzellen) und Glukagon (setzt bei Bedarf den Glukosespeicher der Leber frei) stehen nicht mehr im Gleichgewicht. Folge ist ein Glukoseanstieg im Blut. Man unterscheidet zwischen Typ 1 (insulinpflichtiger Diabetes) und Typ 2 (nicht primär insulinpflichtig). Typ 1 wird durch einen absoluten Insulinmangel ausgelöst und ist nur durch regelmäßige Insulingaben zu behandeln. Typ 2 wird durch eine zu geringe Insulinproduktion oder Freisetzung aus der Bauchspeicheldrüse ausgelöst und ist durch orale Antidiabetika (evtl. auch Insulingaben) zu therapieren. Diäten, wie sie etliche Jahre für Diabetespatienten verbindlich waren (z. B. 6 – 8 Mahlzeiten pro Tag, Nahrungsmittel abwiegen), gelten als nicht mehr zeitgemäß. Allerdings ist darauf zu achten, dass Übergewicht reduziert wird und sich die Ernährung an der körperlichen Aktivität und den persönlichen Lebensumständen orientiert.

Symptome: Zuckerausscheidung im Urin, erhöhter Blutzuckerspiegel, enormes Durstgefühl, Mattigkeit und Leistungsabfall, Hautinfektionen (Pilzbefall, Ekzeme), Abwehrschwäche und damit verbunden häufigere Infekte.

- **Spezielle Symptome Typ 1:** Große Urinmengen mit Zucker → viel Durst, Coma diabeticum (Zeichen u. a. Kussmaul-Atmung, Azetongeruch)
- **Spezielle Symptome Typ 2:** Symptome sind diskreter, kennzeichnend ist die Exsikkose, erkennbar am Hautturgor.

Komplikationen: Coma diabeticum bzw. hyperosmolares Koma (Exsikkose, BZ↑) oder Hypoglykämie.

Spätfolgen: Diabetische Retinopathie, Nephropathie, Neuropathie und das diabetische Fußsyndrom.

Begleiterkrankungen: Makroangiopathie, Arteriosklerose, Fettleber.

Unter dem Begriff diabetisches Fußsyndrom werden alle pathologischen Veränderungen an den Füßen zusammengefasst, die begünstigt oder verstärkt durch eine diabetische Grunderkrankung entstehen. Hierzu gehören z. B. das diabetische Fußulkus aber auch Nagelbettschädigungen bis hin zur Infektion sowie Deformitäten der Zehen bzw. des gesamten Fußes. Verantwortlich für die Entstehung sind drei Hauptfaktoren: Polyneuropathie (ca. 50 %, Schädigung sensorischer, motorischer und autonomer Nerven), Angiopathie (ca. 15 %, periphere arterielle Verschlusskrankheit, pAVK/Ischämie) und Mischformen (ca. 35 %) aus beiden. Bei einer unzureichenden Behandlung treten Folgeschäden auf, die bis zur Amputation der gesamten Extremität führen können.

In Deutschland wurden im Jahr 2004 nach Angaben der Krankenhäuser ca. 42000 stationäre Amputationen bei Diabetespatienten durchgeführt (Heller et al. 2004). Dies sind über 66 % aller überhaupt durchgeführten Amputationen. Bei einem Anteil von Diabetespatienten in der Gesamtbevölkerung von 7 % wird deutlich, dass diese Personengruppe überdurchschnittlich häufig von Amputationen betroffen ist.

Eine nicht durch Unfall verursachte Fußamputation kostet zwischen 16000 € und 23000 €. Weitere Aufwendungen ergeben sich durch Rehamaßnahmen, Anschlussheilbehandlung, häusliche Versorgung, Kurzzeitpflege, stationäre Pflege, frühzeitige Pensionierung und Berentung. Etwa 4000 der Amputationsstümpfe müssen, laut WIdO, erneut operiert (revidiert) werden.

> Jede dritte Amputation im Zusammenhang mit einer Diabeteserkrankung wäre durch eine rechtzeitige sachgerechte Versorgung zu vermeiden (Sailer, Schweiger 1999).

Die physischen und psychischen Folgen des diabetischen Fußsyndroms können die Lebensqualität des Patienten gravierend mindern. Des Weiteren beeinflusst diese Erkrankung auch die soziale Kompetenz und die gesellschaftliche Position. Für den Patienten kann dies im Einzelnen bedeuten: eingeschränkte Mobilität, Verkomplizierung gewohnter täglicher Abläufe, wie z. B. Einkaufen, Arztgang, Besuche, Treppen steigen, ggf. Schmerzen, Einschränkung in modischen Fragen (insbesondere Schuhkauf), Depression, Schlafstörungen, Zukunftsangst, Angst vor weiteren Schädigungen und Verletzungen, Verlust des Selbstwertgefühls, Belastung des familiären Umfeldes, Isolation, Abhängigkeit von anderen, selbst empfundene Last für andere, Arbeitsausfälle, ggf. frühzeitige Berentung.

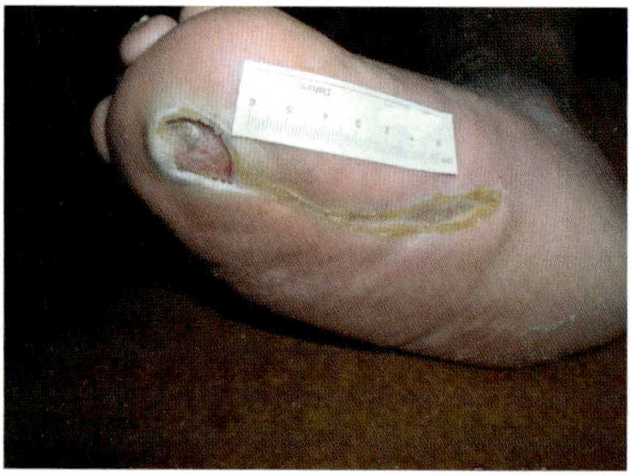

Abb. 6.1: Charcotfuß, Infektion bei sekundärer Wundheilungsstörung.

6.1 Entstehung, Einteilung und Diagnostik

Entstehung

20 % aller an Diabetes mellitus Erkrankten entwickeln früher oder später ein diabetisches Fußsyndrom, zum Großteil (ca. 50 %) ausgelöst durch eine Polyneuropathie (PNP). Bei der PNP handelt es sich um eine Schädigung der sensorischen, motorischen und autonomen Nervenfasern.

Sensorische Neuropathie

Die sensorische Neuropathie ist eine Schädigung der Fußnerven. Der Patient verspürt Gefühlsirritationen, wie Kribbeln, unvermutete Schmerzen und Taubheit. Tatsächliche Schmerzen und Temperatur werden vermindert oder gar nicht mehr wahrgenommen, wodurch sich das Verletzungsrisiko, z. B. durch mangelnde Vorsicht, erhöht. Verletzungen werden – wenn überhaupt – erst sehr spät bemerkt. Der Patient nimmt sich selbst mit seinen Füßen nicht mehr wahr, sieht sich selbst nicht in Gefahr, trägt falsches Schuhwerk und ist zudem oft nicht kooperativ.

Motorische Neuropathie

Die motorische Neuropathie führt aufgrund der Nervenschädigung zu einer Deformierung der kleinen Fußmuskeln, die eine Verformung des gesamten Fußes nach sich ziehen kann. Der Abrollvorgang läuft nicht mehr physiologisch ab. Es bilden sich Hammerzehen aus, und es kommt zu einer Überstreckung des gesamten Fußes. Dies führt zu einer pathologischen Druckbelastung. Die Haut reagiert mit verstärkter Hornhautbildung und Hyperkeratosen an besonders druckausgesetzten Stellen. Unter eben dieser Hornhaut bilden sich Druckulzera (Mal perforans).

Autonome Neuropathie

Durch die autonome Neuropathie kommt es zu einer Vasodilatation der peripheren arteriellen Gefäße. Dadurch entwickeln sich zwischen den Gefäßen Kurzschlussverbindungen (Shunts), die zu einer erhöhten Durchblutung beitragen. Der Fuß rötet und erwärmt sich, und es kann zur Ausbildung von Ödemen kommen. Die Veränderung der Blutzirkulation und die beschleunigte

Tabelle 6.1: Tabellarischer Überblick der Symptome und Folgen von Neuropathie und pAVK

Neuropathie	pAVK
Rosige, warme, trockene Haut (durch verminderte Schweißsekretion), z. T. mit tiefen Rhagaden, Pilzbefall, Einblutungen	Kühle, dünne, pergamentartige, blasse oder bläuliche Haut, glänzend und haarlos
Bei Hochlagerung (ca. 30°) keine Farbveränderung	Vorfuß erblasst bei Hochlagerung (ca. bei 30°)
Ödem häufig nachweisbar	Ödem eher selten, Haut häufig in Falten abhebbar
Ulzerationen kaum oder nicht schmerzhaft, meist am Vorfuß bzw. an druckexponierten Stellen	Ulzerationen (sehr) schmerzhaft, meist an den Extremitätenenden (Zehen)
Verhornungen (Hyperkeratosen), Hühneraugenbildung, Blasen an druckexponierten Stellen, Risse im Fersenbereich	Eher selten
Fußpulse tastbar	Fußpulse verringert oder nicht mehr vorhanden
Nagelpilz, Einblutung unterhalb des Nagels	Verdickte Nägel und übermäßige Nagelbildung (Hyperonychie)
Verringertes oder kein Empfinden für Temperaturen, Schmerzen, Berührungen, Druck, Vibrationen; kein Achillessehnenreflex	Normale Wahrnehmung, im Falle von zusätzlicher Neuropathie entsprechend verringert; Achillessehnenreflex vorhanden
Fußdeformitäten wie Hammer-/Krallenzehen, Hallux valgus, Hohl-/Senk-/Spreizfuß, Fußverbreiterung, eingebrochenes Fußgewölbe (Charcot-Fuß)	Keine Deformitäten; ggf. Amputationen (Zehen, Vorfuß, etc.)
Kribbeln, Taubheitsgefühle und Kältegefühle an warmen Tagen; nächtlicher Ruheschmerz, Linderung durch Bewegung	Schmerzen bei Bewegung, Linderung beim Stehenbleiben (Claudicatio intermittens); Ruheschmerz beim Liegen, Linderung durch Beintieflagerung

Fließgeschwindigkeit entziehen den Knochen Mineralien, wodurch eine veränderte Fußstatik entsteht. Dieses Problem wird vom Patienten wegen verminderter Schmerzempfindlichkeit häufig nicht erkannt. Das Fußgewölbe bricht zusammen, und es entwickelt sich ein sog. Charcotfuß (DNOAP = diabetische Neuroosteoarthropathie). Auffallend an der autonomen Nervenschädigung ist zudem eine verminderte Schweißproduktion, die zu einer trockenen und rissigen Haut führt. Die Druck- und Scherkräfte können nicht mehr kompensiert werden, es kommt zu Fissuren und Rhagaden. Dies erhöht das Infektionsrisiko.

pAVK

15 % aller diabetischen Fußsyndrome sind auf eine periphere arterielle Verschlusskrankheit (pAVK) zurückzuführen. Für einen Diabetespatienten besteht ein 6-mal hoheres Risiko, an einer Angiopathie zu erkranken, als für andere Menschen. Durch Verengungen und Verschlusse der Arterien (Mikro- und Makroangiopathie) kommt es zu Verminderung oder Unterbrechung des Blutkreislaufs. Typische Symptome der pAVK sind Schmerzen und Wadenkrämpfe beim Gehen. Da der Patient beim Stehen Linderung erfährt, unterbricht er kurze Gehstrecken immer wieder zum Ausruhen. Man spricht dann von der sog. Schaufensterkrankheit (Claudicatio intermittens). Der Ruheschmerz beim Liegen bessert sich durch Heraushängen der Füße aus dem Bett. Der Patient hat kalte Füße, aber ein normales Schmerz- und Temperaturempfinden. Die Haut ist dünn, blass oder bläulich, häufig haarlos und glänzend und bildet schmerzhafte Druckstellen. Gerade an den Zehen entwickeln sich Läsionen und Ulzera.

Zu 35 % wird die Entstehung eines diabetischen Fußsyndroms durch ein Zusammenwirken von Neuro- und Angiopathie bewirkt.

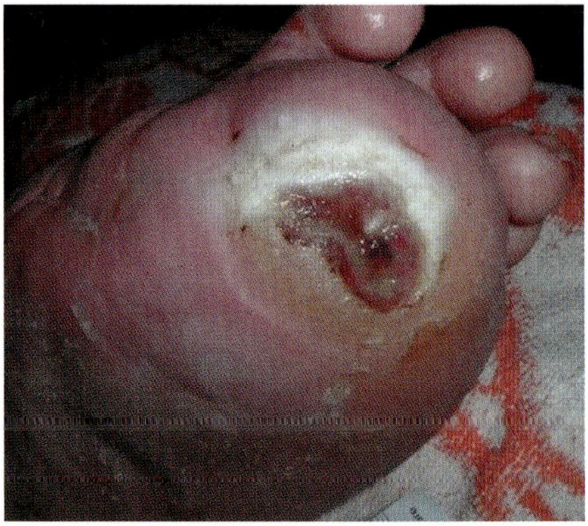

Abb. 6.2: Mal perforans, Mazeration und Hyperkeratose.

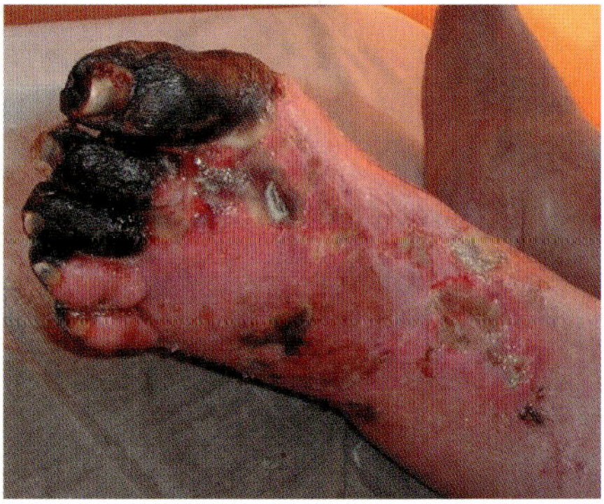

Abb. 6.3: Diabetischer Fuß, pAVK 4. Grades, fortschreitende Nekrosenbildung, Infektion und CVI.

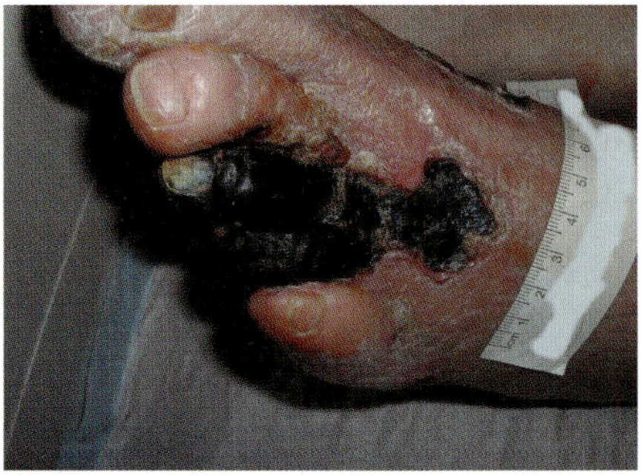

Abb. 6.4: Diabetischer Fuß, Nekrose 3. und 4. Zeh bei pAVK 4.Grades.

Gefährdungsrisiko

Grundsätzlich ist jeder an Diabetes erkrankte Mensch gefährdet, im Laufe seines Lebens ein Fußulkus zu entwickeln. Eine adäquate und immer wieder aufgefrischte Patientenschulung sowie regelmäßige Arztbesuche sind die Voraussetzung für die Analyse von Risikofaktoren und die Feststellung von ersten Warnsignalen. Es empfiehlt sich, Partner und Betreuer in diese Schulung mit einzubeziehen. Inhalte sind unterschiedliche Aspekte der Prävention, wie Befähigung zur Selbstuntersuchung, Kenntnis einer verletzungsfreien Fußpflege, angepasste Ernährung und selbstständiges Kontrollieren einer guten Blutzuckereinstellung.

Neben den täglichen Selbstuntersuchungen sollten mindestens 1-mal pro Jahr Füße, Schuhe und Strümpfe von Menschen mit Diabetes zusätzlich durch den behandelnden Arzt kontrolliert werden.

Die International Working Group on the Diabetic Foot (IWGDF) definiert in einem Klassifikationssystem folgende Risikoeinstufung von Fußläsionen:

- Kategorie 0/**niedriges Risiko:** keine sensorische Neuropathie, Untersuchung 1-mal/Jahr
- Kategorie1/**erhöhtes Risiko:** sensorische Neuropathie, Untersuchung 1-mal alle 6 Monate
- Kategorie 2/**erhöhtes Risiko:** sensorische Neuropathie und Zeichen einer peripheren arteriellen Verschlusskrankheit und/oder Fußdeformitäten
- Kategorie 3/**hohes Risiko:** früheres Ulkus, Untersuchung 1-mal alle 1 – 3 Monate.

Prävention

- Im Vordergrund steht zunächst eine ausführliche **Patientenschulung** und ggf. die Teilnahme an einer Selbsthilfegruppe. Grundvoraussetzung ist immer die Mitarbeit und Adhärenz (Therapietreue) des Patienten. Dieser sollte seinen Lebensstil entsprechend einstellen: Vermeidung von Nikotin und Alkohol, ausgewogene Ernährung und ausreichende Bewegung.
- **Blutzuckerspiegel regelmäßig überprüfen,** um eine adäquate Einstellung des Diabetes zu gewährleisten. Der HbA1c-Wert sollte lt. der DDG Praxisleitlinie „Therapie des Diabetes mellitus Typ 2" beim Typ 2 < 6,5 % und der evidenzbasierten Leitlinie der DDG „Therapie des Diabetes mellitus Typ 1" beim Typ 1 < 7,0 % sein. Wenn möglich führt der Patient diese einfache Messung selbstständig durch und trägt anschließend die ermittelten Werte in einen sog. „Diabetespass" (kostenlos von der Industrie zu erhalten) ein. So sind Abweichungen und kritische Veränderungen schnell ersichtlich.
- **Tägliche Fußinspektion.** Auch die Vermittlung von praxisbezogenen Hinweisen zur Selbstuntersuchung der Füße und Fußpflege sind Bestandteil der Patientenschulung. Für die tägliche, selbstständige Fußinspektion kann ein langstieliger Handspiegel zur Überprüfung auf Veränderungen, z. B. Blasen, Verhornungen, Druckstellen/Schwielen, Einblutungen, Fußdeformitäten (Krallenzehen, Hallux valgus), Nageleinwachsungen, Risse, Pilzbefall, Verletzungen, Entzündungen, als Hilfsmittel verwendet werden.
- **Fußpflege.** Täglich die Füße waschen, anschließend vorsichtig und sorgfältig in den Zehenzwischenräumen abtrocknen. Fußbäder nur bei wundlosen Füßen durchführen (Temperatur 35 – 37 °C, max. 3 – 5 Minuten). Längere Bäder provozieren das Aufweichen des Gewebes. Keime können daraufhin leichter eindringen und Infektionen auslösen. Die Temperatur des Badewassers mittels Thermometer kontrollieren, da eventuelle Nervenschädigungen das Temperaturempfinden des

Patienten stark beeinträchtigen. Aus Gründen der Verbrennungsgefahr auf die Verwendung von Wärmflaschen oder Heizdecken verzichten.

- Zur **Pflege der Fußnägel** eine Nagelfeile verwenden. Dabei sind die Nägel nur gerade zu feilen und die Ecken etwas abzurunden, damit sie nicht an die anliegenden Zehen drücken. Scharfe und spitze Instrumente, wie Nagelschere oder Nagelzwicker, können zu Verletzungen führen. Der Patient wird darauf aufmerksam gemacht, seine Zehennagel nicht selbst zu schneiden, wenn er schlecht sieht, ein Taubheitsgefühl verspürt, die Durchblutung vermindert ist oder die Fußnägel zu dick sind. Vorhandene Hornhaut wird mit einem Bimsstein schonend abgetragen. Besser ist jedoch eine regelmäßige medizinische Fußpflege. Hornhauthobel, Rasierklingen und Scheren sollten nicht zur Anwendung kommen, da diese zu Verletzungen führen können. Keine Hornhaut- und Hühneraugenpflaster verwenden. Diese greifen durch ätzende Substanzen die Haut an.
- **Pflege der Haut.** Da die Füße von Diabetespatienten häufig eine verminderte Schweißsekretion aufweisen, ist die Haut meist trocken und schuppig. Daher ist ein häufiges Eincremen notwendig, allerdings nicht in den Zehenzwischenräumen, um keine Mazerationen und Pilzbefall zu begünstigen. Zu bevorzugen sind feuchtigkeitsspendende Emulsionen oder Pflegeschäume, die Harnstoff enthalten. Harnstoff gilt als natürlich feuchthaltender Stoff (NMF = natural moisterizing factor), der Wasser in der Haut bindet. Die Elastizität der Haut erhöht sich, Juckreiz und Infektionsrisiko werden gemindert. Babyöl, Zinkpasten, fettende Salben oder Puder kommen nicht zur Anwendung.

> Die regelmäßige Fußpflege ist unerlässlich zur Vorbeugung von Fußschäden. Bei Fragen oder Selbstpflegedefiziten des Patienten in Bezug auf die eigene Fußpflege empfiehlt es sich, in regelmäßigen Abständen einen Podologen aufzusuchen (Hautpflege ☞ Therapie).

- Zur **Vermeidung von Fußverletzungen** sollten Diabetespatienten nie barfuß oder nur in Strümpfen laufen.
- **Fußbekleidung:** Empfehlenswert sind nahtlose Strümpfe ohne einengende Bündchen. Ideal ist atmungsaktives Material, wie z. B. Mikrofaser oder Baumwolle, welches die Feuchtigkeit gut abdunstet. Hautprobleme sowie Pilzrisiken werden dadurch reduziert. **Tipp:** Eine spezielle Sockenversorgung, die sog. Zehensocken, tragen durch die Abtrennung der einzelnen Zehen gut zur Prophylaxe von Fußpilz, Hühneraugen oder Läsionen in den Zehenzwischenräumen bei. Schuhe am besten am späten Nachmittag kaufen, da zu diesem Zeitpunkt die Füße dicker sind. Die Schuhe sollten weich sein, über eine ausreichende Breite und Höhe verfügen, keine drückenden Nähte haben, sich den Füßen gut anpassen und keine Blasen oder Druckstellen hervorrufen. Ggf. ist eine Sohlenversteifung notwendig. Allerdings können Patienten mit einer Polyneuropathie dies nicht mehr adäquat beurteilen. Hier empfiehlt es sich, einen Abdruck des Fußes durch das Erstellen einer Pappschablone anzufertigen. Diese wird an die Schuhsohle gehalten und so die passende Größe ermittelt. Beim Anpassen sind Socken bzw. Strümpfe zu tragen, die später auch gemeinsam mit dem neuen Schuh angezogen werden. Die ausgewählten Modelle sollten über einen weiten Spann, wenig biegsame Sohlen und flache Absätze verfügen. Zur besseren Abpolsterung ist eine dicke Sohle angeraten.

Neue Schuhe sollten eingangs nur allmählich eingetragen werden, z. B. nur eine Stunde pro Tag. Danach wird eine Inspektion auf eventuelle Druckstellen durchgeführt.

- **Achtung:** Füße verändern im Laufe des Lebens ihre Form, meist werden sie größer und breiter und die Schuhgröße steigt gegebenenfalls.
- Der Fachhandel bietet speziell angefertigte **Schuhe für Diabetespatienten** an. Bei bereits bestehenden Schädigungen/Deformationen ist eine individuell angepasste orthopädische Schuhversorgung mit spezieller Fußbettung und Sohlenzubereitung unerlässlich. Der **orthopädische Schuhmacher** ermittelt die Fußform und -belastung durch einen Abdruck, Eindruck oder durch computergestütztes Messverfahren.
- Vor dem Anziehen die **Schuhe** immer auf eventuelle Fremdkörper, z. B. kleine Steine, inspizieren. Bei Empfindungsstörungen kann ein Patient ggf. auf einer Reißzwecke laufen, ohne dass er es merkt.
- Patienten zur Verbesserung der **Durchblutung der Füße** einfache gymnastische Übungen (Fußwippen, -kreisen, v. a. der Zehen und Fußgelenke) zeigen, die gut in den Alltag integriert werden können, z. B. beim Fernsehschauen oder Lesen.

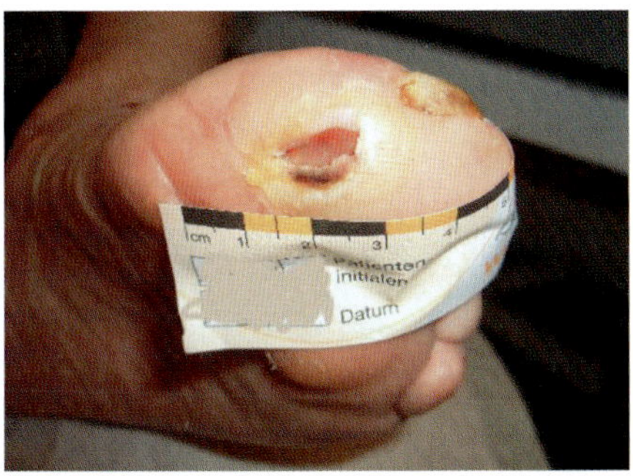

Abb. 6.5: Ausbildung eines Mal perforans durch Druck von zu engen Schuhen.

- Bei kleinsten Veränderungen oder Anzeichen von Rötung oder Schwellung den behandelnden **Arzt informieren.** Nicht versuchen, Verletzung selbst zu therapieren!

Maßnahmen zur Prävention des diabetischen Fußsyndroms können nur unter Mitarbeit des betroffenen Menschen erfolgreich sein und erfordern Einsicht in die Notwendigkeit und Selbstdisziplin bei der regelmäßigen Durchführung.

Einteilung

Ein gängiges Instrument zur Beschreibung des diabetischen Fußsyndroms ist die kombinierte Klassifikation nach Wagner-Armstrong:

Die Wagnerklassifikation unterteilt die Fußulzerationen anhand deren Tiefenschädigung in sechs Stadien (0 – 5). Die Armstrongklassifikation erhebt zusätzlich neben dem Ausmaß der Gewebsschädigung die Aspekte Infektion und Ischämie.

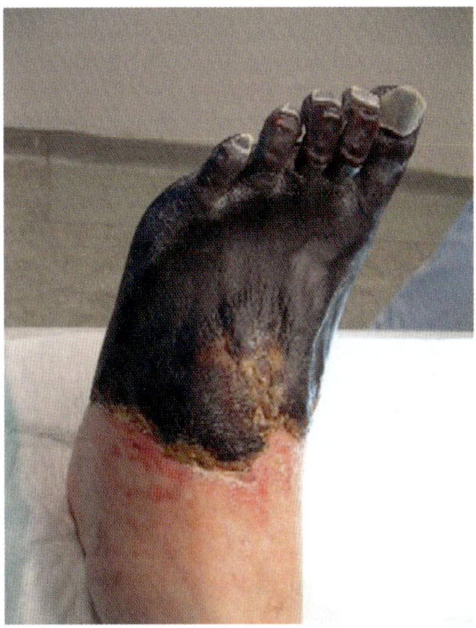

Abb. 6.6: Wagnergrad 4, Armstrongstadium C.

Tabelle 6.2: Kombinierte Klassifikation nach Wagner-Armstrong						
Wagnergrad	**0**	**1**	**2**	**3**	**4**	**5**
Armstrongstadium						
A	Prä- oder postulzerative Läsion (= Deformität, Hyperkeratose, keine Läsion, Risikofuß)	Oberflächliche Wunde	Wunde bis zur Ebene von Sehne oder Kapsel	Wunde bis zur Ebene von Knochen oder Gelenk	Nekrose von Fußteilen	Nekrose des gesamten Fußes
B	Mit Infektion	Mit Infektion	Mit Infektion	Mit Infektion	Mit Infektion	Mit Infektion
C	Mit Ischämie	Mit Ischämie	Mit Ischämie	Mit Ischämie	Mit Ischämie	Mit Ischämie
D	Mit Infektion und Ischämie	Mit Infektion und Ischämie	Mit Infektion und Ischämie	Mit Infektion und Ischämie	Mit Infektion und Ischämie	Mit Infektion und Ischämie

Diagnostik

Generell gehört zur Diagnostik immer eine ausführliche Anamnese des Patienten unter folgenden Kriterien:

- Diabetes Typ 1 oder 2
- Dauer der Krankheit
- Frühere Fußläsionen
- Fußdeformitäten/-verformungen, Knochenvorsprünge, Druckstellen/Schwielen
- Vorherige Amputationen/Operationen
- Größe/Gewicht
- Hypertonus, Herzinfarkt, Schlaganfall
- Nikotinabusus, Alkohol, Ernährungsgewohnheiten
- Bewegung
- Allergien, Medikamente
- Fettstoffwechselstörungen
- Durchblutungssituation/-störung, pAVK
- Diabetische Nephropathie, Retinopathie, Polyneuropathie
- Traumen, Folge einer Fußpflege
- Eingewachsene Zehnägel
- Verlust der Gelenkbeweglichkeit
- Infektion
- Hautzustand (Rhagaden, Einblutungen), Anhidrose, Haut-, Interdigital-, Nagelmykose, Hyperkeratose
- Überprüfung auf Eignung des Schuhwerks und Umgang damit
- Schmerzsituation
- Familiäre Risiken
- Patientenwissen und Informationsstand
- Wund- und therapiebedingte Einschränkungen
- Vorhandene wund- und therapiebezogene Hilfsmittel
- Wundanamnese (☞ Kap. 10)
- Fußpflege (womit) und -inspektion (wie häufig).

Um eine genaue Aussage über das Ausmaß der Krankheit und eine exakte Beurteilung der eventuellen Fußveränderungen treffen zu können, wird zunächst eine ausführliche

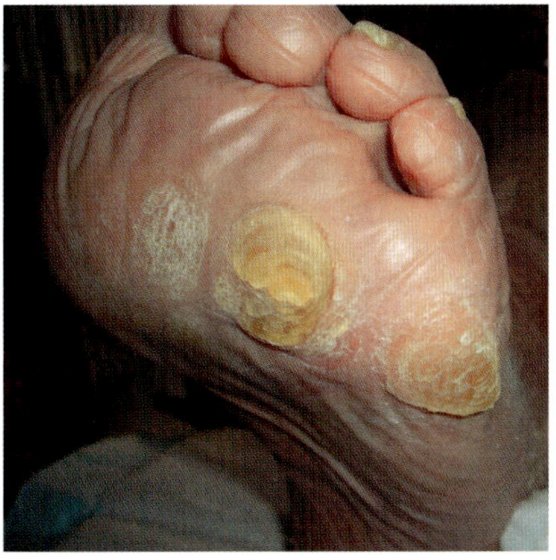

Abb. 6.7: Ausgeprägte Hyperkeratosenbildung.

Diagnostik betrieben. Als Erstes erfolgt eine Inspektion des gesamten Fußes. Hierfür sind spezielle Fußanamnesebögen (☞ CD, Dokumentation diabetisches Fußsyndrom oder Fuß-Dokumentationsbogen der AG-Fuß in der DDG) hilfreich. Folgende Kriterien deuten auf eine Polyneuropathie hin: Hyperkeratosen, Hühneraugen, trockene, warme Haut mit herabgesetzter oder fehlender Schweißsekretion, Pilzbefall, Risse, Fissuren, Veränderungen wie Hammerzehe oder Verformungen bis zum Charcot-Fuß (Spätfolge der diabetischen Neuroosteoarthropathie, DNOAP). Da neuropathische Patienten ein herabgesetztes Temperatur- und Schmerzempfinden haben, sind Druckulzera wie das sog. Mal perforans typischerweise an schwer einsehbaren Stellen, wie z. B. dem Zehenballen, lokalisiert.

Eine wichtige Untersuchung ist das Überprüfen von Patellar- und Achillessehnenreflex. Sind diese eingeschränkt oder gar aufgehoben, ist eine ausgeprägte Neuropathie vorhanden. Auch das Gangbild des Patienten, wie z. B. Fehlbelastungen, falsches Abrollen des Fußes oder unsicheres Gehen („wie auf Watte") deuten auf eine Schädigung der Nerven hin. Um eine Polyneuropathie zu erkennen, gibt es verschiedene Funktions- und Wahrnehmungstests. Der Stimmgabeltest mit einer 128 Hz-Stimmgabel (nach Rydell-Seiffer) gibt Aufschluss über das Vibrationsempfinden und die Tiefensensibilität des Patienten.

Dieser Test erfolgt am Knöchel und Großzehengrundgelenk. Mit einem Wattebausch und einem 10 Gramm Monofilament nach Semmes-Weinstein wird jeweils das Wahrnehmungsvermögen von äußeren Reizen geprüft.

Die Messung erfolgt an vier plantaren Punkten, an der Großzehe und an der jeweiligen Basis des 1., 3. und 5. Metatarsalknochens. Stark hyperkeratierte oder vernarbte Bereiche sind für eine aussagekräftige Messung ungeeignet. Da sich die Filamenteigenschaften bei Anwendung verändern, sollte ein einzelnes Monofilament nicht bei mehr als zehn Patienten hintereinander zum Einsatz kommen und erst nach einer 24-stündigen Pause wieder verwendet werden. Ein verändertes Temperaturempfinden

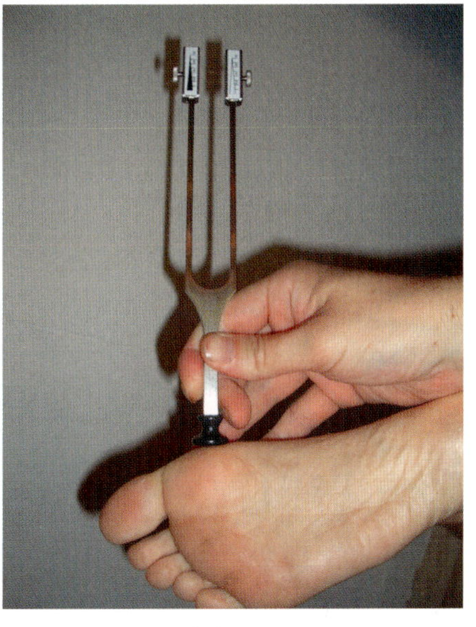

Abb. 6.8: Stimmgabeltest.

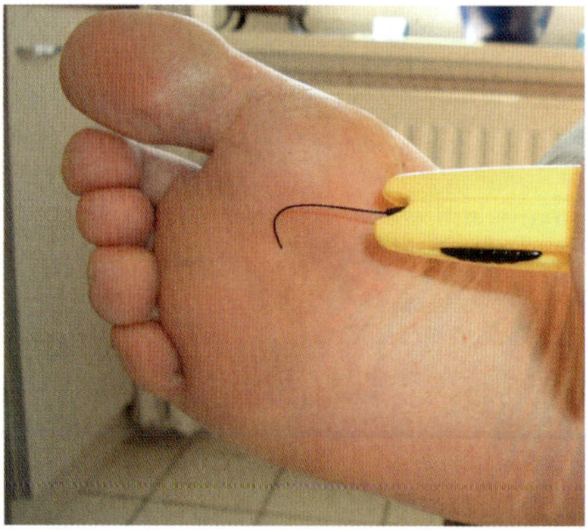

Abb. 6.9: 10 g Monofilamenttest.

lässt sich mit dem sogenannten Tip-Therm feststellen. Dies ist ein Stab aus Kunststoff, der an der einen Seite mit einem kühlen Metallstück und auf der anderen Seite mit einem wärmer empfundenen Kunststoffstück endet. Allerdings erfordern diese Tests eine gute Mitarbeit des Patienten. Bei mangelnder Adhärenz ist es nicht möglich, ein aussagekräftiges Ergebnis zu erhalten.

Da neben einer Neuropathie auch noch eine arterielle Störung (pAVK) oder eine Mischform aus beiden vorliegen kann, sind ebenfalls Untersuchungen der Durchblutungssituation durchzuführen. Kalte, blasse, bläuliche Haut, kurze Gehstrecken (Claudicatio intermittens), eventuell vorhandene Zehnekrosen sowie nicht tastbare Fußpulse geben erste Hinweise auf eine Störung der Gefäßfunktionen. Die Ermittlung des Knöchel-Arm-Druck-Index (oder auch ABI = Ankle-brachial-index) dient zur Ermittlung der Gefäßsituation (☞ Kap. 5.1, Diagnostik). Eine vorliegende Mediasklerose kann das Ergebnis verfälschen. Ein KADI > 1,3 weist, sofern periphere Ödeme auszuschließen sind, auf eine Mediasklerose hin. Die ergänzende Beurteilung des Dopplerfrequenzspektrums kann genau wie eine hydrostatische Zehendruckmessung (Pole-Test) oder eine transkutane Sauerstoffpartialdruckmessung (tc pO_2) zur Absicherung der Diagnose dienen. Eine Duplex-Sonographie gibt genauen Aufschluss über eine vorhandene pAVK und die Lokalisation von Gefäßeinengungen oder -verschlüssen. Im Falle eines nicht aussagekräftigen Befundes oder Fontaine Stadium > II (s. u.) können eine kontrastmittelverstärkte MR-Angiografie oder eine intraarterielle digitale Substraktionsangiografie (DAS) diagnostische Alternativen darstellen.

Gängig ist die Stadieneinteilung der pAVK nach Fontaine:

- **Stadium I:** Beschwerdefreiheit bei objektiv nachgewiesener arterieller Verschlusskrankheit
- **Stadium IIa:** Claudicatio intermittens (maximale Gehstrecke > 200 m)
- **Stadium IIb:** Claudicatio intermittens (maximale Gehstrecke < 200 m)
- **Stadium III:** Ruheschmerz
- **Stadium IV:** Nekrose/Gangrän.

Durch eine Röntgenuntersuchung sind Skelettveränderungen und Knochenbrüche nachweisbar. Die Verlaufsstadien der diabetischen Neuroosteoarthropathie (DNOAP) lassen sich nach Levin wie folgt unterteilen:

- I: Akutes Stadium: Fuß gerötet, geschwollen, überwärmt (ggf. im Röntgenbild noch kein sichtbarer Befund)
- II: Knochen und Gelenkveränderungen, Frakturen
- III: Fußdeformität: ggf. Plattfuß, später Wiegefuß durch Frakturen und Gelenkzerstörungen
- IV: Zusätzlich plantare Fußläsionen.

Zudem gibt es eine Reihe von Laboruntersuchungen, mit denen ergänzende Ergebnisse über die Stoffwechselsituation, Entzündungszeichen und eventuelle Risikofaktoren zu erhalten sind (z. B. HbA1c, BSG, Leukozyten, Blutzucker-Tagsprofil, Kreatinin und Harnsäure, Cholesterin mit HDL, LDL und Triglyceriden).

6.2 Therapie

Eine erfolgreiche Therapie setzt ein interprofessionelles Zusammenwirken aller an der Versorgung beteiligten Berufsgruppen voraus. Hierzu gehören u. a. Angiologen, Phlebologen, Internisten, Chirurgen, Dermatologen, Diabetesberater, Diabetologen, Podologen, Physiotherapeuten, orthopädische Schuhmacher und Wundpflegefachkräfte.

Die Behandlung der dem Fußulkus zugrunde liegenden Ursachen, also die sog. **ursächliche Therapie,** ist die Voraussetzung für eine erfolgreiche Abheilung. Zum einen ist die ausreichende Durchblutung sicherzustellen, zum anderen eine Komplettentlastung ohne Druckeinwirkung zu erzielen. Die Therapie orientiert sich an der „IRAS-Regel". Das I steht dabei für Infektsanierung, das R für Revaskularisation, das A für eine ggf. notwendige Amputation und das S für Schulung.

> **Achtung:** Patienten mit einer diabetischen Neuropathie haben häufig ein herabgesetztes Temperatur- und Schmerzempfinden. Daher bilden sich Ulzerationen oft unbemerkt aus und werden bagatellisiert. Diese „Verschleppung" birgt das Risiko einer Keimansiedlung bis hin zur Ausbildung einer Infektion. Bei Verdacht auf oder bei einer bereits diagnostizierten Wundinfektion finden zeitgemäße lokale Antiseptika Anwendung. Neben diesen flüssigen bzw. halbfesten Wundantiseptika stehen moderne Wundauflagen mit dem Wirkstoff Silber zur Verfügung. Zusätzlich erfolgt bei klinischer Infektion eine systemische Antibiotikatherapie. Eine klinisch nicht infizierte Wunde sollte nicht mit Antibiotika behandelt werden.

Die Therapie des diabetischen Fußsyndroms kann operative Maßnahmen beinhalten, z. B. eine Revaskularisation in Form von Bypass oder Gefäßdilatation durch PTA (perkutane transluminale Angioplastie) bei einer pAVK, Hallux Valgus-OP, Resektion des Mittelfußknochens, eventuelle Minor- oder Majoramputationen („Salamitaktik") und großflächiges chirurgisches Wunddebridement. Grundsätzlich steht das Debridement der Behandlung des neuropathisch diabetischen Fußulkus voran. Als Ausnahmekriterium gilt das arterielle oder gemischt arteriell-neuropatische diabetische Ulkus mit vorliegender trockener Nekrose. Diese Formen sind erst nach erfolgreicher Revaskularisation lokal zu behandeln bzw. sollten bei nicht möglicher Revaskularisation keinesfalls angeweicht werden. Die Indikationsstellung für eine Operation ist umsichtig abzuwägen. Es kann bei einer Revaskularisation auch zur Überschwemmung mit totem Material und zur Sepsis kommen.

Bei geplanten Amputationen ist grundsätzlich immer eine ärztliche Zweitmeinung einzuholen, da solch ein Eingriff eine enorme Einschränkung in der Lebensqualität eines Patienten bedeutet und weitreichende Folgeprobleme mit sich bringt.

Indikationen für Minoramputationen (lt. Nationaler VersorgungsLeitlinie Typ-2-Diabetes): offenes Gelenk, freiliegender Knochen mit Zeichen einer Osteitis, feuchtes Gangrän oder trockene Nekrose.

Indikationen für Majoramputationen (lt. Nationaler VersorgungsLeitlinie Typ-2-Diabetes): wenn eine bestehende, distale Infektion aufsteigt und sich trotz aller Gegenmaßnahmen weiter ausbreitet; verminderte Durchblutung, die zum Absterben von Muskelgewebe und damit auch zur Bedrohung anderer Organfunktionen führt; therapieresistente und vom Patienten nicht mehr auszuhaltende Schmerzen in Ruhe.

Wenn Verdacht auf eine diabetische Neuroosteoarthropathie (DNOAP) besteht, ist eine komplette Druckentlastung und Ruhigstellung des betroffenen Fußes zu gewährleisten. Nach Behandlung der ulkusauslösenden Ursachen beschleunigen lokale Maßnahmen der symptomatischen Therapie, insbesondere durch eine individuell angepasste Wundversorgung (Auswahlkriterien der Wundauflage ☞ Kap. 1, Grundlagen der Wundversorgung), den Heilungsprozess.

Zur **Vorbeugung von Mazerationen** im Zwischenzehenbereich eignet sich z. B. der 3M™Cavilon™ Reizfreie Hautschutzfilm als Applikatorstab (1 oder 3 ml) oder als Spray. Der Cavilon®-Hautschutz kann nur wirksam werden, wenn er antrocknet. Daher sollten die Zehen während der Antrocknung (ca. 30 Sekunden) auseinandergehalten werden.

Typische Auswirkung der autonomen Neuropathie ist eine verminderte Schweißproduktion bis hin zur Anhidrose, die zu einer trockenen und rissigen Haut führt. Eine besondere Bedeutung hat also die regelmäßige Hautpflege als prophylaktische Maßnahme am diabetischen Fuß. Die Füße benötigen feuchtigkeitspendende Cremes, die Harnstoff und/oder Glyzerin enthalten. Produktbeispiele sind: Allpresan® sensitive, Allpremed®, Atractain® und Neutrogena® Fußcreme.

Die speziellen Eigenschaften des **Harnstoffs** unterstützen die Hautpflege des diabetischen Fußes, insbesondere bei Hornhaut, Hyperkeratosen, Einrissen, Rhagaden und Fissuren. Der häufig auftretende Juckreiz und das Infektionsrisiko vermindern sich unter Harnstoffanwendung ebenfalls.

Harnstoff gehört zur Gruppe der NMF (natural moisterizing factors), der natürlich feuchthaltenden Faktoren, denn er hat die Eigenschaft, Wasser in der Haut binden zu können. In der oberen Hautschicht (Stratum corneum) führt Harnstoff zu einer Einlagerung von Wasser nicht nur in den Zellen, sondern auch in den Zellzwischenräumen. Die Elastizität und Festigkeit der Haut erhöht sich, was das Eindringen von Bakterien erschwert. Fettreiche Salben dagegen behindern die Stoffwechselsituation der Haut und unterhalb der Fettschicht kommt es zu einer weiteren Austrocknung. Im Gegensatz zu fettenden Salben behindert der Harnstoff nicht den Wärme-, Wasser- und Gasaustausch der Haut.

Um nicht weiteres Reizpotential durch eventuelle Klebeflächen zu schaffen, sollte die Auswahl der Wundauflage bei oben beschriebener Problemhaut, infolge autonomer Neuropathie, angepasst sein. Daher sind z. B. feinporige Polyurethanschaum-/Hydropolymerverbände ohne Klebeflächen eine empfehlenswerte Alternative. Der Markt bietet solche Schäume teilweise bereits in einer dem Krankheitsbild angepassten runden Form an. Eine Fixierung erfolgt durch eine locker angelegte elastische Mullbinde und ggf. zusätzlich mit einem anschließend angebrachten Schlauchverband. Damit sich nicht in den Zehenzwischenräumen – etwa durch Aneinanderreiben der Zehen – Ulzerationen ausbilden, empfiehlt es sich, kleine Kompressenstücke zum Schutz einzeln einzulegen.

Tipp: Beim diabetischen Fußulkus ist der Einsatz von Hydrokolloidverbänden nicht grundsätzlich kontraindiziert. Maßgeblich sind immer die Herstellerangaben auf den Beipackzetteln des jeweiligen Produktes. Allerdings erfordern die mit der Grunderkrankung Diabetes mellitus häufig verbundenen Probleme wie eine verminderte Immunabwehr, ein erhöhtes Infektionsrisiko, eine Durchblutungsstörung, eine Polyneuropathie, Hautmykosen sowie trockene, rissige Haut mit z. T. tiefen Rhagaden den differenzierten Einsatz dieser Wundauflagen. Als generelle Kontraindikationen gelten: klinisch infizierte Wunden, freiliegendes Muskel-, Sehnen- oder Knochengewebe sowie ischämische Ulzera, speziell die arterielle Verschlusskrankheit im Stadium IV.

> Wie oben ausgeführt bemerken Patienten mit einer Polyneuropathie Entzündungszeichen häufig nicht. Dementsprechend kann sich insbesondere bei diesen Wundauflagen aufgrund eines schlechteren Gasaustauschs und längerer Wechselintervalle eine Infektion unbemerkt ausbilden. Daher ist unbedingt eine engmaschige Beobachtung angeraten. Die zusätzliche Reizung durch die Hydrokolloidklebeflächen kann die oben beschriebenen Hautprobleme weiter verstärken.

Oberstes Prinzip zur erfolgreichen Behandlung des DFS ist die absolute Druckentlastung des Fußes. Schuhe müssen an beiden Füßen über das gleiche Sohlenniveau verfügen.

In der Therapie ergänzen konservative Maßnahmen die operativen Eingriffe. Ganz wichtig ist, dass der Patient, wenn notwendig, Bettruhe einhält und die Entlastung des betroffenen Fußes gewährleistet ist. Erst dann können die therapeutischen Maßnahmen greifen. Hierzu gehören die phasengerechte Wundversorgung, eine Druckminderung durch Rollstuhl oder Gehstützen, adäquat angepasstes Schuhwerk wie: orthopädische Schuhe ggf. mit entsprechenden Einlagen, Vorfußentlastungsschuh, Interimschuh, Vollkontaktgips (Total Contact Cast → AWMF Leitlinie Diabetisches Fußsyndrom) oder Orthese bzw. Zweischalen-Orthese nach dem TCC-Verfahren, nach Unter- bzw. Oberschenkelamputation das Anpassen einer Prothese.

Ein Vorfußentlastungsschuh ist immer noch eine gängige Verordnung bei bestehendem Mal perforans. Er hat im Vorfußbereich eine keilförmige Aussparung über die kein Abrollvorgang möglich ist. Häufig wird beobachtet, dass Patienten dennoch versuchen, „normal“ zu gehen und der Vorfußbereich dadurch ständig belastet wird. Auch eine Gangschulung schafft in solchen Fälle selten Abhilfe, da der Patient aufgrund des verminderten Schmerzempfindens nicht bemerkt, „wenn er etwas falsch macht“ und die Lehren der Schulungen häufig vergisst.

Eine Alternative bietet der Total Contact Cast (TCC). Dies ist ein kniehoher, abnehmbarer Vollkontaktgips, der die Druckbelastung individuell auf unbetroffene Fußflächen verteilt. Der TCC ist permanent Tag und Nacht zu tragen und wird nur zu den Verbandwechseln abgenommen. Je nach Wundsituation wird dabei regelmäßig die Polsterung, welche eine Entlastung im Gipsbett gewährleistet, neu adaptiert. Manchmal fällt es Patienten schwer, den „sperrigen“ TCC zu akzeptieren. Insbesondere das permanente Verbleiben am gesamten Unterschenkel wird als Einschränkung empfunden. Die signifikanten Abheilungsraten unter Anwendung des TCC gewährleisten aber letztendlich eine Steigerung der Lebensqualität.

Nach abgeheilten Verletzungen ist eine Gangschulung zum sachgerechten Tragen von Druck entlastendem orthopädischem Schuhwerk und zur Vermeidung von Stürzen unerlässlich. Patienten haben aufgrund von Sensibilitätsstörungen und -verlusten einen unsicheren Gang und Stand. Begleitende physiotherapeutische Behandlung inklusive Anleitung für selbstständiges Trai-

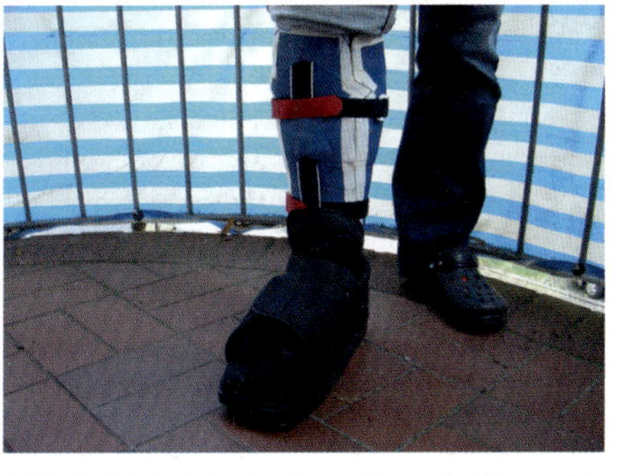

Abb. 6.10: Total Contact Cast (Vollkontaktgips).

ning verbessert die Gelenkbeweglichkeit und trägt zur Erhaltung der Muskelkraft bei.

Weitere unterstützende Maßnahmen sind: Einstellung des Diabetes, um eine Stoffwechseloptimierung zu erreichen; Patientenschulung einschließlich Raucherentwöhnung und Ernährungsberatung sowie eine weiterführende Versorgung durch spezialisierte Fußambulanzen.

Podologie

Regelmäßige Fuß-, Nagel-, Hautpflege sowie die Behandlung krankhaft verdickter Zehennägel und solcher, die dazu neigen, in die Haut einzuwachsen als auch Inspektion sowie regelmäßiges Abtragen der Hornhaut durch einen Podologen sind empfehlenswert. Die Kostenübernahme erfolgt ab Wagnerstadium 0 durch die Krankenkasse. Ab Wagnerstadium 1 gilt die Behandlung von Hautdefekten und Entzündungen sowie eingewachsenen Zehennägeln als ärztliche Leistung.

Diverse Faktoren gelten als Indikationen für die Einleitung einer podologischen Behandlung bei Diabetespatienten. Hierzu gehören fortbestehende Druckstellen, Fußdeformitäten, Zustand nach einer Ulkusanamnese im Zusammenhang mit einer sensorischen Neuropathie oder einer pAVK. Auch wenn der Patient eine Sehschwäche hat oder gar erblindet ist oder weitere körperliche Behinderungen eine Eigenbehandlung einschränken bis unmöglich machen, ist auf jeden Fall die Hinzuziehung eines Podologen angeraten.

Eventuelle Pilzinfektionen sind nach ärztlicher Anordnung mit lokalen Antimykotika zu behandeln.

Auslösende und die Wundheilung störende Faktoren:
- Diabetes (Dauer, Verlauf, schlechte Stoffwechseleinstellung)
- Neuropathie (sensorisch, motorisch, autonom)
- AVK und deren Folgeerkrankungen (Niereninsuffizienz, Schlaganfall)
- Immunsuppression einschließlich Glukokortikoide
- Allergie/n

Lebensumstände:
- Alter des Patienten
- Psychosoziale Faktoren
- Ungesunder Lebenswandel: z. B. Adipositas: BMI $\geq$ 35, Bewegungsmangel, Sucht
- Keine Hilfe oder Unterstützung

Augen:
- Maßgebliche Einschränkungen der Augenleistung

Gelenke/Bewegung:
- Entzündliche Gelenkerkrankungen von Hüfte, Knie oder oberen Sprunggelenk
- Funktionseinschränkung durch Gelenkimplantat oder Kontraktur
- Reduzierte Mobilität, z. B. infolge von Fußdeformitäten
- Motorische Funktionsbeeinträchtigung oder Parese eines oder beider Beine
- Vorangegangene Amputation/en

Füße:
- Ungenügende Erreichbarkeit der Füße
- Barfußgehen
- Druck durch Ausbildung von Hornhaut, Verlust des Fettpolsters
- Ungeeignetes Schuhwerk
- Unsachgemäße und ungenügende Fuß-, Nagel- und Hautpflege oder keine Unterstützung dabei
- Eingewachsene Zehnägel, Warzen, Hühneraugen
- Zustand nach bereits einer schlecht heilenden Wunde am Fuß
- Keine Wahrnehmung von Bagatellverletzungen und Verbrennungen
- Infektion an Bagatellverletzungen und Verbrennungen.

In Deutschland gibt es eine Vielzahl von spezialisierten diabetologischen Schwerpunktpraxen, diabetischen Fußsprechstunden und Diabetesambulanzen. Die frühzeitige Überweisung kann die Therapie durch den Einsatz spezialisierter Fachkräfte optimieren und beugt einer nachhaltigen Verschlimmerung des Krankheitsbildes vor.

Die aktuellen Behandlungsgrundsätze des diabetischen Fußsyndroms sind in der im Dezember 2006 veröffentlichten „Nationale VersorgungsLeitlinie Typ-2-Diabetes Präventions- und Behandlungsstrategien für Fußkomplikationen" (http://www.versorgungsleitlinien.de/aktuelles/t2dakt) formuliert. Zusätzlich gibt es seit Dezember 2007 auch eine PatientenLeitlinie zur Nationalen VersorgungsLeitlinie: „Typ-2-Diabetes Prävention und Behandlungsstrategien für Fußkomplikationen".

7 Ernährung und Wunden

Ernährung ist die Grundlage für die Energiegewinnung, die Regulation von Stoffwechselprozessen und den Aufbau von Körpergewebe. Sie ist außerdem Voraussetzung für Wachstum, Aufrechterhalten der Zellfunktionen, Synthese und Ersatz von körpereigenen Stoffen. Die menschliche Nahrung sollte sich ausgewogen aus den als Makronährstoffen bezeichneten Kohlenhydraten, Fetten und Aminosäuren sowie den als Mikronährstoffen zusammengefassten Mineralstoffen, Vitaminen und Spurenelementen zusammensetzen. Zusätzlich benötigt der menschliche Körper Wasser.

Ein Ungleichgewicht dieser für den menschlichen Organismus wichtigen Stoffe, die sogenannte Malnutrition, kann die Wundheilung negativ beeinflussen. Bei Malnutrition ist der Bestand der dem Körper zugeführten lebenswichtigen Nährstoffe aus dem Gleichgewicht geraten. Dies kann sowohl bei unter-, über- als auch bei normalgewichtigen Menschen der Fall sein.

Kohlenhydrate

Die wichtigste Energiequelle im menschlichen Körper stellen Kohlenhydrate dar. Insbesondere die Zellproliferation ist ein sehr Energie fordernder Prozess. Kohlenhydrate kommen in der Nahrung als Einfach-, Zweifach-, Mehrfach- bis hin zum Vielfachzucker vor (Mono-, Di-, Oligo- und Polysaccharide). Wichtige Monosaccharide sind z. B. Glukose und Fruktose. Glukose ist u. a. wesentlich für die Funktion des zentralen Nervensystems, der Nebennieren und der roten Blutkörperchen. Maltose und Laktose zählen zu den Disacchariden. Besonders zu nennen sind noch Vielfachzucker, wie Ballaststoffe und Stärke. Die Ballaststoffe ermöglichen eine ausgewogene Darmtätigkeit.

Fette

Fette sind der Hauptenergielieferant im menschlichen Körper. Ein Mangel führt zum Abbau von Proteinen. Sie dienen als Energiespeicher (Depotfett) und bieten einen Wärme- und Kälteschutz. Fette sind ein lebenswichtiger Bestandteil der Zellmembran und Zellorganellen (vor allem im Nervensystem zu finden). Auch stellen sie eine Schutzfunktion vor mechanischen Einflüssen dar. Zusätzlich dienen Fette als Träger von essentiellen Fettsäuren und fettlöslichen Vitaminen (Vit. A, D, E, K). Die essentiellen Fettsäuren müssen mit der Nahrung zugeführt werden, da sie nicht vom Körper hergestellt werden können. Sie dienen u. a. der Infektabwehr, der Aufrechterhaltung der Kreislauftätigkeit und dem Strukturaufbau einiger Organe. So wirken z. B. die Omega-3-Fettsäuren gefäßerweiternd und entzündungshemmend. Bei einer Unterversorgung an essentiellen Fettsäuren könnte es z. B. zu Wachstumsstörungen, einer gestörten Wundheilung oder zu Hautveränderungen kommen.

Aminosäuren (Proteine)

Die Zufuhr von Proteinen (Eiweißen) ist die Voraussetzung für zahlreiche körpereigene Prozesse, so auch für den Aufbau von Muskulatur und Stützgewebe. Es gibt verschiedene Proteingruppen, die sich der Körper aus den Aminosäuren aufbaut: Hormone (z. B. Insulin, Wachstumshormon) regulieren verschiedene Stoffwechselprozesse, wie den Glukosestoffwechsel. Strukturproteine (z. B. Kollagen, Keratin, Elastin) sind am Aufbau von Haaren, Haut, Nägeln und Bindegewebe beteiligt. Die Schutzproteine wie Fibrinogen, Immunoglobuline und Thrombin spielen eine wichtige Rolle bei der Blutgerinnung und Körperabwehr. Einige Eiweiße haben wichtige Transportfunktionen, wie z. B. Hämoglobin, Lipoprotein und Transferrin, die Sauerstoff, Fette und Eisen transportieren. Auch gehören Enzyme zur Gruppe der Proteine, die als Biokatalysatoren agieren. Besonders hervorzuheben sind essentielle Aminosäuren, z. B. Arginin, die nicht selbstständig vom Körper synthetisiert werden können und durch die Nahrung zugeführt werden müssen. Sie sind wichtig für das Immunsystem, indem sie u. a. die Synthese von T-Helferzellen und Lymphozyten stimulieren. Arginin ist darüber hinaus wesentlich für den Kollagenaufbau und die Produktion von Wachstumshormonen und damit ein ausschlaggebender Faktor in der Wundheilung.

> Die Nahrung sollte wie folgt aus den Makronährstoffen zusammengesetzt sein: Fette 30 %, Kohlenhydrate 55 % und Eiweiße 15 %.

Vitamine

Vitamine können vom Körper nicht selber hergestellt werden (essentieller Nährstoff) und müssen regelmäßig mit der Nahrung zugeführt werden. Sie sind Grundlage für wichtige Stoffwechselvorgänge und fördern die Kollagenbildung (Vitamin A und C). Eine ungenügende Zufuhr kann zu schweren Mangelerscheinungen und sogar zu einer akuten Lebensbedrohung führen. Größere Wunden führen zu überdurchschnittlichen Verlusten durch Wundexsudat. Hinzu kommt die Ausscheidung über den Urin. Es gibt fett- und wasserlösliche Vitamine. Sie haben unterschiedlich lange Speicherzeiten im Körper.

Mineralstoffe

Mineralstoffe sind ebenfalls essentielle Nährstoffe und haben eine tragende Rolle in der Immunabwehr und Wundheilung. Sie regulieren den Wasserhaushalt, Säure-Basen-Haushalt, liefern Elektrolyte (z. B. Kalium, Kalzium, Magnesium, Natrium) und steuern den osmotischen Druck in den Körperflüssigkeiten. Krankheitszustände, wie z. B. Durchfall, können zu akuten Verlusten führen, die einen schnellen Ausgleich mit Mineralstoffen notwendig machen.

Spurenelemente

Spurenelemente wie Jod, Mangan, Selen oder Zink werden zur optimalen Aufnahme der Makronährstoffe Kohlenhydrate, Fett und Protein benötigt. Sie verbessern die Angiogenese, die postoperative Narbenbildung und sind in allen Wundheilungsphasen wichtig. Insbesondere Zink spielt in der Eiweißsynthese eine bedeutende Rolle.

7.1 Gesteigerter Bedarf bei Wunden

Bei der Wundheilung findet ein aufwendiger Wiederherstellungsprozess statt, der viel Energie und Zellbaumaterial verbraucht. Die Nahrung dient zur Bereitstellung dieser benötigten Ressourcen und ist somit ein wesentlicher Faktor für einen erfolgreichen Heilungsprozess. So kann der Ernährungszustand bei ungenügender Nährstoffzufuhr die Abheilung negativ beeinflussen und beispielsweise das Auftreten eines Dekubitalgeschwürs beschleunigen.

In der ersten Phase der Wundheilung, der **Reinigungsphase** findet eine **katabole** (Eiweißabbau) Autolyse statt, d. h. eine Selbstreinigung der Wunde durch Ausschwemmung. Leukozyten, wie u. a. Makrophagen, sind die Hauptakteure beim Abbau von Zelltrümmern, Abfallprodukten und Belägen.

Die zweite Phase, die **Proliferations- oder Granulationsphase,** wird durch eine **anabole** (Aufbaustoffwechsel) Stoffwechselumstellung eingeleitet. Durch Einwanderung von Fibroblasten erfolgt der Aufbau von Kollagengewebe. Rot gekörntes, gut durchblutetes Granulationsgewebe wird sichtbar. Es kommt zur Intensivierung der Eiweißsynthese in den Körperzellen, speziell der Albuminsynthese in der Leber. Die Muskelkraft wird durch diesen anabolen Eiweißeinbau verstärkt. Aus den Nährstoffen nimmt der Körper vermehrt Proteine auf, wodurch sich das Hungergefühl steigert. Die anabole Umstellung des Stoffwechsels ist die Grundvoraussetzung für eine optimale Wundheilung.

Daraus wird deutlich, dass dem Organismus während dieser Phase eine speziell optimierte Nahrung zugeführt werden muss, um eine Wundheilung zu erreichen und zu fördern. Erst dann kann die dritte Phase der Wundheilung, die **Epithelisierung,** einsetzen. Die „gut ernährte Wunde" fängt nun an, sich vom Wundrand her langsam zuzuziehen (zu epithelisieren). Mit dem Ende dieses Prozesses ist die Wundheilung abgeschlossen.

Energiebedarf

Bei einem gesunden Erwachsenen wird ein täglicher Grundumsatz von 24 kcal/kg Körpergewicht/Tag berechnet. Der Grundumsatz richtet sich nach der Körpergröße, dem Klima und dem Lebensalter. Durch

Tabelle 7.1: Aktivitäts- und Stressgrad und der Einflussfaktor auf den Grundumsatz

Aktivitätsgrad	**Aktivitätsfaktor**
Beatmet	GU × 1,0
Bettlägerig	GU × 1,2
Teilmobil	GU × 1,25
Mobil	GU × 1,3
Stressgrad	**Stressfaktor**
Komplikationslos	GU × 1,0
Frakturen	GU × 1,2 – 1,35
Kleine Operation	GU × 1,2
Dekubitalulkus/Wunde < 50 cm² in Abhängigkeit von Tiefe/Taschenbildung	GU × 1,3 – 1,5
Dekubitalulkus/Wunde > 50 cm² in Abhängigkeit von Tiefe/Taschenbildung	GU × 1,5 – 1,9
Superinfektion/Sepsis	GU × 1,4 – 1,6
Verbrennungen	GU × 2,1
Der Gesamtenergiebedarf berechnet sich aus GU × Aktivitätsfaktor × Stressfaktor	

körperliche Tätigkeit steigt die Stoffwechselleistung an, der Grundumsatz muss dann entsprechend erhöht werden. Bei sehr anstrengendem körperlichem Einsatz kann dies eine Erhöhung bis zu 60 % bedeuten. Auch bei bestimmten Krankheitsbildern verändert sich der Energiebedarf:

- Bettlägerige Patienten: 25 – 30 kcal/kg Körpergewicht/Tag
- Tumorpatienten, Dekubitus, andere Wunden: 30 – 35 kcal/kg Körpergewicht/Tag
- Polytraumen, hochgradige Verbrennungen: 35 – 40 kcal/kg Körpergewicht/Tag.

Diese Angaben sind allerdings nur Pauschalwerte. Eine genauere **Berechnungsmethode des Grundumsatzes GU** (auch Basic Metabolic Rate, BMR genannt) bietet die Erfassung nach der **Harris-Benedict-Formel.** Das Ergebnis wird in Kilokalorien (kcal) berechnet.

Beispiel Männer:

GU (kcal/24 h) = 66 + (13,7 x Gewicht in kg) + (5 x Größe in cm) – (6,8 x Alter in Jahren)
Beispiel eines Mannes mit 76 kg, Größe von 176 cm und 74 Jahren:

GU (kcal/24 h) = 66 + (13,7 × 76) + (5 × 176) – (6,8 × 74) = 1484 kcal

Beispiel Frauen:

GU (kcal/24 h) = 655 + (9,6 × Gewicht in kg) + (1,8 × Größe in cm) – (4,7 × Alter in Jahren)
Beispiel einer Frau mit 66 kg, Größe von 161 cm und 80 Jahren:

GU (kcal/24 h) = 655 + (9,6 × 66) + (1,8 × 161) – (4,7 × 80) = 1202,4 kcal

Diese Formel beschreibt lediglich den Grundumsatz. Ergänzend hierzu sollten die sogenannten bedarfssteigernden Faktoren „Aktivität“ und „Stress“ in die Berechnung mit einfließen.

Eiweißbedarf

Der Eiweißbedarf von Menschen mit Wunden ist erhöht. Es wird eine Eiweißaufnahme von 0,8 g Eiweiß/kg Körpergewicht/Tag empfohlen. Bei Patienten mit Dekubitus oder anderen Wunden, einer ausgeprägten Mangelernährung oder hochgradigen Verbrennungen liegt der Proteinbedarf bei 1,0 – 1,5 g/kg Körpergewicht/Tag. Proteine werden für die Vernarbung und somit zur Abheilung der Wunde benötigt. Je nach Grad der Wundexsudation können pro Tag bis zu 50 g Eiweiß über die Wunde verloren gehen.

Flüssigkeitsbedarf

Der Flüssigkeitsbedarf beträgt bei einem herzgesunden Menschen ohne Flüssigkeitseinschränkung 30 – 40 ml/kg Körpergewicht/Tag. Diese Zahl gilt als Orientierungswert und leitet sich aus Empfehlungen der Deutschen Gesellschaft für Ernährung (DGE) ab.

Die Grundsatzstellungnahme zur Ernährung und Flüssigkeitsversorgung älterer Menschen vom Medizinischen Dienst der Spitzenverbände der Krankenkassen (MDS) empfiehlt nachfolgende Formel zur Berechnung des Flüssigkeitsbedarfs (DGE et al. 2000, Chidester & Spangler 1997):

- 100 ml je kg für die ersten 10 kg
- 50 ml je kg für die zweiten 10 kg
- 15 ml für jedes weitere kg.

Beispiel bei 65 kg: 1000 + 500 + 675 = 2175 ml

Diese Methode berechnet den gesamten Tagesflüssigkeitsbedarf. Um die Trinkflüssigkeitsmenge zu berechnen, sind von diesem Gesamtwert die Flüssigkeitsanteile der aufgenommenen Nahrung abzuziehen. Als Orientierungswert kann bei üblicher Nahrungszusammensetzung je zugeführter kcal davon ausgegangen werden, dass ca. 0,33 ml Flüssigkeit enthalten sind (DGE et al. 2000). Bei Sondenkost ist auf die Angaben der einzelnen Hersteller zu achten.

Bei vermehrten Flüssigkeitsverlusten im Falle von Fieber, Erbrechen, Durchfall, starkem Schwitzen, großflächigen Wunden und Verbrennungen ist die verlorene Flüssigkeit entsprechend auszugleichen. Bestimmte Krankheitsbilder, wie Niereninsuffizienz, Dialysetherapie, Herzinsuffizienz oder Ödeme, können aber auch eine Flüssigkeitsrestriktion erfordern. Dies ist jeweils auf ärztliche Anordnung zu berücksichtigen und genau festzulegen.

Durch einen Flüssigkeitsmangel wird das Blut dickflüssiger, d.h. die Durchblutung wird schlechter und so ist auch die Versorgung der Zellen mit Sauerstoff und Nährstoffen nicht ausreichend gewährleistet.

Wird der Flüssigkeitsbedarf nicht ausreichend gedeckt, kann es zu einer **Dehydratation** kommen. Kennzeichen einer drohenden oder bereits bestehenden Dehydratation sind: trockene Mundschleimhäute, verminderter und konzentrierter Urin, schwacher und schneller Puls, in Falten abhebbare Haut und zunehmende Eintrübung. Üblicherweise führt eine Unterversorgung mit Flüssigkeit zu Schwindel, Schwäche und Blutdruckabfall. Dadurch steigt das Risiko von Verletzungen und Knochenbrüchen durch Stürze. Weitere physiologische Auswirkungen sind trockene, anfällige Haut mit herabgesetzter Hautspannung und Elastizität, Elektrolytentgleisung mit begleitenden Krämpfen und Verstopfung. Flüssigkeitsmangel kann weitere dramatische Folgen haben. Schwere Fälle von Austrocknung führen zu Kreislauf- und Organversagen, Bewusstlosigkeit bis zum Tod.

Deshalb ist eine Ein- und Ausfuhrkontrolle, z.B. mittels eines Trinkplans, bei gefährdeten Patienten/Bewohnern empfehlenswert.

Ernährungstherapie bei Wunden/Dekubitus

Wichtig ist bei bestehenden Wunden die Zufuhr von:

- Nährstoffen, die entscheidend am Aufbau von neuen Zellen und Kollagengewebe beteiligt sind, z.B. Proteine, Vitamin A, alle B-Vitamine, Vitamin C, Arginin, Zink und Eisen
- Nährstoffen, die entzündlichen Reaktionen entgegenwirken und freie Radikale ausschalten können, z.B. Antioxidantien; generell ist die Zufuhr von Proteinen und Mikronährstoffen, z.B. Vitaminen der B-Gruppe, Vitamin C, Arginin, Zink, Selen und Antioxidantien wie Vitamin D notwendig
- Ausreichend Flüssigkeit.

Es gibt verschiedene Möglichkeiten, die benötigten Nährstoffe aufzunehmen:

- Mit der Nahrung
- Mit Nahrungsergänzungspulvern
- Mit extra angereicherten Trinknahrungen in Tetrapacks; Tagesdosierung und Zusammensetzung hängen vom Wundstatus und Begleiterkrankungen ab; wenn ein Patient nicht trinken kann, ggf. Zufuhr über Nahrungssonde (nasal oder PEG).

Allerdings kann eine noch so optimale Ernährung und bestmögliche Wundversorgung keinen Heilungserfolg bringen, wenn die Grundursachen der Entstehung nicht mit behandelt und ausgeschaltet werden.

7.2 Malnutrition

Malnutrition (Fehl-, Mangelernährung) kann bei normal-, über- als auch untergewichtigen Menschen auftreten. Entscheidend ist, dass der Bestand der dem Körper zugeführten Nährstoffe aus dem Gleichgewicht geraten ist. Essentiell notwendige Stoffe wie Eiweiße, Fette und Mineralstoffe stehen dem Organismus nicht mehr in ausreichenden Mengen zur Verfügung.

> In der Anfangsphase einer **Malnutrition** sind Frühsymptome wie Antriebslosigkeit und Müdigkeit eher unspezifisch und werden oft als Demenz interpretiert.

Auftreten/Diagnostik von Malnutrition

Das frühzeitige Erkennen eines schlechten Ernährungszustandes ist Voraussetzung für erfolgreiche Gegenmaßnahmen. Verschiedene Analysemethoden stehen für die Bewertung des Ernährungszustands zur Verfügung. Bei einer aussagekräftigen Beurteilung sollten immer mehrere Faktoren betrachtet werden.

Der **Body Mass Index (BMI)** kann Aufschluss über ein Unter-, Norm- oder Übergewicht geben. Allerdings reicht dieses Instrument zur alleinigen Bewertung eines Ernährungszustandes nicht aus. So ist es möglich, dass der BMI (insbesondere bei älteren Menschen) leicht über eine vorhandene Mangelernährung hinwegtäuscht, weil z. B. ein hoher Wasseranteil (Eiweißmangelödem) im Körper eingelagert ist. Bei Patienten mit Amputation hat der BMI keine Aussagekraft bzw. benötigt eine spezielle Berechnungsformel.

> **Body Mass Index (BMI)**
> Er errechnet sich aus dem Ist-Gewicht (kg)/Körpergröße $(m)^2$.
> Beispiel:
> Körpergewicht = 60 kg
> Körpergröße = 1,66 m
> $BMI = 60 : (1{,}66)^2 = 21{,}7$

> **Tipp:** Bei bettlägerigen oder sitzenden Patienten, die ggf. nicht mehr ausgestreckt liegen können, kann zum Ermitteln der Körpergröße ein Kniehöhenmesser genutzt werden. Der Patient beugt im Sitzen oder Liegen sein linkes Kniegelenk um 90°. Die Kniehöhe wird anschließend an der Außenseite des Unterschenkels des linken Beins von der Fußsohle der Ferse bis zum oberen Rand der Kniescheibe gemessen. Unter Einbeziehung der Faktoren Alter und Geschlecht des Patienten lässt sich mit einem auf dem Kniehöhenmesser montierten Lineal nun die Körpergröße des Patienten ermitteln. Viele Firmen, u. a. Fresenius, stellen dieses Hilfsmittel kostenlos zur Verfügung.

Werte, die ≤ 19 sind, stehen für Untergewicht; Werte im Bereich von 20 – 25 kennzeichnen den Normbereich, und Werte > 25 sind ein Hinweis auf Übergewicht. Die Grundsatzstellungnahme des Medizinischen Dienstes der Spitzenverbände der Krankenkassen gibt bei der Altersgruppe ≥ 65 Jahre den Normbereich mit 24 – 29 an.

Weitere diagnostische Möglichkeiten:

- **Laboruntersuchung,** die genaueste Untersuchungsart: Albumin (Gesamteiweiß), Kalium, Transferrin, Folsäure, Vitamin-B-Spiegel, Serumeisen, Serumzink, Cholesterinesterase, Lymphozytenzahl, Präalbumin, Retinol Binding Protein.
- Messung der **Trizepshautfaltendicke** und des **Armmuskelumfanges:** Hinweise auf Zusammensetzung der Fett- und Muskelmasse des Körpers. Mit einem Messschieber wird die Hautdicke unterhalb des Trizeps gemessen und vom Armmuskelumfang abgezogen. Normwerte: Männer 28 cm, Frauen 22 cm. Größere Abweichungen ins Negative deuten auf einen Schwund der Muskelmasse hin.
- **Bioelektrische Impedanz Analyse (BIA)** bestimmt Anteile an Körperwasser, Fett-

Tabelle 7.2: Ursachen von Malnutrition		
Soziale und psychische Gründe	**Physische Gründe**	**Medikamente**
▪ Isolation ▪ Armut ▪ Verlust von Ehepartnern, nahen Freunden, Verwandten ▪ Verlust der vertrauten Umgebung ▪ Falsche Essensauswahl (fett und süß) ▪ Verlust der Selbstständigkeit ▪ Ablehnung fremder Hilfe (Einkauf, Zubereitung) ▪ Altersdepression	▪ Schluckbeschwerden ▪ Demenz ▪ Schlechtes Sehvermögen ▪ Stoffwechselstörung ▪ Abnahme von Geschmacks- und Geruchssinn ▪ Verminderte Speichelproduktion ▪ Geringere Verdauungsleistung ▪ Herabgesetztes Hungergefühl ▪ Verminderte Aufnahmefähigkeit von Nährstoffen	▪ Antibiotika → Angriff der Magen- und Darmflora, Abwehrschwäche ▪ Antihypertensiva, antineoplastische Medikamente → Übelkeit ▪ Anti-Parkinson-Mittel, Antihistaminika, trizyklische Antidepressiva → Mundtrockenheit ▪ Diuretika → Elektrolytausschwemmung bis -entgleisung ▪ Opiate → Obstipation ▪ Sedativa → Antriebsminderung ▪ Tranquilizer, Digitalis-Präparate, Neuroleptika → Appetitlosigkeit ▪ Zytostatika → gestörter Geschmacks- und Geruchssinn

masse und Körperzellmasse (Muskeln und Organe). Messung erfolgt über zwei Elektroden, die an Hand- und Fußrücken fixiert werden. Ein schwacher, nicht spürbarer Strom wird durch den Körper geleitet. Das BIA-Gerät misst die unterschiedlichen Widerstände der Körpergewebe und ermittelt so den jeweiligen Anteil. Bei Patienten mit Kontrakturen ist diese Meßmethode nicht anwendbar, da diese Widerstände darstellen und das Ergebnis verfälschen, das Gleiche gilt für Amputationen.

Unterstützend zu diesen Methoden wird im **Mini Nutritional Assessment (MNA)** der Patient nach seinen Lebensumständen und Essgewohnheiten befragt (☞ CD). Beispielhafte Fragen sind:

- Leben Sie unabhängig zu Hause?
- Haben Sie in letzter Zeit unbeabsichtigt Gewicht verloren?
- Nehmen Sie mehr als drei Medikamente pro Tag ein?
- Haben Sie Kau- und/oder Schluckstörungen?
- Wie sind Ihre Essgewohnheiten? Art der Lebensmittel/Menge
- Wie viele Mahlzeiten essen Sie pro Tag?
- Wie viel und welche Flüssigkeit trinken Sie am Tag?
- Benötigen Sie Unterstützung beim Essen?
- Sind sie mobil oder benötigen Sie Unterstützung?
- Fühlen Sie sich oft müde, schlapp und antriebslos?

Auch der BMI stellt ein Kriterium dieser Beurteilung dar. Bei verwirrten, dementen Patienten oder solchen mit einer geringen Compliance kann der Fragebogen allerdings weniger bis keine Aussagekraft haben.

Daneben gibt es weitere verschiedene Assessment-/bzw. Anamnesebögen und Risiko-Scores, die das Risiko einer Malnutrition bzw. den Ernährungszustand, insbesondere älterer Menschen, erfassen: z. B. Subjective Global Assessment (SGA), Screening für die geriatrische Langzeitbetreuung (Fa. Abbott), Malnutrition Universal Screening Tool (MUST) – Screening auf Mangelernährung im ambulanten Bereich, Nutritional Risk Screening (NRS) – Screening auf Mangelernährung im Krankenhaus/alte Menschen (☞ CD).

Folgen der Malnutrition

Mangelernährung geht häufig einher mit Appetitlosigkeit, die das Essverhalten nachhaltig stört. Die daraus resultierende Minderversorgung an essentiellen Nährstoffen führt zum körperlichen Abbau und schwächt den gesamten Organismus. Folgen sind u. a. **Antriebsarmut** und **Immobilität.** Der Patient wechselt immer seltener seine Lage. So kann über einen längeren Zeitraum Druck auf das Gewebe des Patienten einwirken und provoziert dadurch eine verminderte Durchblutung. Daraus resultiert eine unzureichende Versorgung des Gewebes mit Nährstoffen wie Glukose, Eiweiß, Elektrolyten, Sauerstoff, Spurenelementen und Vitaminen. Die Zellen in der betroffenen Körperregion sterben ab, und es bildet sich ein Druckgeschwür bis hin zur Nekrose aus.

Eine weitere Folge der Malnutrition ist die **Kachexie.** Durch einen fortschreitenden Gewichtsverlust kommt es zur Reduktion des Unterhautfettgewebes und die Haut über den Knochenvorsprüngen wird zunehmend dünner und atrophiert. Die Krümmung der Körperkontur hebt sich stärker hervor. Gleichzeitig nimmt die Widerstandsfähigkeit der Haut immer weiter ab. Die Druckempfindlichkeit wird so zunehmend erhöht. Als Folge kommt es zur Unterversorgung des Gewebes mit Nährstoffen, zum Absterben der Zellen und letztlich zum Ausbilden einer Gewebsnekrose. Insbesondere ein Mangel an Vitamin D und eine Minderversorgung von Kalzium führen zu einer Beeinträchtigung der Knochensubstanz. Folgeerkrankungen sind Osteoporose und bereits leichte Stürze können Knochenbrüche auslösen.

Auch kommt es zur Ausbildung von **Eiweißmangelödemen.** Flüssigkeit tritt aus der Blutbahn ins Gewebe aus und drückt die Kapillaren ab. Außerdem verlangsamt sich der Blutfluss in den Gefäßen bis hin zur Ischämie. Das Gewebe wird nur noch unzureichend mit Sauerstoff und Nährstoffen versorgt und Stoffwechselendprodukte werden verspätet abtransportiert. Dies führt letztendlich zur Ausbildung eines Ulkus.

Eine Mangelversorgung an lebensnotwendigen Nährstoffen hat negative Folgen für die Wundheilung:

- Verlängerte Entzündungsphase
- Verminderte Kollagensynthese
- Reduzierte Fibroblastenaktivität
- Reduzierte Angiogenese
- Verzögertes Remodelling
- Reduzierte mechanische Stabilität der Wunde.

Dies führt zu einer deutlich verzögerten Wundheilung.

Tipps zur Nahrungsaufnahme

- Gemütliche, appetitanregende Stimmung erzeugen: aufrechte Sitzhaltung, Keramikgeschirr, dekorierte Speisen
- Servietten nutzen (Lätzchen erinnern an Kleinkinderzeit)

- Rutschende Prothesen mit Haftcreme/Haftpulver fixieren; Gebisse, die Druckstellen verursachen, sanieren lassen
- Speichelfluss durch Kaugummi, Bonbon oder künstlichen Speichel anregen
- Bei Entzündungen im Mund mit Kamille- und Salbeiextrakten spülen
- Patient bestimmt Frequenz der Nahrungsaufnahme (auch beim Essen)
- Essensgabe immer auf Augenhöhe zum Patienten
- Bei selbstständigen Patienten zu Hause ggf. Einkaufshilfe oder Essen-auf-Rädern organisieren
- Hilfsmittel, z. B. Teller mit Randerhöhung, Besteck mit dicken Griffen, Trinkhalme anbieten (keine Schnabelbecher erschweren das Schlucken und die Menge/Temperatur des Getränks sind nicht abschätzbar)
- Bei Patienten mit Schluckstörungen ggf. Andickungsmittel verwenden, z. B. Thick & Easy®, Nutilis®, Thicken-Up®.

8 Schmerz

Schmerz ist eine körperliche Wahrnehmung, die auf Missstände oder Schädigungen hinweist. Schon Goethe hat darauf aufmerksam gemacht, dass der Schmerz der beste Freund des Menschen sei. Dieser ist ein Signal des Körpers, das vor nachhaltigen Schäden warnt. Dadurch werden Reflexe ausgelöst, die unwillkürliche Reaktionen zur Folge haben. Würde man beispielsweise einen Stein im Schuh nicht bemerken, könnte der permanente Druck ein Dekubitalgeschwür auslösen. Typisch ist auch das Augenschließen oder Zwinkern, um es vor einem Fremdkörper zu schützen. Ebenso bewahren die durch Hitze ausgelösten Schmerzen und die entsprechenden Schutzreaktionen, z. B. das Zurückzucken der Hand von einer heißen Herdplatte, den Körper vor Verbrennungen. Das „Zwicken" eines Splitters im Finger fordert etwa auf, diesen zu entfernen, bevor er eine Entzündung auslöst. Oft geht aber der Schmerz über das normale, warnende Maß hinaus, wie beispielsweise bei akuten oder gar chronischen Schmerzen. Der Expertenstandard „Schmerzmanagement in der Pflege" (DNQP 2005) formuliert: „Jeder Patient/Betroffene mit akuten oder tumorbedingten chronischen Schmerzen sowie zu erwartenden Schmerzen erhält ein angemessenes Schmerzmanagement, das dem Entstehen von Schmerzen vorbeugt, sie auf ein erträgliches Maß reduziert oder beseitigt."

8.1 Einteilung von Schmerz

Man unterscheidet drei Arten von Schmerz: Den **nozizeptiven** Schmerz, der auf eine Schädigung des Gewebes zurückzuführen ist, den **neuropathischen** Schmerz, der sich aus einer Schädigung der Nerven ergibt, und den **psychogenen** Schmerz, der von Furcht oder Angst ausgelöst wird.

Bei Wunden unterscheidet man zusätzlich in **chronischen** Wundschmerz und **akuten** Wundschmerz. Akute Wundschmerzen werden durch Schädigung oder Verletzung hervorgerufen. Die Intensität des Schmerzes hängt vom jeweiligen Reiz ab. Der akute Wundschmerz ist klar zu lokalisieren und dient als Warnung oder zum Schutz vor Schlimmerem. Vom eigentlichen auslösenden Vorfall abgekoppelt ist der chronische Wundschmerz. Bei diesem Signal hängt das Schmerzempfinden nicht mehr vom initiierenden Reiz ab und existiert hiervon unabhängig. Der chronische Wundschmerz hat seine Warnfunktion verloren und wird als permanente Empfindungsstörung zu einer eigenständigen Erkrankung.

Schmerztypen bei Wunden:
- Chronischer Schmerz, der auch in Ruhephasen auftritt → Mischform aus nozizeptivem, neuropathischem und psychogenem Wundschmerz
- Akuter Schmerz durch eine Verletzung oder ein Trauma hervorgerufen und klar lokalisierbar
- Akut-rezidivierender Schmerz beim Verbandwechsel, bei der Wundreinigung und beim Debridement.

8.2 Schmerzerfassung

Als subjektive Sinnesempfindung ist Schmerz nicht durch Geräte messbar. Zudem verfügt jeder Mensch über ein individuell ausgeprägtes Schmerzempfinden. Zur angepassten und erfolgversprechenden Schmerzbehandlung ist es notwendig, über Präsenz,

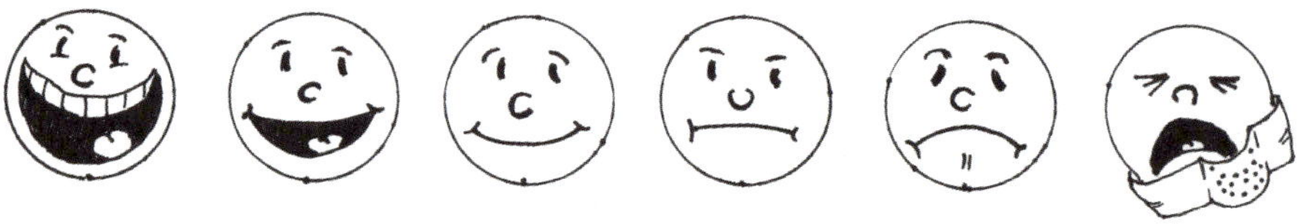

Abb. 8.1: Smiley-Skala, gezeichnet von Jan Hinnerk Timm.

Dauer und Intensität des Schmerzes informiert zu sein. Als Erfassungsinstrument dienen per Hand auszufüllende Schmerzskalen. Eine **numerische Skala** teilt die Schmerzintensität in einen Zahlenstrahl ein und der Patient benennt den Wert, dem sein empfundener Schmerz entspricht. Eine Zahlenskala wirkt zwar zunächst sehr genau, die Einteilung eines subjektiven Empfindens, wie es der Schmerz ist, kann allerdings vom selben Patienten von Tag zu Tag mit unterschiedlichen Werten belegt werden.

Empfindet der Patient den Schmerz beispielsweise als „erträglich“ und wählt dafür auf einer Skala mit 10 Ziffern die 5, könnte er sich bereits am nächsten Tag bei identischem Schmerzempfinden für die 3 entscheiden. Die Angaben einer solchen Skala und eine Dokumentation der Schmerzentwicklung über mehrere Tage sind somit eventuell ungenau.

Bei der Schmerzerfassung mittels einer **verbalen Rangskala** definiert der Patient anhand vorgegebener Begriffe seine Empfindung, z. B. keine Schmerzen, wenig Schmerzen, stärkere Schmerzen, starke Schmerzen. Zu beachten ist, dass beispielsweise ein „mäßiger Schmerz“ von Patient zu Patient anders empfunden wird. Die sogenannte **Smiley-Skala** fragt die Schmerzsituation des Patienten per symbolisierten Gesichtern ab. Das Symbol, das dem momentanen Empfinden am nächsten kommt, wird vom Patienten gekennzeichnet. Vorteil der Smiley-Skalen ist, dass die unterschiedlich ausgeprägte leidvolle Mimik der Symbole einen guten Anhaltspunkt für die Selbsteinschätzung des Patienten gibt.

Neben der Erstellung der Schmerzskala umfasst eine Schmerzanamnese den Eindruck vom stimmlichen Ausdruck des Patienten, seine Mimik und Gestik, Schonhaltungen und die allgemeine Körpersprache. Im persönlichen Gespräch fragt die Pflegekraft Art, Dauer und Auftreten der Schmerzen ab. Besonders aussagekräftig ist die Feststellung, bei welchen Bewegungen die Schmerzen auftreten und bei welchen Gelegenheiten sich Linderung einstellt. Einrichtungen sind gemäß dem Expertenstandard „Schmerzmanagement in der Pflege“ aufgefordert, eine Schmerzfibel zu erstellen und für die betroffenen Patienten ein Schmerztagebuch zu führen.

8.3 Schmerzen beim Verbandwechsel

Schmerzen stellen neben dem bei einigen, insbesondere bei entzündeten Wunden unangenehmen Geruch und großen Exsudatmengen, die stärkste Belastung für den Patienten dar. Es handelt sich nicht nur um eine physische, sondern auch um eine psychische Belastung, die das Verhältnis des Patienten zu seiner Erkrankung negativ beeinflusst. Physiologische Schmerzauslöser können Durchblutungsstörung, Druck, Ödem, Verletzung, Infektion, Neuropathie, Nekrose, Dermatitis sowie ein Tumor sein. Treten auch noch Schmerzen beim Verbandwechsel auf, sperrt sich der Patient möglicherweise gegen diese Behandlung. Diese ablehnende Haltung ist eine ernsthafte Beeinträchtigung der Pflege und stellt den gesamten Behandlungsprozess in Frage. Es ist also angeraten, einige Maßnahmen beim Verbandwechsel zu beachten, um die Schmerzen des Patienten zu mindern und die psychische Belastung möglichst gering zu halten. Der Patient sollte vor Beginn über den Ablauf des Verbandwechsels informiert sein und in die Behandlung miteinbezogen werden.

Schmerzvermeidung beim Verbandwechsel

- Vorgehensweise absprechen
- Stressfreie Umgebung schaffen
- Handy, Fernseher, Radio ausschalten
- Fenster schließen, Zugluft vermeiden
- Bequeme Lagerung
- Unnötige Berührungen der Wunde und Wundumgebung vermeiden
- Längeres Freilegen der Wunde vermeiden
- Patienten häufig ansprechen
- Bei Bedarf Pausen und Ablenkung (z. B. Hand halten)
- Schmerzen ernstnehmen
- Stopp-Signale vereinbaren (ggf. Klopfzeichen).

Im Zuge des Verbandwechsels können auf vielerlei Art Schmerzen erzeugt, ausgelöst und verstärkt werden. Verklebende Wundgaze verursacht beim Abziehen ebenso Schmerzen wie die Entfernung einer angetrockneten Wundauflage. Diese Materialien der traditionellen trockenen Wundbehandlung sollten deshalb neben vielen anderen Gründen (☞ Kap. 1, Grundlagen der Wundversorgung) nur eingeschränkt oder gar nicht zum Einsatz kommen. Es empfiehlt sich die Anwendung von zeitgemäßen, feucht haltenden Wundauflagen, stadien- und wundtypgerecht angepasst, die längere Wechselintervalle ermöglichen. Auch das zu schnelle Abziehen der Wundauflage kann, selbst wenn es sich um ein modernes Produkt handelt, schmerzauslösend sein. Der unterstützende Einsatz eines Pflasterlösers erleichtert ein schonendes Ablösen.

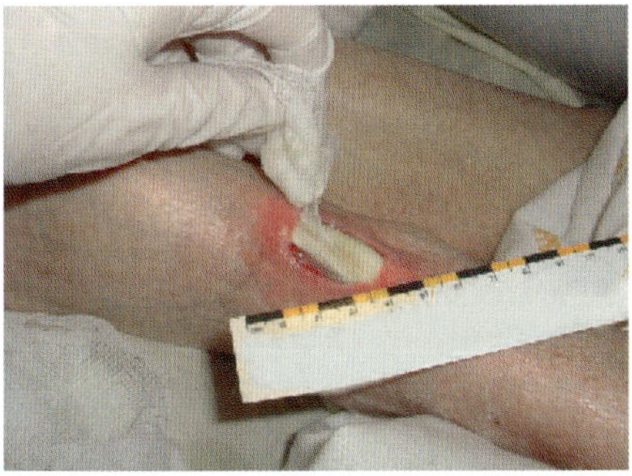

Abb. 8.2: Traumatischer Verbandwechsel durch verklebte Kompresse an einer freiliegenden Sehne.

Nach Möglichkeit sollten Wundauflagen ohne Klebefläche zum Einsatz kommen, da sich häufig überreizte Nerven in der Wundumgebung befinden. Bei einigen Wunden, insbesondere solchen mit gereizter oder empfindlicher Umgebungshaut, empfiehlt sich der unterstützende Einsatz eines Hautschutzes, z. B. 3M™ Cavilon™.

Falsches Ablösen von Folienverbänden kann zu schmerzhaften Hautläsionen und Rissen führen. Die Folie lässt sich durch stückweises Überdehnen parallel zur Haut atraumatisch lösen. Um Scherkräfte zu vermeiden, wird die Haut unterhalb der Folie durch Handauflegen gestützt.

Eine gute Unterstützung zur Schmerzvermeidung/-minimierung beim chirurgischen Debridement ist der Einsatz von Lokalanästhetika, wie z. B. Emla®-Creme. Diese wird direkt auf die Wunde aufgebracht, mit einer sterilen Transparentfolie abgedeckt und sollte 45 – 60 Minuten einwirken. Eine weitere Möglichkeit ist das Ausweichen auf ein autolytisches Debridement.

Die Wundspülung mit einer kühlen Flüssigkeit und zu großem Spüldruck kann die empfindliche Wunde ebenfalls unnötig reizen. Es ist daher immer angeraten, die

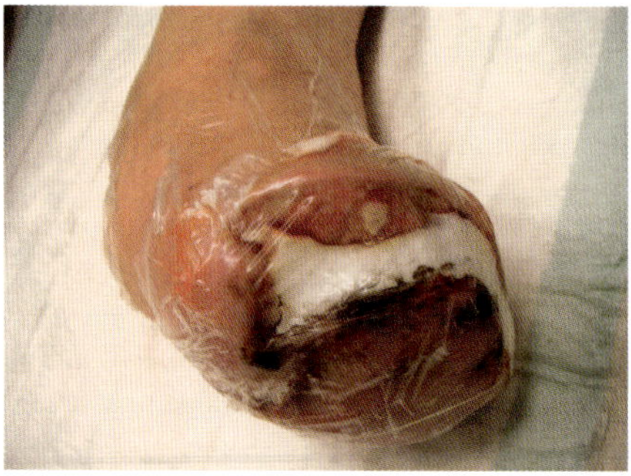

Abb. 8.3: Einsatz von Emla®-Creme.

Spülflüssigkeit vor Anwendung entsprechend zu erwärmen (☞ 2.1, Wundspülung).

Abschließend sollte der Patient den Sitz und den Ablauf des Verbandwechsels aus seiner Sicht und seinem Empfinden beurteilen.

Manchmal ist es unumgänglich, Schmerzmittel (Analgetika) zu verabreichen. Um die Wirksamkeit zu gewährleisten, sollten schmerzhemmende und schmerzstillende Medikamente entsprechend der Packungsbeilage rechtzeitig vor dem Verbandwechsel gegeben werden (Wirkeintritt beachten). Die Medikation erfolgt auf ärztliche Anordnung und wird in der Dokumentation vermerkt. Die systemische Behandlung von Dauerschmerzen sollte sich nach dem Stufenplan zur Behandlung von Schmerzen der Weltgesundheitsorganisation (WHO) richten.

Stufenplan zur Behandlung von Schmerzen (modifiziert nach WHO, 1986)

- **Stufe 1:** Nichtsteroidales Analgetikum (NSAR) mit/ohne Adjuvantien
- **Bei gleichbleibendem oder stärker werdendem Schmerz (Stufe 2):** Nichtsteroidales Analgetikum (NSAR) mit/ohne Adjuvantien + schwaches Opioid
- **Bei gleichbleibendem oder stärker werdendem Schmerz (Stufe 3):** Nichtsteroidales Analgetikum (NSAR) mit/ohne Adjuvantien + starkes Opioid.

Als Adjuvantien werden Produkte bezeichnet, die Schmerzmittelnebenwirkungen verringern (Laxantien), schmerzverstärkende Symptome beseitigen (Antitussiva) oder einen eigenen Beitrag zur Schmerzlinderung leisten (Psychopharmaka).
Dazu gehören:
- Antidepressiva und Neuroleptika
- Tranquilizer
- Antiemetika
- Sedativa
- Laxantien (z. B. gegen Opiatverstopfung)
- Antiallergika
- Antitussiva.

Häufige Fehler in der Schmerztherapie:
- Unterdosierung
- Medikation „bei Bedarf“
- Kombination entgegen den WHO-Empfehlungen (zwei Opioide oder zwei NSAR)
- Tranquilizer-Dauermedikation
- Fehlende Adjuvanstherapie (z. B. keine Antiemetik bei Opiatstart).

Weitere Strategien

Gezielte Kälte- und Wärmeanwendungen können akuten Schmerz kurzzeitig lindern. Beispielsweise kann, insbesondere bei infizierten Wunden, z. B. bei einem Erysipel, mit in einem sterilisierten Eiswürfelbehälter hergestellten Eiswürfel aus Octenisept®, über die Wunde gestrichen werden. Dadurch kann eine kühlende, schmerzstillende und abschwellende Wirkung erzielt werden. Eine weitere Methode ist eine Schmerzreduktion durch Applikation von Stromstößen und subkutaner Nervenreizung durch die transkutane elektronische Nervenstimulation (TENS). Auch Massage und spezielle Lagerung unter kinästhetischen Gesichtspunkten sowie der Einsatz spezieller Lagerungshilfsmittel können zur Schmerzlinderung beitragen. Meditation, Atem- oder andere Entspannungstechniken erfordern etwas Übung und eine entsprechende Grundeinstellung beim Patienten. Auch Musik und Akupunktur werden in der Schmerztherapie eingesetzt, letztere erfordert aber entsprechende Fachleute, genau wie die Elektrotherapie oder Schmerzlinderung mittels Ultraschall.

Speziell beschichtete Wundauflagen, z. B. mit Silikon (z. B. Mepilex®, Fa. Mölnlycke oder Cutimed® Siltec®, Fa. BSN), mit mikroadhäsiver Lipidokolloidmasse (UrgoCell® Contact, Fa. URGO), mit Soft-Gel (Allevyn® Gentle, Fa. Smith & Nephew) oder mit einem elastischen hydrophoben Polymer in Verbindung mit einem hydrierten Kohlenwasserstoffharz (Biatain® sanft haftend, Fa. Coloplast) sowie Silikonpflaster (z. B. Mepitac®) und Silikondistanzgitter (z. B. Mepitel®, Fa. Mölnlycke), ermöglichen einen schmerzarmen Verbandwechsel, da die Beschichtung ein Verkleben mit dem Untergrund verhindert.

Ein neuer Polyurethanschaumverband (Biatian®-Ibu) enthält 0,5 mg Ibuprofen pro cm^2, welches bei Kontakt mit dem Wundexsudat freigesetzt wird. In Abhängigkeit zur Exsudatmenge erfolgt eine kontinuierliche Abgabe von Ibuprofen in die Wunde (bis zu 7 Tage). Dadurch wird eine lokale Schmerzlinderung über die gesamte Tragezeit und während des Verbandwechsels erreicht. Die Indikation umfasst insbesondere Wunden, bei denen der Patient trotz guter Einstellung mit oralen oder transdermalen Analgetika einen erheblichen Restschmerz empfindet. Es muss sichergestellt werden, dass Ibuprofen-haltige Wundauflagen nur ergänzend, nicht im Austausch zu professioneller Schmerztherapie eingesetzt werden. Bei schwach nässenden Wunden ist der Schaum vor Aufbringen auf die Wunde mit NaCl 0,9 %-Lösung zu tränken, um ein Ankleben zu verhindern. Diese Wundauflage ist auch unter begleitender Kompressionstherapie einsetzbar.

Die ausgefeilteste Strategie gegen Schmerzen kann nicht die Zuwendung durch die Pflegekraft ersetzen. Schmerzen stellen immer auch eine psychische Belastung dar. Wenn der Verbandwechsel beim Patienten Stress und Angst auslöst, wird er sich, mehr oder weniger bewusst, gegen die Therapie sperren. In der Folge hat das negative Auswirkungen auf den Heilungsverlauf. Daher gilt: Grundsätzlich Schmerzen ernst nehmen und dem Patienten Zuspruch und Aufmerksamkeit zukommen lassen.

9 Standards der modernen Wundversorgung

Die gesetzlichen Vorgaben beinhalten die Verpflichtung zur Qualitätssicherung (SGB V § 135 ff.), d. h. es muss gewährleistet werden, dass Pflege nachvollziehbar und transparent ist. Wundstandards sollen dabei helfen, die Qualität zu sichern, den richtigen Behandlungsablauf einzuhalten und gleichzeitig Zeit zu sparen.

Die folgenden Standards dienen dem optimalen Einsatz der Produkte und Methoden der modernen Wundversorgung. So können Anwendungsfehler und damit Folgeschäden vermieden und ein koordiniertes Vorgehen gewährleistet werden, d. h. dass jede Pflegefachkraft nach den gleichen Maßgaben und mit denselben Materialien arbeitet. Dadurch wird eine rasche Wundheilung gefördert und die Wirtschaftlichkeit des Produkteinsatzes gesichert.

Die Standards ersetzen nicht eine persönliche Einschätzung und Beurteilung. Die individuellen Bedürfnisse des Patienten sowie der aktuelle Wundzustand fließen in die Entscheidung zum jeweiligen pflegerischen Vorgehen mit ein. Abweichungen vom Standard werden in der Dokumentation mit Begründung festgehalten.

Auch der Entwicklung der medizinischen Erkenntnisse ist durch eine zeitnahe Aktualisierung und Anpassung der Standards Rechnung zu tragen. Dies bedeutet ein einmalig erstellter Standard wird regelmäßig auf diese Aspekte überprüft und ggf. angepasst (SGB XI § 11 Abs. 1).

> Für das Vorgehen beim Verbandwechsel gibt es zwei Möglichkeiten: Wenn die Pflegefachkraft sich für die „Non-Touch-Technik" entscheidet, arbeitet sie mit unsterilen Handschuhen und sterilen Instrumenten. Sie berührt die Wunde nicht mit den Händen. Sterile Handschuhe sind notwendig, wenn keine sterilen Instrumente zur Anwendung kommen (☞ Kapitel 3).

Anmerkung

Während zur Wundspülung üblicherweise Ringerlösung, NaCl 0,9 %-Lösung oder wirkstoffhaltige Medizinprodukte, wie Prontosan®, Lavasorb® sowie Lavanid®-Lösung, verwendet werden, ist bei infektgefährdeten und infizierten Wunden der Einsatz zeitgemäßer antiseptischer Lösungen wie Octenisept® oder Serasept® angeraten.

In den Standards sind aus Platzgründen jeweils nur NaCl 0,9 %- und Ringerlösung als Wundspüllösung benannt. Es können aber ebenso die oben beschriebenen wirkstoffhaltigen Wundspüllösungen zum Einsatz kommen.

Standards zu Produkten, Produktgruppen und Methoden

Aktivkohle-Kompresse, Aktivkohleverband mit Silber, Alginat, Elektrostimulation, Feinporiger Polyurethanschaum-/Hydropolymerverband, Hyaluronsäure, Hydroaktive Wundauflage zur Nasstherapie, Hydro-Balance Wundauflage aus feuchter Cellulose, Hydrofaser, Hydrogel in Gelform, Hydrogelkompresse, Hydrokapillar-Verband (Alione®), Hydrokolloid-Verband, Kollagen-Wundauflage, Lokale Unterdrucktherаpie, Maden, Offenporige Schaumstoffe, Polyurethanschaumverband mit Ibuprofen, Protease modulierende Matrix (Promogran®), Semipermeable Transparentfolie, Silberhaltige Wundauflage, Vlieskompresse mit Superabsorber, Protease modulierender Salbenverband (Cadesorb®), Transparenter Hydroaktivverband (3M™Tegaderm™Absorbent), V. A. C.®-Therapie, Wirkstofffreie Wundauflage mit hydrophober Wechselwirkung (Cutimed® sorbact), Wundspülung, Ultraschall assistierte Wundreinigung (UAW).

Alle Standards sind auf der beiliegenden CD zur Nutzung für die Praxis enthalten. Beispielhaft sind hier nachfolgend die Standards „Alginat“, „Feinporiger Polyurethanschaum-/Hydropolymerverband“ und „Hydrogel in Gelform“ aufgeführt.

Im „Anhang 3: Beispielhafte Bennennung der u. a. in den Standards verwendeten Produktbezeichnungen“ sind die Namen der einzelnen Produkte, die aktuell am Markt (Stand Oktober 2008) erhältlich sind, aufgeführt.

Erstellt am: 12/2008	Erstellt von: Kerstin Protz	**Alginat**	Aktualisiert am:

Indikationen

- Mittel bis stark exsudierende Wunden
- Feucht (schmierig) belegte Wunden
- Unterminierte, zerklüftete, tiefe oder flächige Wunden
- Fisteln, Abszesse
- Klinisch infizierte Wunden bei Unterminierung zum Auffüllen der Wundtasche (Wundabdeckung konventionell = Kompresse + Klebevlies)
- Sekundäre Wundheilung bei Naht- und Hautnahtinsuffizienz (z. B. nach Platzbauch)
- Unfall- und Tumorchirurgie

Kontraindikationen

- Verkrustete Beläge (Alginate können kein Gel bilden wegen mangelnder Exsudation)
- Trockene Wunde
- Trockene Nekrose
- Verbrennungen 3. Grades
- Bekannte Überempfindlichkeit gegenüber dem Produkt oder seinen Bestandteilen

Ziele/Eigenschaften

- Durch den Kontakt mit Wundexsudat findet ein Austausch von Calcium-Ionen aus dem Alginat und Natrium-Ionen aus dem Wundexsudat statt;
  es kommt zum Quellen des Alginats und Umwandlung der Fasern in ein hydrophiles Gel, das die Wunde ausfüllt und feucht hält; je nach Alginat kann das Gel gelblich, bräunlich oder grünlich aussehen
- Wundkonditionierung
- Wirken durch das Calcium blutstillend
- Hohes Saugvermögen → nehmen ca. das 20-Fache ihres Eigengewichtes an Flüssigkeit auf; Exsudataufnahme unter Einschluss von Keimen und Zelltrümmern/Abfällen in die Gelstruktur
- Reinigung tiefer, mittel bis stark exsudierender Wunden
- Granulationsförderung

Maßnahmen

- Patient über geplante Maßnahmen informieren und entsprechend lagern
- Bettschutz einlegen
- Abwurf bereitstellen
- Ablage, um Material vorzubereiten
- Material bereitlegen: Alginat (je nach Wunde: als Kompresse oder Tamponade); zur Abdeckung **bei nicht infizierten Wunden:** HKV/HCV/HPV/Hydrogelkompresse/semipermeable Transparentfolie/Transparenter Hydroaktivverband, Rand evtl. zusätzlich mit Transparentfolie/Klebevlies fixieren; **bei infizierten Wunden:** Kompresse, elastische Mullbinde/Klebevlies/Pflaster; sterile Schere und Pinzette
- Hände desinfizieren und bei Verschmutzung waschen (je nach hauseigenem Hygienestandard)
- Mit unsterilen Handschuhen alten Verband lösen und verwerfen
- Hände desinfizieren und Einmalhandschuhe wechseln
- Wundreinigung mit Ringerlösung/NaCl 0,9 %, Spritze, Kanüle, Knopfkanüle oder Einmalspülkatheter
- Wundränder mit steriler Kompresse trocken wischen, bei Bedarf Hautschutz applizieren
- Inspektion der gereinigten Wunde
- Bei Veränderungen Arzt informieren
- Genaue Vermessung der Wunde alle 7 – 14 Tage und bei relevanten Veränderungen (siehe Dokumentation)
- Ggf. Fotodokumentation (alle 7 – 14 Tage) und bei Wundveränderung

- Alginat je nach Wunde locker in Wundtaschen tamponieren oder passend auf feuchte, oberflächliche Wunden auflegen; es quillt stark auf und würde bei zu festem Tamponieren die Wundränder auseinandertreiben und die frischen Zellen zerstören
- Wundabschluss/Sekundärverband je nach Wundart/-exsudation mit entsprechendem Material
- **Möglichkeiten der Abdeckung:** stark exsudierende oder infizierte Wunden → Saugkompressen (mind. 1x/Tag wechseln); mittel/mäßig exsudierende Wunden → z. B. HPV/HKP (Wechsel alle 2 – 4 Tage); wenig/schwach exsudierende Wunden → z. B. Transparenter Hydroaktivverband, HCV, semipermeable Transparentfolie (Wechsel spätestens nach 7 Tagen)
- Um frühzeitiges Verrutschen des Sekundärverbands zu vermeiden, Ränder zusätzlich mit Klebevlies oder Transparentfolie fixieren (nur bei intakter Umgebungshaut)
- Verbandwechsel bei infizierten Wunden täglich; ansonsten wenn Alginat vollständig aufgequollen ist und kein Wundexsudat mehr aufnehmen kann (je nach Alginat bis zu 4 Tage, bei einigen Produkten bis zu 7 Tage; Packungsbeilage beachten!)
- Abfälle entsorgen
- Patienten informieren und lagern
- Hände desinfizieren und bei Verschmutzung waschen (je nach hauseigenem Hygienestandard)

Dokumentation

- Bei Dekubitalulzerationen Risikoeinschätzung anhand einer Risikoskala in individuellem Zeitabstand je nach Maßgabe der Einrichtung
- Regelmäßiges Monitoring der Wunde (= Dokumentation von Veränderungen zum Vorzustand) nach jedem Verbandwechsel auf extra Wunddokumentationsbögen
- Dokumentation von: Lokalisation, Wundgrund/häufigste Gewebeart, Wundexsudation (Menge, Farbe, Geruch), Infektionszeichen, Wundrand und -umgebung, Größe inkl. Tiefe und Taschen/Fisteln/Unterminierungen (= Vermessung alle 7 – 14 Tage und bei relevanten Veränderungen); Begleitmaßnahmen: Lagerung, Hilfsmittel, Systeme, Medikamente, Fotodokumentation alle 7 – 14 Tage und bei Wundveränderung (Patienteneinwilligung)

Anwendungshinweise

- **Verweildauer:** 1 – 4, einige Produkte (je nach Exsudation) bis zu 7 Tage (Packungsbeilage beachten!); bei infizierten Wunden täglicher Verbandwechsel
- Bei eher trockenen Wunden können Alginate vor Einsatz mit Ringer-/oder NaCl 0,9 %-Lösung angefeuchtet werden; allerdings ist zu beachten, dass die Aufnahmekapazität dadurch entsprechend geringer wird
- Bleiben Alginatanteile trocken, produziert die Wunde zu wenig Wundexsudat → Umstellung auf ein geeignetes Präparat, z. B. Hydrogele in Gelform
- Verklebte Faserreste am Wundrand mit NaCl 0,9 %-/oder Ringerlösung vorsichtig ablösen
- Das Alginat sollte nicht den Wundrand überlappen → Mazerationsgefahr; unter sterilen Bedingungen passend zurechtfalten oder zuschneiden
- Alginat rückstandsfrei aus der Wunde entfernen, insbesondere aus Taschen/Wundhöhlen → ist ein Fremdkörper, bei Verbleib → Infektionsgefahr
- Geruchsbildung
- Sekundärabdeckung erforderlich

Komplikationen

- Allergie
- Gewebsschädigung durch zu festes Tamponieren
- Mazeration der Umgebungshaut

Allgemeines

- Bestand überprüfen; b. B. Arzt wegen Verordnung kontaktieren
- Qualifikation: examiniertes Pflegefachpersonal

Unterschriften:

PDL:

Beh. Arzt:

Erstellt am: 12/2008	Erstellt von: Kerstin Protz	**Feinporiger Polyurethanschaum-/Hydropolymer-Verband (= HPV)**	Aktualisiert am:

Indikationen

- Je nach Schaumeigenschaften stark, mittelstark bis mäßig exsudierende Wunden
- Zum Austamponieren bei sauberen, granulierenden, tiefen, exsudierenden Wunden und Taschen
- Wunden, über die eine Kompression angebracht wird, z. B. Ulcus cruris venosum
- Exsudierende Ulzera und Diabetisches Fußsyndrom
- Schmierig, fibrinbelegte Wunden
- Bei problematischer Umgebungshaut (z. B. bei sehr schuppiger, trockener, mazerierter oder empfindlicher Umgebungshaut): hierfür gibt es extra HPV ohne Kleberand, die dann locker mit einer Binde fixiert werden
- Dünne oder speziell beschichtete (z. B. mit Silikon oder Soft-Gel) HPV für die Epithelisierungsphase

Kontraindikation

- Einige Produkte sollten nicht bei klinisch infizierten Wunden (speziell Anaerobierinfektionen) eingesetzt werden; Ausnahme ist die Hydropolymertamponade; diese sollte dann nur mit traditionellen Verbandstoffen, z. B. Kompresse, abgedeckt werden
- Trockene Wunden
- Verbrennungen 3. + 4. Grades
- Nekrotische Wunde: bestenfalls zur Abdeckung und damit in Kombination mit anderen modernen Wundprodukten (Hydrogel in Gelform)
- Bekannte Überempfindlichkeit gegenüber dem Produkt oder seinen Bestandteilen

Ziele/Eigenschaften

- Einige quellen beim Kontakt mit Wundexsudat auf und kleiden so die Wunde aus, ohne dabei ein Gel zu bilden oder sich zu verflüssigen; es verbleiben keine Rückstände in der Wunde
- Einschluss von Keimen und Zelltrümmern/Abfällen sowie überschüssigem Wundexsudat in die feinporige Schaumstruktur
- Fördern die Granulation; starker Granulationsreiz: Matrix für Gewebsneubildung
- Hohes Absorptionsvermögen, ohne die Wunde auszutrocknen
- Besitzen gute Polstereigenschaften
- Sind als Wundabdeckung sowie als „Cavity-/Packing"-Schäume zum Tamponieren von Wundhöhlen/-taschen erhältlich
- Haben zum Teil eine extra „Sakral- oder Fersenform", um sie an Problembereichen besser anmodellieren zu können

Maßnahmen

- Patient über geplante Maßnahmen informieren und entsprechend lagern
- Bettschutz einlegen
- Abwurf bereitstellen
- Ablage, um Material vorzubereiten
- Material bereitlegen: HPV mit/ohne Klebefläche, je nach Hautzustand mit/ohne spezielle Beschichtung sowie extra-/normalsaugfähig oder dünn, oder bei Wundhöhlen/-taschen als cavity Packing HPV, bei Anwendung ohne Klebefläche elastische Binde zum Fixieren, b. B. Klebevlies/Transparentfolie um evtl. Plattenrand zus. zu fixieren, ggf. je nach Wundzustand weitere Produkte z. B. Hydrogel für Beläge
- Hände desinfizieren und bei Verschmutzung waschen (je nach hauseigenem Hygienestandard)
- Mit unsterilen Handschuhen alten Verband lösen und verwerfen

- Hände desinfizieren und Einmalhandschuhe wechseln
- Wundreinigung mit Ringerlösung/NaCl 0,9 %, Spritze, Kanüle, Knopfkanüle oder Einmalspülkatheter
- Wundränder mit steriler Kompresse trocken wischen, bei Bedarf Hautschutz applizieren
- Inspektion der gereinigten Wunde
- Bei Veränderungen Arzt informieren
- Genaue Vermessung der Wunde alle 7 – 14 Tage und bei relevanten Veränderungen (siehe Dokumentation)
- Ggf. Fotodokumentation (alle 7 – 14 Tage) und bei Wundveränderung
- Bei tiefen Wunden: lockeres Tamponieren der Wundtaschen mit entsprechenden cavitiy/packing HPV nur bis zu maximal $^2/_3$ auffüllen, da die Produkte stark aufquellen
- **Bei HPV mit Klebeflächen:** evtl. vorhandene Haare rasieren, um eine Haarbalgreizung zu vermeiden; Haut muss trocken und fettfrei = frei von Salben sein, sonst haftet der Verband nicht
- HPV auf die Wunde auflegen/kleben
- Wundauflage sollte den Wundrand ca. 2 cm überragen
- Um ein frühzeitiges Verrutschen des HPV zu vermeiden, können die Ränder zusätzlich mit Klebevlies oder Transparentfolie fixiert werden (nur bei intakter Umgebungshaut); bei problematischer Umgebungshaut: HPV ohne Klebefläche locker mit elastischer Binde fixieren; bei epithelisierenden Wunden dünnen oder speziell beschichteten HPV aufkleben
- Verbandwechsel wenn Wundkissen völlig aufgequollen ist
- Abfälle entsorgen
- Patienten informieren und lagern
- Hände desinfizieren und bei Verschmutzung waschen (je nach hauseigenem Hygienestandard)

Dokumentation

- Bei Dekubitalulzerationen Risikoeinschätzung anhand einer Risikoskala in individuellem Zeitabstand je nach Maßgabe der Einrichtung
- Regelmäßiges Monitoring der Wunde (= Dokumentation von Veränderungen zum Vorzustand) nach jedem Verbandwechsel auf extra Wunddokumentationsbögen
- Dokumentation von: Lokalisation, Wundgrund/häufigste Gewebeart, Wundexsudation (Menge, Farbe, Geruch), Infektionszeichen, Wundrand und -umgebung, Größe inkl. Tiefe und Taschen/Fisteln/Unterminierungen (= Vermessung alle 7 – 14 Tage und bei relevanten Veränderungen); Begleitmaßnahmen: Lagerung, Hilfsmittel, Systeme, Medikamente, Fotodokumentation alle 7 – 14 Tage und bei Wundveränderung (Patienteneinwilligung)

Anwendungshinweise	Komplikationen
▪ Verweildauer: 1 – 7 Tage ▪ Einige Produkte dürfen nicht geschnitten werden, da dadurch ihre Saugstruktur zerstört wird ▪ Einige Produkte können durch verstopfte Poren zähflüssiges Wundexsudat nicht optimal aufsaugen ▪ Je nach Produkt Sekundärabdeckung erforderlich	▪ Allergie ▪ Mazeration der Umgebungshaut ▪ Hypergranulation ▪ Gewebeschädigung durch zu festes Tamponieren

Allgemeines

- Bestand überprüfen; b. B. Arzt wegen Verordnung kontaktieren
- Qualifikation: examiniertes Pflegefachpersonal

Unterschriften:

PDL:

Beh. Arzt:

Erstellt am: 12/2008 Erstellt von: Kerstin Protz **Hydrogel in Gelform** Aktualisiert am:

Indikationen

- Zur Befeuchtung bei trockenen Wunden
- Zur Förderung der Autolyse von Fibrinbelägen und trockenen oder feuchten Nekrosen
- Verbrennungen 2. Grades
- Bei freiliegenden Sehnen, Knochen, Muskulatur (zum Feuchthalten und Beschleunigung des Zellwachstums)

Kontraindikation

- Nekrosen und Beläge bei unbehandelter pAVK
- Stark nässende und blutende Wunden
- Bekannte Überempfindlichkeit gegenüber dem Produkt oder seinen Bestandteilen

Ziele/Eigenschaften

- Wirkt autolytisch: unterstützt durch die Abgabe von Feuchtigkeit den Abbau von Nekrosen und Fibrinbelägen
- Wirkt granulationsfördernd
- Kann zum Teil Exsudat einlagern
- Schafft ein optimales Milieu für die weitere Wundheilung
- Ist formstabil; kann dadurch gut an schwierigen Körperstellen wie der Fersenregion appliziert werden, ohne wegzufließen
- Hydratisiert trockene Wunden

Maßnahmen

- Patient über geplante Maßnahmen informieren und entsprechend lagern
- Bettschutz einlegen
- Abwurf bereitstellen
- Ablage, um Material vorzubereiten
- Material bereitlegen: Hydrogel, geeignete Sekundärabdeckung (je nach Exsudation), z. B. semipermeable Transparentfolie, HPV
- Hände desinfizieren und bei Verschmutzung waschen (je nach hauseigenem Hygienestandard)
- Mit unsterilen Handschuhen alten Verband lösen und verwerfen
- Hände desinfizieren und Einmalhandschuhe wechseln
- Wundreinigung mit Ringerlösung/NaCl 0,9 %, Spritze, Kanüle, Knopfkanüle oder Einmalspülkatheter
- Wundränder mit steriler Kompresse trocken wischen, bei Bedarf Hautschutz applizieren
- Inspektion der gereinigten Wunde
- Bei Veränderungen Arzt informieren
- Genaue Vermessung der Wunde alle 7 – 14 Tage und bei relevanten Veränderungen (siehe Dokumentation)
- Ggf. Fotodokumentation (alle 7 – 14 Tage) und bei Wundveränderung
- Hydrogel je nach „Dicke" der Beläge/Nekrosen ca. 0,3 – 0,5 cm dick auftragen
- Tipp: Wundabdeckung bei eher trockenen Belägen mit einer sterilen Transparentfolie (damit das Gel optimal einwirken kann), bei eher feuchten Belägen mit einem Polyurethanschaum, um überschüssiges Wundexsudat aufnehmen zu können; aber auch andere Abdeckungen sind möglich; bei täglichen Verbandwechseln aus Kostengründen mit einem Wunddistanzgitter und sterilen (Saug-)Kompressen abdecken
- Bei starker Geruchsbildung kann zusätzlich eine Aktiv-Kohle-(Silber-)Auflage verwendet werden; wird dann mit steriler Kompresse, Klebevlies/Pflaster abgedeckt
- Um frühzeitiges Verrutschen des HPV zu vermeiden, Ränder zusätzlich mit Klebevlies oder Transparentfolie fixieren (nur bei intakter Umgebungshaut)
- Verbandwechsel je nach Dicke der Nekrosen/Beläge alle 1 – 3 Tage
- Abfälle entsorgen
- Patienten informieren und lagern
- Hände desinfizieren und bei Verschmutzung waschen (je nach hauseigenem Hygienestandard)

Dokumentation	
▪ Bei Dekubitalulzerationen Risikoeinschätzung anhand einer Risikoskala in individuellem Zeitabstand je nach Maßgabe der Einrichtung ▪ Regelmäßiges Monitoring der Wunde (= Dokumentation von Veränderungen zum Vorzustand) nach jedem Verbandwechsel auf extra Wunddokumentationsbögen ▪ Dokumentation von: Lokalisation, Wundgrund/häufigste Gewebeart, Wundexsudation (Menge, Farbe, Geruch), Infektionszeichen, Wundrand und -umgebung, Größe inkl. Tiefe und Taschen/Fisteln/Unterminierungen (= Vermessung alle 7 – 14 Tage und bei relevanten Veränderungen); Begleitmaßnahmen: Lagerung, Hilfsmittel, Systeme, Medikamente, Fotodokumentation alle 7 – 14 Tage und bei Wundveränderung (Patienteneinwilligung)	
Anwendungshinweise	**Komplikationen**
▪ **Verweildauer:** 1 – 3 Tage; bei infizierten Wunden täglicher Verbandwechsel ▪ Sekundärabdeckung erforderlich ▪ Gelreste können mit einer zeitgemäßen Wundspüllösung (z. B. Ringerlösung/NaCl 0,9 %) entfernt werden	▪ Mazeration der Umgebungshaut bei Überdosierung oder zu langem Wechselintervall ▪ Wundschmerz, Brennen ▪ Allergie
Allgemeines	
▪ Bestand überprüfen; b. B. Arzt wegen Verordnung kontaktieren ▪ Qualifikation: examiniertes Pflegefachpersonal **Unterschriften:** PDL: Beh. Arzt:	

10 Wunddokumentation

Die Wunddokumentation ist Grundlage für eine koordinierte Therapie. Sie stellt die Art der durchgeführten Maßnahmen dar, garantiert die Nachweisbarkeit der geleisteten Tätigkeiten und ist die Basis für eine einheitliche Wundbehandlung. Zusätzlich bildet sie den Heilungsverlauf ab und liefert Fakten, die für eine Prognoseeinschätzung notwendig sind. Probleme werden schnell erfasst und können behoben werden. Die adäquate Wunddokumentation macht den Behandlungsprozess für alle an der Versorgung beteiligten Berufsgruppen transparent, nachvollziehbar, beugt Versorgungsbrüchen vor und wirkt Schnittstellenproblematiken entgegen. Neben ihren Funktionen als Mittel der Koordination und der Abrechnung ist sie ein wesentlicher Bestandteil der Qualitätssicherung.

Im Falle eines Rechtsstreites gilt eine vollständige Dokumentation als Nachweis der geleisteten Arbeit („Was nicht dokumentiert ist, gilt als nicht gemacht!"). Die geleistete Arbeit ist stets persönlich und zeitnah (innerhalb von 24 Stunden) in der Dokumentation zu vermerken. Dieser Eintrag darf nicht im Voraus vorgenommen werden und ist nicht an Kollegen delegierbar. Bei vorhandener Handzeichenlegende ist ein Handzeichen als Unterschrift ausreichend. Wenn Korrekturen vorgenommen werden müssen, sind diese entsprechend kenntlich zu machen. Der Einsatz von Korrekturfluid, Überklebungen, Schwärzungen oder gar die Entnahme und Neuverfassung ganzer Seiten können rechtlich als Urkundenfälschung gewertet werden. Einrichtungen, welche die erforderliche schriftliche Begleitung des Pflegeprozesses versäumen, drohen im Schadensfall Regressforderungen und Aufkündigung des Versorgungsvertrages.

Zurzeit existieren in Deutschland keine allgemein gültigen, standardisierten Wunddokumentationsbögen. Jede Einrichtung erarbeitet und implementiert oft im Rahmen einer Arbeitsgruppe einen eigenen auf individuelle Schwerpunkte abgestimmten Bogen.

Die Wunddokumentation dient in vielfacher Hinsicht der rechtlichen Absicherung. Lehnt der Patient beispielsweise die Versorgung oder Aspekte derselben, ab, hält die Pflegefachkraft dies ebenfalls in der Dokumentation fest. Bei ablehnender Haltung des Patienten stellt die Pflegefachkraft diesem nachvollziehbar die Risiken seiner Entscheidung dar und notiert diese Belehrung ebenfalls in der Dokumentation.

Natürlich dient die Dokumentation nicht nur der rechtlichen Absicherung, sie erleichtert ebenso die Weitergabe der relevanten Informationen und hilft als Organisationsmittel. Eine standardisierte Wunddokumentation ermöglicht die Darstellung der durchgeführten Wundversorgung im Pflegeprozess und sichert so die Qualität der Behandlung. Dies bedeutet eine erhöhte Sicherheit in der Versorgung. Auch nach längeren Abwesenheitszeiten der Behandelnden, z.B. durch Urlaub oder Krankheit, ist die Behandlung anhand der Dokumentation sofort ersichtlich. Die diensthabende Pflegeperson kann nachvollziehen, was pflegerisch zu beachten und wann und womit die Wundversorgung durchzuführen ist. Probleme, wie Komplikationen oder allergische Reaktionen, werden zeitnah festgehalten und behoben. Dies steigert die Qualität der Pflege und sichert die Kontinuität der Therapie.

Anamnese und Wundassessment

Eine ausführliche Patientenanamnese steht der Wunddokumentation immer voran. Daten der Anamnese bilden die Grundlage der Dokumentation und erfassen z. B. die wundauslösenden und die begleitenden Störfaktoren. Des Weiteren nimmt die Anamnese zusätzlich zu den Informationen über das Krankheitsbild auch psycho-soziale Aspekte auf.

Folgende Fakten können in einer pflegerischen Wundanamnese abgefragt werden:

- Alter des Patienten, Alter der Wunde
- Entstehungsursache
- Soziales Umfeld: Wie und mit wem lebt der Patient (Erdgeschoss, Treppenhaus ohne Fahrstuhl, Angehörige, etc.)? Ist er selbstständig oder benötigt er Hilfe? Wer versorgte den Patienten bisher (ärztlich, häuslich, pflegerisch)?
- Psychosoziale Situation und Grundstimmung, Einstellung gegenüber der Erkrankung
- Lebensgewohnheiten: Rauchen, Alkohol, Bewegung
- Immunstatus, Mobilität, Kontinenzsituation, Durchblutung, Allergie/n
- Ernährungs- und Flüssigkeitszustand: Kachexie, Adipositas
- Begleit- und Stoffwechselerkrankungen, Operationen
- Tumor/en
- Medikamente
- Schmerzen.

Der Expertenstandard „Pflege von Menschen mit chronischen Wunden" (☞ Kap. 12) empfiehlt zur Erfassung der Selbstmanagementkompetenzen des Patienten die Aufnahme folgender Inhalte. Diese Aufzählung ist lediglich beispielhaft dem Sonderdruck (DNQP, 2008) entnommen:

Erfassung wund- und therapiebedingter Einschränkungen, z. B.:

- Schmerzen (Stärke, z. B. anhand einer visuellen Analogskala; Qualität; Lokalisation; Dauer; Häufigkeit; situationsbedingtes Auftreten)
- Mobilitäts-/Aktivitätseinschränkungen (z. B. Treppen steigen, einkaufen gehen)
- Unangenehme Gerüche
- Hohe Exsudatmengen
- Schwierigkeiten bei der persönlichen Hygiene
- Abhängigkeit von anderen/fremder Hilfe
- Frustration/Trauer/Depression
- Soziale Isolation
- Ängste/Sorgen
- Einschränkungen bei der Kleider- und Schuhauswahl
- Schlafstörungen.

Erfassung von Patienten-/Angehörigenwissen zu:

- Wundursache/n
- Bedeutung spezieller Maßnahmen, wie z. B. Kompression, Druckentlastung
- Wundheilung und Vorstellung zur Abheilungszeit.

Erfassung gesundheitsbezogener Selbstmanagementkompetenzen von Patienten/Angehörigen:

- Zum Umgang mit wund- und therapiebedingten Einschränkungen (☞ oben)
- Zum Verbandwechsel
- Zur Ernährung
- Zur Blutzuckereinstellung
- Zum Hautschutz und zur Hautpflege
- Zu krankheitsspezifischen Maßnahmen, wie z. B. Fußpflege und -inspektion, Bewegungsübungen, Kompression.

Um Situation und Verlauf der Wundheilung nicht nur fortlaufend und zeitnah zu erfassen, sondern auch richtig einschätzen zu können, sind bestimmte Fachkenntnisse Voraussetzung für die Wunddokumentation. Die dokumentierende Pflegefachkraft benötigt Fachwissen über: Entstehung von Wunden, Anatomie und Physiologie der Haut, Phasen und Stadien der Wundheilung, Wundbehandlung, aktuellen Stand der Wissenschaft sowie Kenntnisse im sachgerechten Dokumentieren. Erst eine grundlegende Kenntnis dieser Aspekte ermöglicht eine adäquate Aufnahme der Fakten, die in der Wunddokumentation enthalten sein sollten.

Die Wunddokumentation bildet die Grundlage der Therapie und somit der Pflege von Menschen mit chronischen Wunden. Schon die äußere Form des Dokumentationsbogens beugt eventuell auftretenden Problemen beim Ausfüllen vor. Um Verläufe einfach, überschaubar und zeitnah erfassen zu können, insbesondere auch durch wechselndes Personal, empfiehlt es sich in der Praxis, einfache Wunddokumentationsbögen zu verwenden. Die Daten sollten überwiegend durch Ankreuzen eingegeben werden. Bei Freitextfeldern besteht die Gefahr, „Romane" zu schreiben, wodurch Verläufe nicht nachvollziehbar bzw. nicht schnell ersichtlich sind. Die vorformulierten, allgemein verständlichen Definitionen eines Ankreuzbogens vermeiden subjektive Einschätzungen wie „Wunde süfft, sieht gut aus, o. B.", etc. Auffällige Besonderheiten, die durch die vorgegebenen Beschreibungen des Ankreuzbogens nicht definiert werden, sind z. B. unter einem Feld „Sonstiges" auszuformulieren. Möglichen Verständnisproblemen durch Sprache, Schriftbild und Ausdruck beugen solche Dokumentationsbögen vor. Ein weiterer Vorteil ist, dass Veränderungen zeitnah auf den ersten Blick zu erkennen sind. Folgende Kriterien sollten in einem **wundspezifischen Assessment** enthalten sein:

- Medizinische Wunddiagnose: z. B. Dekubitus, Ulcus cruris venosum/arteriosum, Verbrennung, diabetischer Fuß, Sägeverletzung, postoperative Wundheilungsstörung
- Vorbehandlung der Wunde
- Wunddauer und Rezidivanzahl
- Wundlokalisation: grafisch und verbal
- Schweregradeinteilung der Wunde: z. B. nach EPUAP zur Dekubitusklassifikation, nach Wagner-Armstrong zur Klassifikation des diabetischen Fußsyndroms, nach Widmer oder CEAP zur Klassifikation der chronisch venösen Insuffizienz
- Wundgröße und -tiefe
- Taschenbildung und Lage der Unterminierungen
- Wundgrund/Gewebeart: z. B. Nekrose, Fibrinbelag, Granulationsgewebe, Knochen, Sehne, Epithelisierung
- Wundrand (Übergang von der Wunde zur intakten Haut); Erfassung erlaubt Rückschlüsse auf Wundheilungsstörungen, z. B. Einblutungen, ungenügende Druckentlastung, Hyperkeratosenbildung, Nekrosen, Ödeme
- Wundumgebung (unmittelbare Umgebung des Wundrandes); Erfassung erlaubt Rückschlüsse auf Probleme im Heilungsverlauf und in der Versorgung, z. B. Mazeration, Rötung, allergische Reaktion, Infektion, ungenügende Druckentlastung
- Exsudation: Menge, Beschaffenheit, Farbe, Geruch
- Wundgeruch: Erfassung nur mit ja/nein, da Geruch individuell wahrgenommen wird
- Wundschmerz, z. B. Stärke, Qualität
- Infektionssymptome: Rötung, Schwellung, Überwärmung, Funktionseinschränkung, Schmerz
- Allergie/n
- Therapie: Produktbenennung, Größe, geplantes Intervall
- Datum und Handzeichen der durchführenden Pflegefachkraft.

Jeder Verbandwechsel ist in der Dokumentation festzuhalten, Veränderungen zum Vorzustand werden vermerkt. Ein vollständiges Wundassessment, inklusive Wundvermessung, erfolgt alle 7 – 14 Tage und zusätzlich nach wundbezogenen Interventionen bzw. akuten Veränderungen, z. B. chirurgisches Debridement, Infektion. Im Abstand von spätestens vier Wochen sollte eine Überprüfung der Wirksamkeit der gesamten Maßnahmen stattfinden und ggf. notwendige Änderungen im Maßnahmenplan und in der Dokumentation vermerkt werden.

Fotodokumentation

Neben der schriftlichen Wundbeurteilung dient die Dokumentation mit Fotos der Veranschaulichung der geleisteten Versorgung. Durch die technische Weiterentwicklung und die Verfügbarkeit digitaler Kameras kann die Wunddokumentation mit digitalen Fotos durchgeführt werden. Ein häufig geäußerter Vorbehalt gegenüber der digitalen Fotodokumentation ist die Manipulierbarkeit mit dafür vorgesehenen Bearbeitungsprogrammen. Dennoch haben digitale Fotos vor Gericht Bestand, da jede Art der Dokumentation veränderbar ist. Der Vorteil gegenüber Polaroidfotos ist, dass digitale Bilder länger archivierbar sind. Polaroidfotos verblassen nach ca. 10 Jahren. Seit dem 1.1.2002 sind Wunddokumentationen 30 Jahre lang aufzubewahren (§ 199 BGB, ☞ Anhang 2 und CD). Der Expertenstandard „Pflege von Menschen mit chronischen Wunden" erwähnt, dass die Beschreibung der Wunde durch eine fotografische Aufnahme unterstützt werden kann aber nicht muss. Voraussetzung ist immer, dass die rechtlichen Gesichtspunkte gewahrt werden. Die fotografische Dokumentation habe, laut Expertenstandard, den Vorteil, dass ein Befund auf kontaktarme Weise verdeutlicht werden könne. Er formuliert aber auch die Grenzen dieser Technik. So biete die Fotodokumentation nicht die Möglichkeit, die Dreidimensionalität einer Wunde zu erfassen und das Ausmaß von Gängen, Fistelungen und Wundtaschen/-höhlen werde nicht adäquat abgebildet. Trotz ihrer Aussagekraft ersetzen Fotos nicht eine schriftliche Dokumentation, sondern stellen nur eine Ergänzung dar.

Eine Fotodokumentation von Wunden muss bestimmte Kriterien erfüllen. Sie dient der Visualisierung des aktuellen Wundzustandes und verdeutlicht den Heilungsverlauf, wobei die Bilderfolge als Verlaufskontrolle angesehen werden kann (insbesondere bei Entlassungs- oder Verlegungsberichten). Eine Wunde wird immer erst nach der Reinigung fotografiert. Die Größe der Wunde ist erkennbar zu machen. Dies kann beispielsweise durch das Anlegen eines Einmalpapierlineals bei der Aufnahme gewährleistet sein. Auf diesem Lineal wird bei jeder Aufnahme der vollständige Name des Patienten oder ggf. ein Patientencode, das Datum der Fotografie und die Körperseite, auf der sich die Wunde befindet, verzeichnet. Das Foto muss dem jeweiligen Patienten eindeutig zuzuordnen sein. Auch die Fotodokumentation muss nachvollziehbar sein. Die Aufnahmen erfolgen unter Einsatz von Makrofunktion mit einem identischen Lichteinfall (bei Bedarf Blitz), gleicher Auflösung und Abstand sowie aus demselben Winkel. Dabei achtet der Fotograf darauf, dass Lichteinfall und Perspektive keine störenden Schatten auf das Motiv werfen, die im Nachhinein eventuell als Nekrose, Taschen oder Ähnliches missinterpretierbar sind. Der Patient sollte dabei jeweils in der gleichen Position liegen bzw. sitzen. Generell ist die Wunde das wesentliche Motiv und sollte nie weniger als $^1/_3$ des Fotos einnehmen.

Grundvoraussetzung für die Fotodokumentation ist die Einwilligung des Patienten oder ggf. seiner Angehörigen (z. B. Betreuer, Vormund). Der Patient wird vorab adäquat

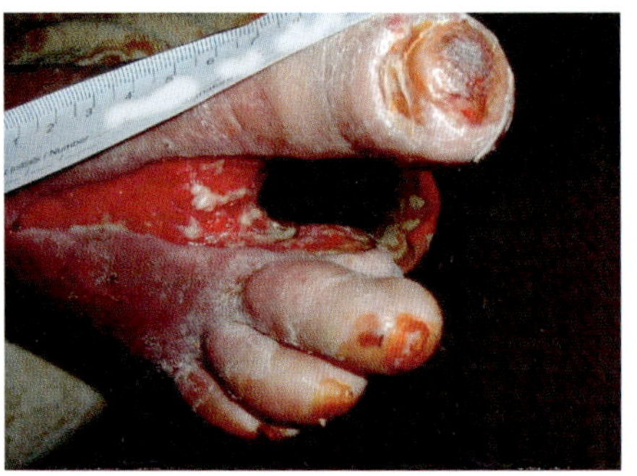

Abb. 10.1: Schattenbildung.

aufgeklärt und erfährt alles über Grund und Durchführung der Aufnahmen, sowie deren Zweck und Verbleib (siehe StGB § 201a Verletzung des höchstpersönlichen Lebensbereichs durch Bildaufnahmen). Die jederzeit widerrufbare Zustimmung ist schriftlich in der Akte des Patienten zu fixieren und der Dokumentation beizugeben. Eine Fotodokumentation ersetzt nicht die schriftliche Wunddokumentation. Diese sollte ebenfalls alle 7 – 14 Tage und zusätzlich bei gravierenden Veränderungen der Wundsituation erfolgen. Es empfiehlt sich, einen einrichtungsinternen Standard über die Anforderungen an die jeweiligen Kriterien zur Fotoaufnahme zu erstellen.

Tipp: Das Fotoerscheinungsbild kann abhängig von der Bearbeitungssoftware, dem Drucker und dem verwendeten Papier variieren. Bei speziellen Wundverläufen wie Unterminierungen oder Fistelgängen sind der Fotodokumentation Grenzen gesetzt. Solche Wundzustände können durch eingelegte sterile Messsonden oder auf der Wundumgebung angebrachter Transparentfolien mit eingezeichneten Markierungen verdeutlicht werden.

Größenbestimmung der Wunde

Die **Größenbestimmung der Wunde** ist wichtiger Bestandteil der Wunddokumentation. Hierfür gibt es verschiedene Möglichkeiten. Die Wundgröße sollte nicht mehr mit Aussagen wie „handteller- oder eineurostückgroß“ beschrieben werden. Dies sind keine genauen Angaben, sondern lediglich Schätzungen, zumal die Hand bei jedem Menschen unterschiedlich groß und auch die Größe eines Euros in jeder Vorstellung anders in Erinnerung ist. Auch Aussagen wie „Wunde sieht gut aus“, „Wunde o. B.“ (ohne Befund) gehören mangels Aussagekraft nicht in eine Wunddokumentation.

Herkömmlich wird die Wunde mit einem Papiereinmallineal ausgemessen. Allerdings kann diese Methode nicht die Form einer Wunde abbilden. Mehrfachmessinstrumente wie Stomaschubleeren, Kunststofflineale und Schablonen können nicht sachgerecht oder nur mit großem Aufwand und Kosten desinfiziert werden und begünstigen so die Verschleppung von Keimen. Bei der Messung wird vertikal (Länge → Fuß-Kopfachse) und horizontal (Breite) jeweils der größte Abstand der Wundränder zueinander bestimmt. Die Längen- und Breitenachse stehen beim Vermessen im 90 °-Winkel zueinander. Es ist wichtig, dass innerhalb des Teams eine Übereinstimmung in Bezug auf die Messpunkte besteht und nicht bei jeder Wundinspektion an anderen Punkten gemessen wird. Im Anschluss an die Abmessung wird das Papiereinmallineal entsorgt.

Die Abbildung des genauen Wundumrisses ist durch die Anwendung einer sterilen doppelten Transparentfolie möglich. Diese wird auf die Wunde appliziert und ist auch gerastert erhältlich. Gerasterte Folien können die Wundgröße zusätzlich durch das Zählen der umrandeten Quadrate (Tracing/Planimetrie) abbilden. Ein Kästchen hat dabei eine Größe von 1 cm^2. Es werden alle Kästchen gezählt, die mehr als zur Hälfte umrandet sind und anschließend die Wundfläche in Quadratzentimeter ermittelt. Mit einem wasserfesten Stift wird der Wundrand nachgezogen und das Erstellungsdatum sowie die Lage der Wunde verdeutlicht. Anschließend zieht die Pflegefachkraft die bemalte Folie (die nicht mit der Wunde kontaminierte Folienseite) ab und fügt sie der Wunddokumentation bei. Die auf der Wunde verbleibende Haftfolie wird entsorgt.

Bei der Ermittlung der **Wundtiefe** gibt es verschiedene Möglichkeiten des Materialeinsatzes, z. B. sterile skalierte Sonden, sterile Knopfkanülen, sterile Spülkatheter, sterile Pinzetten. Wenn die Wunde unterminiert ist, wird jeweils der tiefste Wundort vermessen.

Achtung: Der Einsatz von sterilen Watteträgern ist nicht empfehlenswert, da diese Rückstände in der Wund hinterlassen können und dadurch ein Infektionsrisiko verursachen.

Das sogenannte **Auslitern** bestimmt das Volumen der Wunde in Milliliter. Hierbei wird die Wunde mit einer sterilen Transparentfolie abgedeckt. Mit einer Spritze und Kanüle kann dann Ringer- oder physiologische Kochsalzlösung in die Wunde eingefüllt werden. An der Skala der Spritze lässt sich ablesen, welches Volumen in Milliliter die Wunde hat. Diese aufwendige Methode ist kostenintensiv, da sie einen hohen Zeit- und Materialeinsatz erfordert. Zudem birgt sie ein Verletzungspotential für den Patienten und wird häufig als unangenehm empfunden.

Bei **unterminierten Wunden** ist es empfehlenswert sich bei der Angabe der Lage der jeweiligen Wundtasche an der Uhrzeit zu orientieren. Diese Methode benötigt als Grundlage eine Definition der Uhrzeit in Bezug zum Körper des Patienten. In der Regel steht „Zwölf Uhr" für kopfwärts und „Sechs Uhr" für fußwärts. Bei unterminierten Wunden, speziell an den Füßen oder Händen, werden Zehen bzw. Fingerspitzen als „Zwölf Uhr" definiert und Ferse als auch Handgelenk gelten als „Sechs Uhr".

EDV-gestützte Wunddokumentation

Für die Ansprüche des zeitnahen Datentransfers, insbesondere bei Patientenentlassungen und -verlegungen, ist die EDV-gestützte Wunddokumentation ein hilfreiches Organisationsmittel. Für die interprofessionelle Zusammenarbeit und Vernetzung der an der Wundversorgung beteiligten Versorger haben solche Systeme eine große Bedeutung. Sie garantieren den zeitnahen, transparenten und umfassenden Austausch relevanter Daten, ermöglichen eine kontinuierliche Therapie und beugen Schnittstellenproblematiken vor. Die Einverständniserklärung des Patienten ist die Voraussetzung für die Übermittlung seiner Daten an Dritte. Bekannte Wunddokumentationsprogramme sind u.a. wu:do der Firma Coloplast, der WundManager der Firma Akestes, Dekubit der Firma ASL Angewandte Softwarelösungen GmbH und JalomedWD der Firma Jalomed. Nach Abfrage der grundsätzlichen Wunddaten bietet das Programm eine Auswahl der in Frage kommenden Wundversorgungsprodukte an und kalkuliert nach Anwahl durch den Anwender selbstständig die zu erwartenden Kosten. Die rasche Übersicht über die Kalkulation ist insbesondere für Klinikträger und Krankenkassen interessant, zumal auch die für die Wundversorgung benötigte Arbeitszeit als Faktor berücksichtigt wird. Die Ergebnisse der computergestützten Dokumentation sind leicht abrufbar, unkompliziert zu bearbeiten, zu versenden und zu vervielfältigen. Ist das System innerhalb eines Netzwerks etabliert, ist es der handschriftlichen Dokumentation überlegen, da die Einträge per Datenfernübertragung versendbar sind. Üblicherweise können digitale Wundbilder problemlos in die computergestützte Dokumentation integriert werden. Hierbei wird der Größenmaßstab definiert, auf dem digitalen Foto

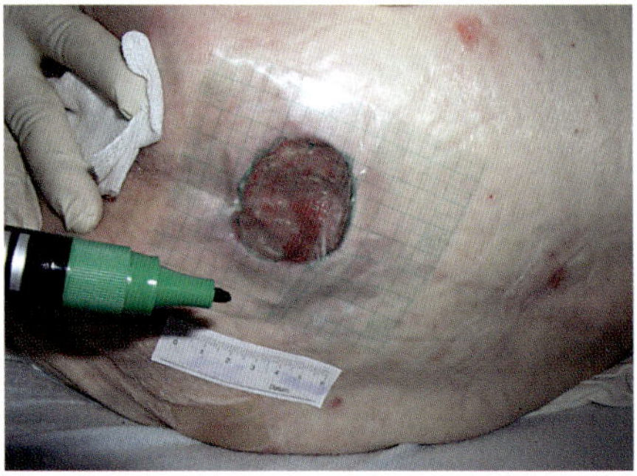

Abb. 10.2: Rasterfolienvermessung.

per Maus einzelne Punkte am Wundrand gekennzeichnet und aus deren Abstand und Lage wird die Größenangabe der Wundoberfläche errechnet. Dieses Verfahren ermöglicht exaktere Ergebnisse, als Abmessen oder Abmalen per Hand.

Die folgenden Bögen erleichtern die Dokumentation der Wundversorgung, als zweites Blatt empfehlen wir jeweils die Tabelle „Beurteilung" am Ende des Kapitels.

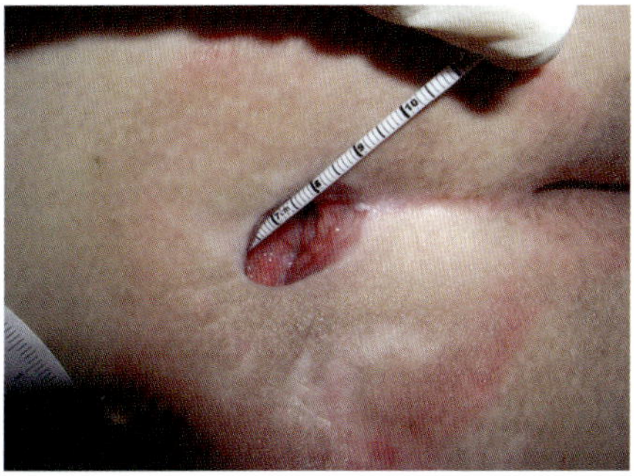

Abb. 10.3: Vermessen der Wunde mit steriler Messsonde.

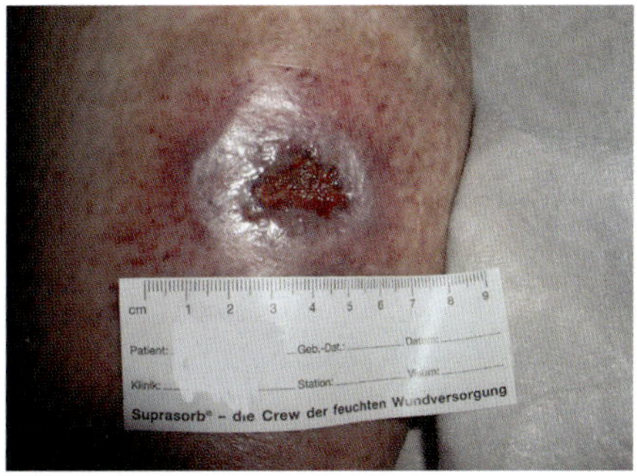

Abb. 10.4: Vermessen der Wunde mit Einmalpapierlineal.

Dokumentation Dekubitus

Erstellungsdatum: __________ **Blattnummer:** ____

Persönliche Patientendaten

Name, Vorname: ______________________ **Geburtsdatum:** ____________ **Größe, Gewicht:** ____________

Beh. Arzt/Telefon: ____

Anamnese

Erstwunde: ☐ ja ☐ nein **Rezidiv:** ☐ ja ☐ nein **Wunde besteht seit:** ________ **Entstehungsursache:** ____________

Wundart: ☐ Dekubitus **Risikoeinschätzung nach Braden/Norton/etc.:** ________________ **Punkte:** ________

Diagnose/n: ____

Allergie/n: ____

Medikamente: ____

Bisherige Therapie: ____

Lokalisation (s. Skizze): ____

Einflussfaktoren

☐ Skelettdeformierungen ☐ Kachexie ☐ Adipositas ☐ Rauchen ☐ Alkohol ☐ Stress ☐ Psyche ☐ Trauma
☐ Infektion (systemisch) ☐ Inkontinenz ☐ Polyneuropathie ☐ pAVK ☐ CVI ☐ Demenz ☐ Hautfeuchtigkeit ☐ Fraktur/en
☐ Geschwächter Immunstatus ☐ Lange Narkosezeit ☐ Hauterkrankung/Ekzem
Mobilität: ☐ selbstständig ☐ eingeschränkt ☐ mit Hilfe ☐ mmobil ☐ Sonstige Einflussfaktoren: ____________

Wund- und therapiebedingte Einschränkungen

☐ Hohe Exsudatmengen ☐ Unangenehme Gerüche ☐ Mobilitäts-/Aktivitätseinschränkungen ☐ Abhängigkeit von anderen/fremder Hilfe
☐ Schlafstörungen ☐ Trauer ☐ Eingeschränkte Kleidungs-/Schuhauswahl ☐ Schwierigkeiten bei der persönl. Hygiene
☐ Depression/Frustration ☐ Soziale Isolation ☐ Ängste/Sorgen ☐ Reizarme Umgebung

Sonstige: ____

Schmerzen: Stärke ____________ Qualität ____________ Schmerzort ____________ Dauer ____________

Häufigkeit ____________ Situationen, die Schmerzen begünstigen ____________

Maßnahmen, die Schmerzen lindern ____________ Analgetika: ____________

Stadieneinteilung nach EPUAP

☐ **Grad 1:** Nicht wegdrückbare Hautrötung bei intakter Haut
☐ **Grad 2:** Blase, oberflächliche Hautläsion/flaches Geschwür
☐ **Grad 3:** Tiefenschädigung von Haut und Gewebe bis zur Faszie, ggf. Nekrose
☐ **Grad 4:** Schädigung aller Hautschichten mit ausgedehnter Zerstörung, Gewebsnekrose oder Schädigung von Muskeln, Knochen, Sehnen, Gelenkkapseln

Stadieneinteilung der daraus resultierenden Wunde nach Seiler

☐ **Stadium A:** Saubere, granulierende Wunde
☐ **Stadium B:** Schmierige Beläge, Restnekrosen, keine Infiltration des umliegenden Gewebes
☐ **Stadium C:** Wie Stadium B, allerdings mit Infiltration des umliegenden Gewebes und/oder Sepsis

Zusatzmaßnahmen

☐ Weichlagerungsmatratze ☐ Wechseldruckmatratze/Lagerungssystem ☐ Lagerungshilfsmittel, welche: ______

☐ Bewegungsförderung ☐ Lagerungsart: ______ Lagerungsintervall: ______

☐ Kontinenzunterstützende Maßnahmen: ______

Hautpflege/-schutz mit: ______ ☐ Harnstoff ☐ Dexpanthenol ☐ Cavilonhautschutz

Zusatznahrung/Trinknahrung: ______

Sonstiges: ______

Platz für ärztliche Anordnungen
(evtl. vorhandene Fotos umseitig befestigen)

Wundabstrich: ______
Systemische Antibiotikagabe/Dosierung: ______
Kontrollabstrich: ______
HZ/Unterschrift: ______

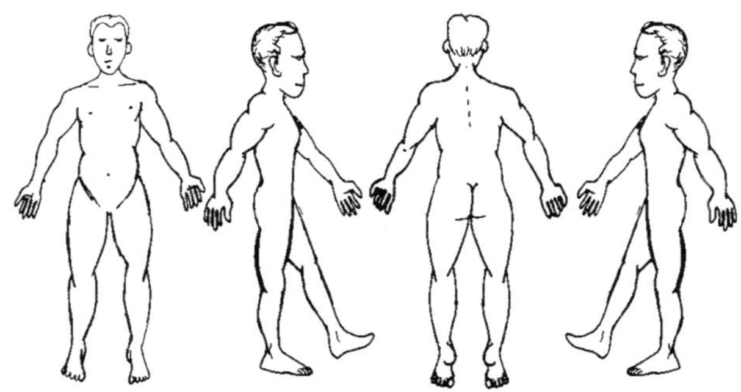

Dokumentation Diabetisches Fußsyndrom

Erstellungsdatum: ____________ **Blattnummer:** ______

Persönliche Patientendaten

Name, Vorname: ______________________ **Geburtsdatum:** ______________ **Größe, Gewicht:** ______________
Beh. Arzt/Telefon: ____

Anamnese

Erstwunde: ☐ ja ☐ nein **Rezidiv:** ja ☐ nein ☐ **Wunde besteht seit:** ______________ **Entstehungsursache:** ______________
Wundart: ☐ Diabetisches Fußsyndrom ☐ Polyneuropathie ☐ pAVK
Diagnose/n: ____
Allergie/n: ____
Medikamente: ____
Bisherige Therapie: ______________________ **Lokalisation (s. Skizze):** ______________________

Einflussfaktoren

☐ Kachexie ☐ Adipositas ☐ Rauchen ☐ Alkohol ☐ Stress ☐ Psyche ☐ Geschwächter Immunstatus
☐ Infektion (systemisch) ☐ Inkontinenz ☐ CVI ☐ Einschnürende Kleidung ☐ Trauma ☐ Zu k eine/enge Schuhe
Mobilität: ☐ selbstständig ☐ eingeschränkt ☐ mit Hilfe ☐ immobil
Sonstige Einflussfaktoren: ____

Beschwerden

☐ Hühneraugen/Warzen ☐ Trockene Haut ☐ Hyperkeratosen ☐ Druckstellen/Schwielen ☐ Krallenzehen ☐ Einblutungen
☐ Eingewachsene Zehnägel ☐ Hautmykose ☐ Nagelmykose ☐ Interdigitalmykose ☐ Hammerzehen ☐ Hallux valgus
☐ Rhagaden/Fissuren ☐ Charcot-Fuß ☐ Kribbeln ☐ Taubheitsgefühl ☐ Sonstiges: ______________________

Wund- und therapiebedingte Einschränkungen

☐ Hohe Exsudatmengen ☐ Unangenehme Gerüche ☐ Mobilitäts-/Aktivitätseinschränkungen ☐ Abhängigkeit von anderen/fremder Hilfe
☐ Schlafstörungen ☐ Trauer ☐ Eingeschränkte Kleidungs-/Schuhauswahl ☐ Schwierigkeiten bei cer persönl. Hygiene
☐ Depression/Frustration ☐ Soziale Isolation ☐ Ängste/Sorgen ☐ Sonstige: ______________________

Schmerzen: Stärke ____________ Qualität ____________ Schmerzort ____________ Dauer ____________

Häufigkeit ______________________ Situationen, die Schmerzen begünstigen ______________________

Maßnahmen, die Schmerzen lindern ______________________ Analgetika: ______________________

Wagner-Armstrong Klassifikation

Wagner-Grad	0	1	2	3	4	5
Armstrong-Stadium						
A	Deformität oder Hyperkeratose, keine Läsion	Oberflächliche Wunde	Tiefes Ulcus bis zur Gelenkkapsel, zu Sehnen oder Knochen	Tiefes Ulcus mit Abszedierung, Osteomyelitis, Infektion der Gelenkkapsel	Vorfuß- oder Fersennekrose	Nekrose des gesamten Fußes
B	Mit Infektion	Mit Infektion	Mit Infektion	Mit Infektion	Mit Infektion	Mit Infektion
C	Mit Ischämie	Mit Ischämie	Mit Ischämie	Mit Ischämie	Mit Ischämie	Mit Ischämie
D	Mit Infektion und Ischämie	Mit infektion und Ischämie	Mit Infektion und Ischämie	Mit Infektion und Ischämie	Mit Infektion und Ischämie	Mit Infektion und Ischämie

Stadieneinteilung der AVK nach Fontaine

☐ **Stadium I:** Beschwerdefreiheit bei objektiv nachgewiesener arterieller Verschlusskrankheit
☐ **Stadium IIa:** Claudicati ☐ intermittens (Maximale Gehstrecke > 200 m) ☐ **Stadium IIb:** Claudicatio intermittens (Maximale Gehstrecke < 200 m)
☐ **Stadium III:** Ruheschmerz **Stadium IV:** Nekrose/Gangrän

Zusatzmaßnahmen

Vollständige Druckentlastung: ☐ Bettruhe ☐ Rollstuhl ☐ Rollator ☐ Unterarmgehstützen
Schuhversorgung: ☐ Vorfuß-/Rückfußentlastungsschuh ☐ Diabetes adaptiertes Schuhwerk ☐ Maßschuh ☐ Orthese ☐ Verbandschuhe
☐ Fußgerechte Konfektionsschuhe ☐ Interimschuh ☐ Vollkontakt-Gips (Total Contact Cast) ☐ Sonstige: ______
Hautpflege/-schutz mit: ☐ Harnstoff ☐ Dexpanthenol ☐ Cavilonhautschutz
☐ Professionelle Fußpflege ☐ Blutzuckereinstellung ☐ Gangschulung ☐ Raucherentwöhnung ☐ Diabetes-/Ernährungsschulung
☐ Tragen von nicht einschnürender Kleidung ☐ Fußgymnastik ☐ Sonstiges: ______
Zusatznahrung/Trinknahrung: ______

Platz für ärztliche Anordnungen
(evtl. vorhandene Fotos umseitig befestigen)
Wundabstrich: ______
Systemische Antibiotikagabe/Dosierung: ______
Kontrollabstrich: ______
HZ/Unterschrift: ______

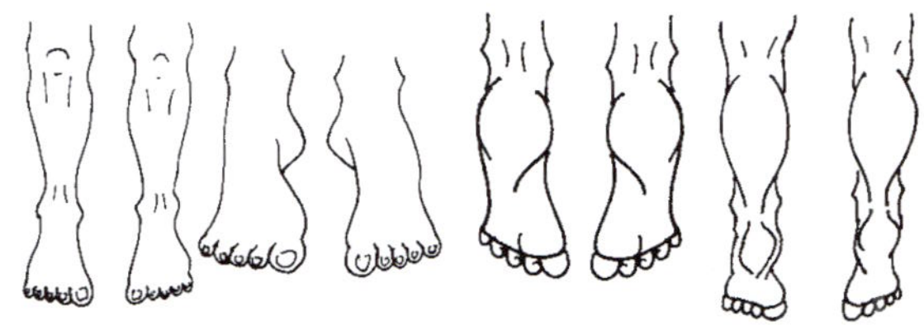

Dokumentation Sekundär heilende Wunden

Erstellungsdatum: ____________ **Blattnummer:** _____

Persönliche Patientendaten

Name, Vorname: ________________ **Geburtsdatum:** ____________ **Größe, Gewicht:** ____________

Beh. Arzt/Telefon: ________________________________

Anamnese

Erstwunde: ☐ ja ☐ nein **Rezidiv:** ☐ ja ☐ nein **Wunde besteht seit:** ____________ **Entstehungsursache:** ____________

Wundart: ☐ Verletzungswunde > 6 h ☐ Offene Amputationswunde ☐ Bisswunde ☐ Verbrennungswunde ☐ Ablederungswunde
☐ Exulcerierende Tumorwunde ☐ Sekundär heilende OP-Wunde ☐ Platzbauch ☐ Sonstige ____________

Diagnose/n: ________________________________

Allergie/n: ________________________________

Medikamente: ________________________________

Bisherige Therapie: ________________________________

Lokalisation (s. Skizze): ________________________________

Einflussfaktoren

☐ Skelettdeformierungen ☐ Kachexie ☐ Adipositas ☐ Rauchen ☐ Alkohol ☐ Stress ☐ Psyche ☐ Trauma
☐ Infektion (systemisch) ☐ Inkontinenz ☐ Polyneuropathie ☐ pAVK ☐ CVI ☐ Demenz ☐ Hautfeuchtigkeit ☐ Fraktur/en
☐ Geschwächter Immunstatus ☐ Lange Narkosezeit ☐ Konsumierende Grunderkrankung ☐ Postoperative Wundheilungsstörung
Mobilität: ☐ selbstständig ☐ eingeschränkt ☐ mit Hilfe ☐ immobil ☐ Sonstige Einflussfaktoren: ____________

Wund- und therapiebedingte Einschränkungen

☐ Hohe Exsudatmengen ☐ Unangenehme Gerüche ☐ Mobilitäts-/Aktivitätseinschränkungen ☐ Abhängigkeit von anderen/fremder Hilfe
☐ Schlafstörungen ☐ Trauer ☐ Eingeschränkte Kleidungs-/Schuhauswahl ☐ Schwierigkeiten bei der persönl. Hygiene
☐ Depression/Frustration ☐ Soziale Isolation ☐ Ängste/Sorgen

Sonstige: ________________________________

Schmerzen: Stärke ____________ Qualität ____________ Schmerzort ____________ Dauer ____________

Häufigkeit ____________ Situationen, die Schmerzen begünstigen ____________

Maßnahmen, die Schmerzen lindern ____________ Analgetika: ____________

Zusatzmaßnahmen

☐ Bewegungsförderung ☐ Kontinenzunterstützende Maßnahmen: ____________________

Hautpflege/-schutz mit: ____________________ ☐ Harnstoff ☐ Dexpanthenol ☐ Cavilonhautschutz

Zusatznahrung/Trinknahrung: ____________________

Sonstige: ____________________

Platz für ärztliche Anordnungen
(evtl. vorhandene Fotos umseitig befestigen)

Wundabstrich: ____________________

Systemische Antibiotikagabe/Dosierung: ____________________

Kontrollabstrich: ____________________

HZ/Unterschrift: ____________________

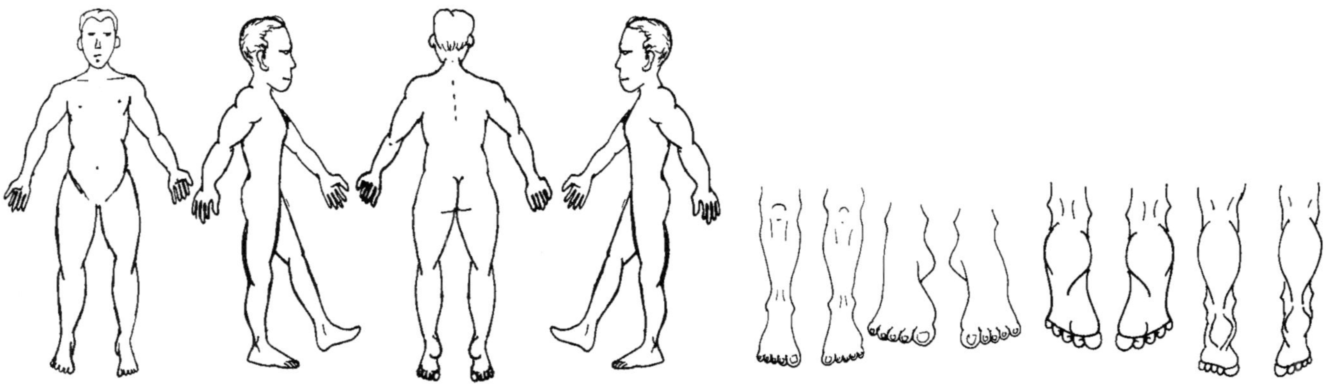

Dokumentation Ulcus cruris

Erstellungsdatum: ____________ **Blattnummer:** _____

Persönliche Patientendaten

Name, Vorname: ______________________ **Geburtsdatum:** ______________ **Größe, Gewicht:** ______________

Beh. Arzt/Telefon: ____

Anamnese

Erstwunde: ☐ ja ☐ nein Rezidiv: ☐ ja ☐ nein Wunde besteht seit: ______________ **Entstehungsursache:** ______________

Wundart: ☐ Ulcus cruris venosum ☐ Ulcus cruris arteriosum ☐ Ulcus cruris mixtum ☐ Sonstige: ______________

Diagnose/n: ____

Allergie/n: ____

Medikamente: ____

Bisherige Therapie: ____

Lokalisation (s. Skizze): ____

Einflussfaktoren

☐ Bewegungsmangel ☐ Trauma ☐ Geschwächter Immunstatus ☐ Rauchen ☐ Alkokol ☐ pAVK ☐ CVI
☐ Infektion (systemisch) ☐ Psyche ☐ Konsum. Grunderkrankung ☐ Inkontinenz ☐ Kachexie ☐ Adipositas ☐ Stress
☐ Stehende/sitzende Tätigkeit ☐ Einschnürende Kleidung Mobilität: ☐ selbstständig ☐ eingeschränkt ☐ mit Hilfe ☐ immobil

Sonstige Einflussfaktoren: ____

Wund- und therapiebedingte Einschränkungen

☐ Hohe Exsudatmengen ☐ Unangenehme Gerüche ☐ Mobilitäts-/Aktivitätseinschränkungen ☐ Abhängigkeit von anderen/fremder Hilfe
☐ Schlafstörungen ☐ Trauer ☐ Eingeschränkte Kleidungs-/Schuhauswahl ☐ Schwierigkeiten bei der persönl. Hygiene
☐ Depression/Frustration ☐ Soziale Isolation ☐ Ängste/Sorgen ☐ Jucken der Beine ☐ Schwellung der Beine
☐ Sonstige: ____

Schmerzen: Stärke ______________ Qualität ______________ Schmerzort ______________ Dauer ______________

Häufigkeit ______________________ Situationen, die Schmerzen begünstigen ______________________

Maßnahmen, die Schmerzen lindern ______________________ Analgetika: ______________________

Gradeinteilung der chronisch venösen Insuffizienz nach Widmer

☐ **Grad 1:** Venöse Gefäßerweiterungen/Besenreiser (Corona phlebectatica); Knöchelödem
☐ **Grad 2:** Hyperpigmentierungen der Haut, Unterschenkelödem, Dermatopliposklerose (Hautverhärtung und zeigt vermehrten Glanz), Atrophie blanche = weiße, atrophische, münz- bis handtellergroße Herde; Purpura jaune d'ocre = ockergelbe Verfärbungen aufgrund wasserunlöslicher Eisen-/Eiweißverbindungen (Hämosiderin)
☐ **Grad 3a:** Abgeheiltes Ulcus ☐ **Grad 3b:** Florides Ulcus

Stadieneinteilung der AVK nach Fontaine

☐ **Stadium I:** Beschwerdefreiheit bei objektiv nachgewiesener arterieller Verschlusskrankheit
☐ **Stadium IIa:** Claudicatio intermittens (Maximale Gehstrecke > 200 m) ☐ **Stadium IIb:** Claudicatio intermittens (Maximale Gehstrecke < 200 m)
☐ **Stadium III:** Ruheschmerz **Stadium IV:** Nekrose/Gangrän

Zusatzmaßnahmen

Kompression: ☐ Strumpf/Kompressionsklasse: ____________ ☐ Strumpfsystem: ____________

☐ Mehrlagensystem: ____________ ☐ Technik nach: ____________ ☐ Wechselintervall: ____________

☐ Manuelle Lymphdrainage ☐ Venensport ☐ Flaches Schuhwerk ☐ Täglich Fußübungen (kreisen/wippen)

☐ Kontrolliertes Gehtraining unter Kompressionstherapie ☐ Hochlegen der Beine über Herzniveau ☐ Tragen von nicht einschnürender Kleidung

☐ Meiden von Temperaturen über 28 °C Sonstige: ____________

Hautpflege/-schutz mit: ☐ Harnstoff ☐ Dexpanthenol ☐ Cavilonhautschutz

Zusatznahrung/Trinknahrung: ____________

Platz für ärztliche Anordnungen

(evtl. vorhandene Fotos umseitig befestigen)

Wundabstrich: ____________

Systemische Antibiotikagabe/Dosierung: ____________

Kontrollabstrich: ____________

HZ/Unterschrift: ____________

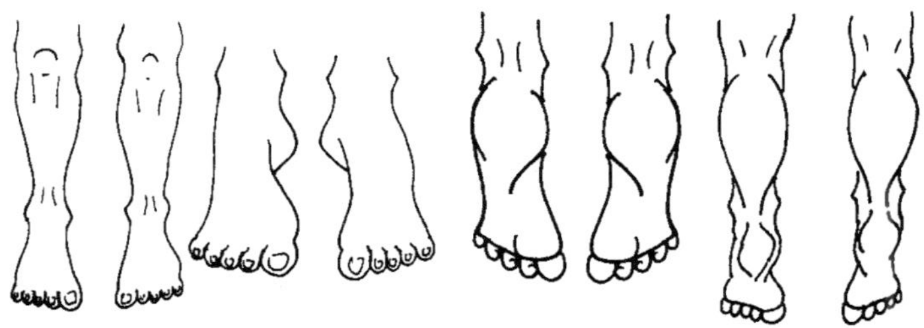

Beurteilung des Wundzustandes															
Datum:								**Datum:**							
Größe der Wunde								**Nekrose**							
Länge (cm)								trocken							
Breite (cm)								feucht							
Tiefe (cm/ml)								**Fibrinbelag**							
Taschenbildung								schmierig							
ja								dick							
nein								**Granulation**							
bei wieviel Uhr?								rot							
Tiefe (cm/ml)								blass							
Wundrand								**Epithelisierung**							
intakt								vom Rand							
mazeriert								vorhanden							
hyperkeratös								voll							
ödematös								**Sonstiges:**							
eingerollt								**Wundspülung**							
Sonstiges:								womit:							
Wundumgebung															
intakt								**Wundreinigung**							
trocken/schuppig								chirurgisch							
gerötet								autolytisch							
ödematös								biochirurgisch (Maden)							
mazeriert								enzymatisch							
Sonstiges:								Sonstige:							

Beurteilung des Wundzustandes

Wundexsudation							
keine							
mäßig/wenig							
mittel							
viel							
blutig							
trübe							
serös							
Wundgeruch							
ja							
nein							
Wundschmerz							
ja							
nein							
numerische Schmerzskala							
Infektionszeichen							
ja							
nein							
Rötung							
Überwärmung							
Schmerz							
Schwellung							
Funktionseinschränkung							

Therapie/Produktname/Größe							
Alginat							
Hydrogel							
Hydrogelkompresse							
Hydrokolloidverband							
Feinporiger Schaumverband/HPV							
Hydrokapillarverband							
Wunddistanzgitter							
Transparentfolie							
Silberhaltige Wundauflage							
Silberaktivkohle							
Aktivkohle							
Hydrofaser							
Kollagen/Protease modulierende Matrix							
Lokale Unterdrucktherapie							
Kompressen							
elast. Mullbinden							
Sonstige:							
Hz./Unterschrift							

11 Unzeitgemäße Produkte – Negativliste

Dieses Kapitel wurde in Zusammenarbeit mit Werner Sellmer erstellt. Auf seiner Homepage www.werner-sellmer.de können weitere Informationen abgefragt werden.

Im Folgenden werden Stoffe, Dinge und Produkte benannt, die bei der Wundbehandlung nicht eingesetzt werden sollten, die unzeitgemäß, entbehrlich oder obsolet sind oder – wenn überhaupt – nur noch streng im Rahmen der Indikationen der Packungsbeilage einzusetzen sind. Derartige Negativlisten sind Bestandteil vieler Wundfibeln und Leitlinien, erleichtern die Materialauswahl und unterstützen einen wirtschaftlichen Umgang.

Lebensmittel

Lebensmittel, wie Honig, Zucker, Kohlblätter oder Quark, sind weder als Arzneimittel noch als Medizinprodukt zugelassen. Zudem erfüllen sie die erforderlichen hygienischen Voraussetzungen nicht. Deshalb ist ihr Einsatz in der Wundversorgung nicht zulässig (unterstellbarer Tatbestand der vorsätzlichen Körperverletzung).

Farbstoffe

Farbstoffe machen durch die Verfärbung eine Beurteilung der Wunde unmöglich. Sie gerben und trocknen Wunden aus und töten somit frische und bereits bestehende Zellen ab. Farbstoffe sind nur mäßig bakterizid, enthalten teilweise Schwermetalle und stellen somit eine hohe Belastung für den menschlichen Organismus und die Umwelt dar. Die durch sie verursachte Verfärbung der Bettwäsche und Kleidung bedeutet hohe Reinigungskosten und kann eine Neuanschaffung nötig machen. Die fast 100 %ige mitoseblockierende Wirkung aller Triphenylmethanfarbstoffe wurde bereits 1984 von Prof. Niedner publiziert.

- **Farbstoffe, wie z. B. Gentianaviolett, Brilliantgrün, Methylviolett,** enthalten Schwermetalle und sind zelltoxisch
- **Merbromin (Mercuchrom®)** enthält trotz Umbenennung von Mercurochrom® in Mercuchrom® unverändert Quecksilber → darf seit 1.7.2003 in Deutschland nicht mehr in Verkehr gebracht werden.

Enzyme

Lediglich zwei Enzymprodukte haben gemäß der 10. Novellierung des Arzneimittelgesetzes (10. AMG-Novelle) zum 30.6.2003 die Nachzulassung erhalten und sind als verschreibungspflichtige Arzneimittel erhältlich.

- **Varidase®** muss extra angerührt werden; hat dann nur eine kurze Haltbarkeit
- **Iruxol® N** hat eine längere Wirkdauer (bis zu einem Tag); Wirksamkeit ist klinisch gut belegt, jedoch z. B. an ausreichende Wundexsudation gebunden.

Die häufigen Verbandwechsel (☞ Kapitel 3) stören die Wundruhe, der Heilungsprozess wird behindert und die Einwanderung von Keimen begünstigt.

Lokale Antibiotika

Lokalen Antibiotika fehlt jede Tiefenwirkung. Sie sind im Tierversuch wundheilungshemmend und erzeugen oft Hautreaktionen und Kontaktallergien. Nekrosen oder Beläge verhindern den Aufbau ausreichender Wirkspiegel und fördern damit eine schnelle Resistenzentwicklung. Letztere wird durch substratspezifische Lücken im Wirkspektrum verstärkt (Keimselektion).

Produktbeispiele: Leukase®-Salbe, Refobacin®-Creme, Nebacetin®-Salbe/-Creme.

Salbenkompressen

Eigentlich soll die Salbenkompresse ein Verkleben der Wundauflage mit der Wunde verhindern, oft tritt aber schon nach wenigen Stunden genau dieser Effekt ein. Die Folge ist ein schmerzhafter Verbandwechsel mit Gewebsschädigung. Salbenkompressen können die Wundränder andauen, die Umgebungshaut mazerieren und durch ein Verkleben der Poren eine Austrocknung der Wunde und das Absterben der Zellen bewirken. Als Alternative zu den üblichen vaselinegetränkten Gazen können Emulsionsgaze (Adaptic®), Hydrokolloidgaze (Urgotül®, Hydrotüll®, Physiotulle®), eine mikroperforierte Folie aus Polyethylen (sorbion plus®) oder ein silikonbeschichtetes Polyamidnetz (Mepitel®) eingesetzt werden.

Wasserstoffperoxidlösung 3

H_2O_2 3 % bereitet vielen Patienten beim Spülen der Wunde Schmerzen. Bei der Anwendung in Wundhöhlen kann es durch Freisetzung von Sauerstoff zu Gasembolien kommen. Wasserstoffperoxid hat Lücken im Wirkspektrum, wirkt aggressiv und wird durch moderne Antiseptika (Octenisept®, Polyhexanidzubereitungen) komplett ersetzt.

PVP-Jod

Wässrige PVP-Jod-Lösung hat ein gutes Wirkspektrum und wirkt innerhalb von Sekunden. Es verursacht allerdings auch allergische Reaktionen und systemische Nebenwirkungen (Hyperthyreose). Die Wundbeurteilung ist durch die Einfärbung erschwert. Jod wird durch Blut, Eiter und Wundexsudat inaktiviert (sichtbar an der Entfärbung des Jods von braun zu gelb). Auch Jodprodukte sind durch moderne Antiseptika komplett zu ersetzen.

Ethacridinlactat (Rivanol®)

Ethacridinlactat erschwert die Wundbeurteilung. Ethacridinlactat-Lösung trocknet die Haut aus und zerstört so frisch gebildete Zellen. Allergische Reaktionen sind häufig beobachtet worden.

Systemische Arzneistoffe

Die Anwendung von zugelassenen Arzneimitteln außerhalb ihrer Indikation, wie Insulin, Heparin oder herzwirksamen Glykosiden (Novodigal®), aber auch aktuell von Versatis®-Pflaster wird als „Off-Label-Use" bezeichnet und birgt eine mögliche strafrechtliche Konsequenz. Ihr Einsatz auf Wunden wird von den Krankenkassen aufgrund einer Entscheidung des gemeinsamen Bundesausschusses (gBA) von Dezember 2005 nicht erstattet.

> Laut der Konsensusempfehlung zur Auswahl von Wirkstoffen für die Wundantiseptik (Kramer et al. 2004) sind die in Tabelle 11.1 gezeigten Wirkstoffe für die Wundbehandlung obsolet oder entbehrlich.

Tabelle 11.1: Obsolete/entbehrliche Wirkstoffe in der Wundbehandlung
Empfehlung der Konsensuskonferenz

Substanz	Empfehlung
8-Chinolinol (Chinosol®)	Entbehrlich
Chlorhexidin	Entbehrlich
Ethacridinlactat (Rivanol®)	Obsolet
Farbstoffe	Obsolet
Nitrofural	Entbehrlich
Organische Quecksilberverbindungen	Obsolet
Quartäre Ammoniumverbindungen wie Benzalkoniumchlorid	Entbehrlich
Silbersulfadiazin (z. B. Flammazine®)	Entbehrlich
H_2O_2 3 % (Wasserstoffperoxyd)	Entbehrlich

Weitergehende Informationen können der „INFO: Negativprodukte und Methoden in der Behandlung chronischer Wunden“ des Wundzentrum Hamburg e. V. entnommen werden, die auf der beiliegenden CD enthalten ist.

12 Nationaler Expertenstandard „Pflege von Menschen mit chronischen Wunden"

Aktuelle Schätzungen gehen davon aus, dass 3–4 Millionen Menschen in Deutschland an chronischen Wunden leiden. Die aktuelle Gesetzeslage verpflichtet die Einrichtungen und Personen, die mit der Pflege von Menschen beauftragt sind, nach Standards vorzugehen. Die Erstellung und Nutzung hauseigener Standards bietet jedoch in der juristischen Auseinandersetzung keine Rechtssicherheit.

Im Deutschen Netzwerk für Qualitätsentwicklung in der Pflege (DNQP) haben sich Fachkollegen aus der Pflege zusammengeschlossen, um sich über das Thema Qualitätsentwicklung auszutauschen. Als Zielsetzung gilt die Förderung der Pflegequalität durch Ausformulierung und Veröffentlichung von Praxis- und Expertenstandards bezüglich aller Einsatzfelder der Pflege. Diese Expertenstandards des DNQP, die von Gruppen anerkannter Experten aus der Pflegepraxis und Fachleuten der Pflegewissenschaften erstellt werden, gelten im Gegensatz zu selbst entwickelten Standards, vor Gericht als vorweggenommenes Expertengutachten. Die Erweiterung des Paragraphen § 113 des SGB XI um das „Pflege-Weiterentwicklungsgesetz" macht die Implementierung dieser Expertenstandards in jeder pflegerischen Einrichtung verbindlich.

Ausrichtung und Ziele

Die Expertenstandards des DNQP gründen sich auf den aktuellen Stand der wissenschaftlichen Forschung und beziehen die Erfahrungen der pflegerischen Praxis mit ein. Die Mitglieder der Expertengruppe, die mit der Formulierung des Expertenstandards „Pflege von Menschen mit chronischen Wunden" beauftragt waren, kamen aus den Bereichen ambulante Pflege, stationäre Altenpflege, Klinik, Homecare, Fallmanagement, Schulung und Pflegewissenschaft.

Als Zielgruppe gelten, wie bisher in allen Expertenstandards, Pflegefachkräfte. Der Expertenstandard fasst unter dieser Berufsbezeichnung alle examinierten Pflegefachkräfte wie Altenpfleger/innen, Gesundheits- und Krankenpfleger/innen, Gesundheits- und Kinderkrankenpfleger/innen, aber auch diejenigen Fachkräfte im Pflegedienst zusammen, die über eine Hochschulqualifikation in einem pflegebezogenen Studiengang verfügen. Allerdings sei, laut Expertenstandard, eine allgemeine pflegerische Ausbildung nicht ausreichend für die Erfüllung aller notwendigen Aufgaben. Laut Studien sind für spezielle Aufgaben, wie z. B. differenzierte Erfassung und Dokumentation der Wunde, Dekubitusklassifikation oder dem sach- und fachgerechten Anlegen einer Kompression speziell fortgebildete bzw. weiterqualifizierte Pflegefachkräfte mit reflektierter praktischer Erfahrung notwendig. Die Hinzuziehung von „pflegerischen Fachexperten" (auch externen) ist infolgedessen im Rahmen der Versorgung von Menschen mit chronischen Wunden vorgesehen.

Anwendung des Expertenstandards

Die Pflegewissenschaftlerin Monika Krohwinkel formulierte als Zielsetzung von Pflege im Jahr 1992 „Die Erhaltung, Förderung und Unterstützung von Alltagskompetenzen zum Erhalten und (Wieder-)Erlangen von Unabhängigkeit, Wohlbefinden, Gesundheit und Leben".

Zusätzlich zu den körperlichen Beschwerden bringt eine chronische Wunde für den Betroffenen immer auch eine Einschränkung seiner Lebensqualität mit sich. Oftmals geht mit einer Belastung des sozialen Umfelds ein Rückzug aus dem gesellschaftlichen Leben einher. Der Lebenswandel kann nicht wie gewohnt selbst bestimmt gestaltet werden, wodurch sich das Selbstwertgefühl des Betroffenen mindert. Im Vordergrund des Expertenstandards „Pflege von Menschen mit chronischen Wunden" steht also der Patient und nicht die Wunde, auf die sich Betroffene oft reduziert fühlen. Die Ansätze des Standards beschäftigen sich entsprechend mit den wund- und therapiebedingten Einschränkungen, wie Schmerzen, Geruchs- und Exsudatbelästigungen, Mobilitätseinschränkungen sowie Einschränkungen der Körperhygiene. Eine Auflistung von definierten Produkten zur Wundversorgung bietet der Expertenstandard zur Pflege von Menschen mit chronischen Wunden jedoch nicht.

Der Schwerpunkt des Expertenstandards liegt auf der Pflege von Menschen mit einer chronischen Wunde und deren Reaktionen darauf. Maßgeblich für die Verwendung bestimmter Wundauflagen sind Kriterien wie: Wundheilungsstadium, Wundlokalisation, Exsudatmenge, Infektionszeichen, Hautzustand, Schmerzen, Kontinenzsituation sowie Kosten und Effektivitätskriterien. Ein wesentlicher Gesichtspunkt ist immer die Akzeptanz des Patienten gegenüber der Wundauflage. Sie sollte als bequem und nicht störend empfunden werden und ihn in seinem Alltag sowie dem gewohnten Lebenswandel nicht beeinträchtigen. Das Material sollte einen atraumatischen Verbandwechsel gewährleisten und einfach zu handhaben sein. Die Wundsituation sowie die Herstellerangaben sind maßgeblich für die Wechselintervalle.

Ziel der Entwicklung war nicht die Ausformulierung eins-zu-eins umsetzbarer Arbeitsschritte oder definitiver Anweisung zur Versorgung von Menschen mit chronischen Wunden. Da Therapiehoheit allein im Verantwortungsbereich des behandelnden Arztes liegt, wäre eine „Anleitung" auch nicht rechtskonform. Auch aus diesem Grund verzichtet der Expertenstandard auf die Auflistung von Materialien oder Versorgungsformen. Grundlage der Versorgung nach den Vorgaben des Expertenstandards stellt aber unwidersprochen die moderne feuchte Wundversorgung dar.

Im Vordergrund der Formulierung standen die Umsetzbarkeit in der Praxis bei gleichzeitiger Abdeckung eines breiten Spektrums an chronischen Wunden, mit denen Pflegefachkräfte in ihrer Praxis zu tun haben. Der Standard fokussiert dementsprechend auf die Krankheitsbilder Dekubitus, diabetisches Fußsyndrom und gefäßbedingte Ulcera crurum. Dadurch, dass der ausformulierte Standard auf eine A4-Seite passt, wird des Weiteren die Übersichtlichkeit gewahrt.

Um den Standard erfassen und umsetzen zu können, sind jedoch weitere Bestandteile notwendig.

Inhalte des Expertenstandards

Die Präambel (bietet Hilfestellung zum Verständnis und zur Reichweite des Standards), die Kommentierung zu den einzelnen Standardebenen, die Anlagen (enthalten z. B. Assessment-Instrumente zur Erfassung der Lebensqualität) sowie eine Literaturstudie, zugrunde liegende Quellen und Glossar erweitern, erklären und ergänzen die Aussagen des Expertenstandards.

Die zeitliche Abfolge der jeweils geleisteten Gedankengänge und Maßnahmen bei der Pflege eines Menschen mit einer chronischen Wunde bildet die Grundlage für die Gliederung des Expertenstandards. Der Standard ist in drei Säulen aufgebaut (Prozess-/Struktur-/Ergebnisqualität), die sich jeweils in fünf Ebenen gliedern. Jede Ebene hat ein klar umrissenes Ergebnis, sozusagen ein Ziel, an das der nächstfolgende Arbeitsschritt anknüpft.

Zu Beginn werden die Grundlagen der Kommunikation und Hinweise für das Vorgehen bei der Anamnese in Zusammenarbeit mit dem Bewohner bzw. Patienten ausformuliert. Bestandteile einer umfassenden Anamnese im Sinne des Expertenstandards sind die Erfassung wund- und therapiebedingter Einschränkungen, aber auch sozialer und psychischer Faktoren. Eine anschließende Einschätzung des Wissens und der Sicht von Patienten und Angehörigen bezüglich der Erkrankung führt unter Einbeziehung der in der Anamnese erfassten Faktoren zu einer Eruierung bestehender Möglichkeiten des Selbstmanagements des Patienten. Basierend auf dieser Analyse werden anschließend die Möglichkeiten der Selbstpflege eingeschätzt. Dann wird von der Pflegefachkraft von ärztlicher Seite eine spezifische medizinische Wunddiagnose eingeholt. Zur Einbindung in den pflegerischen Prozess empfiehlt der Expertenstandard die Einbindung von speziell auf die Pflege von Menschen mit chronischen Wunden spezialisierten Pflegefachkräften in den pflegerischen Prozess. Für das nun stattfindende wundspezifische Assessment wird ein so genannter „pflegerischer Fachexperte" von der Pflegefachkraft hinzugezogen.

Die Pflegefachkraft ist gemäß dem Expertenstandard nicht nur für die Umsetzung medizinischer Verordnungen zuständig. Sie plant zudem den Einsatz des pflegerischen Fachexperten und das gemeinschaftliche Vorgehen aller an der Versorgung eines Menschen mit einer chronischen Wunde beteiligten Berufsgruppen. Im Fokus stehen die Fragen der wund- und therapiebedingten Einschränkungen, Grunderkrankungen und Rezidivprophylaxen und -vermeidung weiterer Schäden. Auf den wundspezifischen Erfordernissen, wie Druckentlastung, Bewegungsförderung und Kompression, liegt dabei ein besonderes Augenmerk.

Eine weitere wesentliche Aufgabe der Pflegefachkraft gemäß den Statuten des Expertenstandards ist die Schulung von Patienten und Angehörigen. Vermittelt werden Bewegungstraining, Raucherentwöhnung sowie Informationen zu Schmerzerkennung und -management. Patienten sollten die sachgerechte Durchführung notwendiger Maßnahmen zur Wundheilung, z. B. Einsatz steriler Materialien und zur adäquaten Hautpflege und -schutz, kennen. Eventuell kann auch die Vermittlung von Kontakten zu Selbsthilfegruppen für den Patienten eine wichtige Hilfe sein. Ziel ist die Vermittlung von Wissen und somit Sicherheit im Umgang mit der Wunde sowie Möglichkeiten der Selbstpflege. Das Vertrauen des Patienten in seine eigenen Fähigkeiten ist gestärkt und er hat einen Kompetenzzuwachs.

Die Evaluation, also die Überprüfung der Wirksamkeit und Effizienz der geleisteten Maßnahmen und Tätigkeiten, ist ein unabdingbarer Bestandteil der Pflege von Menschen mit chronischen Wunden. Der Expertenstandard empfiehlt ein Monitoring der Wunde bei jedem Verbandwechsel. Ein vollständiges Wundassessment, inkl. Wundvermessung, erfolgt alle 7 – 14 Tage und zusätzlich bei Wundveränderungen, wie z. B. durch ein Debridement. In diesen Vorgang sollte wieder der pflegerische Fachexperte miteinbezogen werden. Der Expertenstandard empfiehlt eine regelmäßige Überprüfung der Wirksamkeit der Therapie in vierwöchigem Abstand.

Ziel ist, dass als Ergebnis Anzeichen für eine Verbesserung der Wundsituation oder

der durch die Wunde hervorgerufenen Beeinträchtigungen der Lebensqualität vorliegen. Notwendige Änderungen werden im Maßnahmenplan dokumentiert. Infolge der Chronizität der fokussierten Erkrankungen sind nicht immer Verbesserungen der Wundsituation zu erzielen. Eine verbesserte Lebensqualität, etwa durch weniger Wundexsudat, weniger Schmerzen oder Gerüche sowie durch einen Mobilitätszuwachs sollte immer erreicht werden.

Die Inhalte des Expertenstandards sind hier lediglich in sehr verkürzter Form dargestellt. Eine ausführliche Publikation kann beim Deutschen Netzwerk für Qualität in der Pflege (DNQP) erworben werden, die zusätzliche Assessmentinstrumente und zudem Berichte über erfolgte Implementierungen enthält:
Fachhochschule Osnabrück, Fakultät
Wirtschafts- und Sozialwissenschaften
Postfach 1940, 49009 Osnabrück
E-Mail: dnqp@fh-osnabrueck.de
Internet: http://www.dnqp.de

Anhang 1 Kostengegenüberstellung

Das vollständige Kostenmodell von Werner Sellmer ist im Bibliomed-Verlag (Die Schwester Der Pfleger Juni 2005 [06–05]) erschienen und unter www.werner-sellmer.de nachzulesen.

Trotz höherer Einzelpreise der Materialien, die in der modernen Wundversorgung zum Einsatz kommen, schneidet diese im direkten Kostenvergleich mit der traditionellen Wundversorgung besser ab. Das Argument der Wirtschaftlichkeit erschließt sich allerdings erst unter Betrachtung der Verbandtragedauer und der Personalkosten.

Der im Folgenden vorgestellte Kostenvergleich soll die Frage beantworten, ob bei allen Vorteilen der modernen Wundverbände wirklich die stets behaupteten Mehrkosten entstehen. Da die DRG-Fallpauschalen als Abrechnungsbasis der Krankenhäuser zur schnellstmöglichen Entlassung des Patienten und somit zur Rückführung zum niedergelassenen Arzt bzw. ins Heim führen und ambulant von den Krankenkassen ein wirtschaftliches Verordnungsverhalten gefordert wird, ist das Aufstellen von derartigen Kostenrechnungen sinnvoll.

> Verglichen werden die anfallenden Kosten für jeweils eine Woche, die moderne oder klassische Wundversorgung einer Durchschnittswunde mit durchschnittlichen Material- und Personalkosten in der ambulanten Versorgung durch einen Pflegedienst. Am Ende folgt eine vorsichtige Kostenschätzung für Deutschland.

Durchschnittswunde

Versorgt wird ein ca. 4–5 cm im Durchschnitt messendes Dekubitalulkus Grad III A nach Seiler, Wundtiefe ca. 5 mm, Wundzustand: sauber, nicht infiziert, normal exsudierend.

Verbandkonzepte/Materialien

In der **modernen Wundtherapie** wird ein selbstklebender Hydroaktivverband verwendet, gerechnet wird mit einem Mittelwert aus den Kosten für viele handelsübliche Hydrokolloidverbände und für viele handelsübliche feinporige Polyurethanschaumverbände. Der Verbandwechsel erfolgt alle 2–3 Tage.

In der **klassischen Versorgung** werden Salbenkompressenverbände mit dafür zugelassenen und erstattungsfähigen Lokaltherapeutika auf die Wunde verbracht. Der Verbandwechsel erfolgt einmal täglich.

Materialkosten

Die Materialpreise werden der Apotheken-Lauertaxe (Festpreise bzw. Verrechnungspreise mit der AOK) entnommen. Preise für Wundtherapeutika, Wundverbände und Fettgaze werden als rechnerischer Mittelwert für das typische und verordnungsfähige Produktspektrum erfasst. Art und Menge des benötigten Materials ist der einschlägigen Literatur entnommen und praxisnah angepasst. Die Preise enthalten die Mehrwertsteuer, Rezeptanteile und Kassenrabatte werden nicht berücksichtigt.

Der rechnerische Querschnitt des Preises der gängigsten Lokaltherapeutika in wirtschaftlichen Packungsgrößen beträgt 0,36 € pro Gramm, der rechnerische Durchschnittspreis gängiger moderner Wundverbände in der kleinsten Packungsgröße beträgt im Mittel aus 12 Hydrokolloidverbänden 7,60 € pro Stück, aus 12 feinporigen Polyurethanschaumverbänden 9,04 € und damit rechnerisch 8,32 € pro Hydroaktivverband. Der rechnerische Durchschnittspreis gängiger Salbenkompressen (ca. 10 mal 10 cm) beträgt 1,53 € pro Stück.

Ermittelt man nun die Kosten für jeweils einen Wundverband ergeben sich folgende Summen:

Pro klassischem Wundverband entstehen Kosten von ca. 5,62 €, jeder moderne Wundverband kostet insgesamt ca. 9,67 €, ist also deutlich teurer. Allerdings müssen in der Wirtschaftlichkeitsanalyse auch die Frequenzen des Verbandwechsels berücksichtigt werden.

Damit relativiert sich der scheinbare wirtschaftliche Vorteil des konservativen Wundverbands schon im Laufe einer Woche: Unter Anwendung anerkannter und üblicher Verbandwechselzeiten entstehen auf Seiten der konservativen Versorgung Materialkosten von 39,34 €, auf Seiten der hydroaktiven Wundversorgung Wochenkosten von 29,01 €. Die Einsparung bei Verwendung moderner Materialien beträgt somit rund 26 %.

Diese Einsparung betrifft nur das Richtgrößenbudget des Arztes und lässt die nicht budgetierten Kosten für Verordnungen der Behandlungspflege unberücksichtigt!

Personalkosten

Bei der Ermittlung der bundesdurchschnittlichen Verbandswechselpauschale bei einem Dekubitus Grad III (nach Seiler) wurde ein Mittelwert der AOK-Erstattungsbeträge (gemäß Selbstauskunft) gebildet. Die Preise schwanken von AOK Thüringen 6,77 € bis AOK Hamburg 18,30 € und ergeben einen **Bundesdurchschnittspreis** von **10,86 €/ Verbandwechsel**.

Eingesetzt in das vorliegende Modell betragen die Personalkosten für eine Woche klassischen Verbandwechsel 7 Tage je 10,86 € = in der Summe: 76,02 €. Die Personalkosten für eine Woche der modernen Wundtherapie betragen: 3 x 10,86 € = in der Summe: 32,58 €.

Im Vergleich der Personalkosten für eine Woche Verbandwechsel ergibt sich ein Kostenvorteil für den Hydroaktivverband von ca. 57 %.

Materialkosten: Kosten pro Wundverband (Details ☛ Text)

Material	Menge	Klassischer Verband	Moderner Verband
ES-Kompressen 10 mal 10 cm steril	3 mal 2 Stück	1,35 €	1,35 €
Wundtherapeutikum	5 g	1,81 €	–
Fettgaze 10 mal 10 cm	1 Stück	1,53 €	–
Fixomull stretch 10 cm	25 cm	0,93 €	–
Hydroaktivverband ca. 10 mal 10 cm	1	–	8,32 €
Anfallende Kosten pro Wundverband		**5,62 €**	**9,67 €**

Bilanzvergleich

Im Bilanzvergleich von Personal- plus Materialkosten für eine Woche Therapie liegt der klassische Wundverband bei 7 x 16,48 € (Material 5,62 € + Personal 10,86 €) in der Summe 115,36 €. Beim modernen Wundverband sind es 3 x 20,53 € (Material 9,67 € + Personal 10,86 €) in der Summe 61,59 €.

Hieraus ergibt sich ein rechnerischer Gesamtkostenvorteil für den Hydroaktivverband von rund 47 %!

Jahresbetrachtung

Ein niedergelassener Arzt muss aus seinem Arznei- und Verbandbudget pro Jahr pro Patient ca. 2000,00 € für Salbenverbände ausgeben, lediglich aber 1500,00 € bei moderner Versorgung.

Die Krankenkasse hat jährlich mit Kosten von ca. 6000,00 € bei Salbenverbänden gegenüber ca. 3200,00 € bei moderner Versorgung zu rechnen.

Die Einsparung der Kassen in Höhe von ca. 2800,00 € pro Patient pro Jahr bei konsequenter moderner Versorgung addiert sich bei **nur** 100000 betroffenen Patienten im Jahr auf ca. 280 Mio. €.

Anhang 2 Urteile und Gesetze

Sobald sich die juristischen Instanzen mit den tatsächlichen Gegebenheiten der Pflege beschäftigen, spiegeln ihre Urteile (z. B. in Bezug auf Pflege- oder Anwendungsfehler) die rechtliche Betrachtung des Pflegenden wider. Über folgende Urteile sollte jede Pflegekraft unterrichtet sein:

BGH Urteil vom 10.5.1986 (Auszug):

Die Verantwortlichkeit für das Erkennen eines Dekubitusrisikos liegt bei Pflegenden und Ärzten …

Die Pflegekraft ist zur Krankenbeobachtung, Einschätzung der Dekubitusgefährdung und Mitteilung der Beobachtung an den Arzt verpflichtet ...

Der Arzt hat die Pflicht, den Patienten auf ein Dekubitusrisiko hin zu untersuchen, eine entsprechende Diagnose zu stellen und eigene und pflegerische Maßnahmen zu veranlassen...

Alle Angaben sind schriftlich zu fixieren.

Wochentag	Klassischer Verband	Moderner Verband
Montag	16,48 €	20,53 €
Dienstag	16,48 €	–
Mittwoch	16,48 €	20,53 €
Donnerstag	16,48 €	–
Freitag	16,48 €	20,53 €
Samstag	16,48 €	–
Sonntag	16,48 €	–
Summe pro Woche	**115,36 €**	**61,59 €**

BGH Urteil vom 2.6.1987 (Auszug):

Die eingeleiteten Maßnahmen müssen ständig auf ihre Wirksamkeit hin überprüft werden ...

Die Verantwortung für die Therapie eines Dekubitus liegt beim Arzt.

Kommentare

> Nachstehende Kommentare treffen ebenfalls Aussagen über die Umsicht, die bei einer Versorgung zu gewährleisten ist.

Zit. nach Rieger, NJW 1979:

„Der Patientenanspruch auf eine sichere Versorgung nach den aktuellen Erkenntnissen der Wissenschaft ist stets zu gewährleisten."

Zit. nach Jensen/Röhlig (aus Das neue Betreuungsrecht 1993)

Pflegekräfte müssen sich „über die Fortschritte der Heilkunde unterrichten und sich mit den neuesten Heilmitteln vertraut machen."

Die Remonstrationspflicht verpflichtet das Pflegepersonal, bei Anweisungen des Arztes, die das Patientenwohl bedrohen, sofort Einspruch zu erheben und diesen schriftlich zu dokumentieren. Andernfalls ist auch der Pflegende im Falle eines Rechtsstreits gerichtlich haftbar. Die Remonstrationspflicht macht deutlich, wie wichtig eine regelmäßige schriftliche Dokumentation der Pflegeprozesse ist.

Zit. nach M. Tönnies, „Pflege Aktuell" 2000:

„Die Delegation von Aufgaben an nachgeordnete Personen führt zur Anordnungs- und Durchführungsverantwortung. Diese beinhaltet die Übernahme einer beruflichen Verpflichtung. Die betroffene Pflegekraft kann ihre Verpflichtungen im arbeitsteiligen Berufsalltag nur erfüllen, wenn im Rahmen der internen Arbeitsorganisation klare Abgrenzungen zwischen pflegerischem und ärztlichem Handeln sowie zwischen den Aufgaben der Pflegeberufe und der Pflegehilfsberufe getroffen werden".

Zit. nach R. Höfert, Pflegethema: Spannungsfeld Recht 1998:

„Überträgt ein Arzt Tätigkeiten, wie Injektionen, Infusionen und Blutentnahmen, an eine Pflegeperson, so trägt er die Anordnungsverantwortung. Die Pflegeperson übernimmt die Durchführungsverantwortung. Die Anordnung muss schriftlich erteilt werden und alle Detailanordnungen, wie z. B. Dosis, Zeit und Applikationsart, beinhalten.

Fühlt sich die Pflegeperson aufgrund ihres Ausbildungsstandes nicht in der Lage zur Durchführung, so ist die Verweigerung zulässig, da die Umsetzung der Anordnung eine Gefährdung für den Patienten bedeuten würde".

Zit. nach R. Höfert, Von Fall zu Fall – Pflege im Recht, Springer Verlag 2006, S. 279:

„Ziel ist eine optimale, am aktuellen Stand der Wissenschaft orientierte Versorgung und die Vermeidung von Komplikationen. Insbesondere der Dekubitus stand in den letzten Jahren im Mittelpunkt der Medienberichterstattung, weil es in der Vorbeugung und Wundversorgung zu Pflegefehlern kam. Schadensersatzansprüche des Patienten/Bewohners entstehen, wenn:

- die durchgeführte Prophylaxe und die Maßnahmen nicht nach aktuellem Stand der Wissenschaft erfolgen,
- die Dokumentation nicht zeitnah und umfangreich ausgeführt wurde,
- von bestehenden Standards abgewichen und dieses nicht begründet wurde,

- die Dekubitusgefahr nicht anhand einer Risikoskala erhoben und dokumentiert wurde,
- der Dekubitus erkannt, aber nicht dokumentiert wurde."

§ 199 BGB: Beginn der regelmäßigen Verjährungsfrist und Höchstfristen

(2) Schadensersatzansprüche, die auf der Verletzung des Lebens, des Körpers, der Gesundheit oder der Freiheit beruhen, verjähren ohne Rücksicht auf ihre Entstehung und die Kenntnis oder grob fahrlässige Unkenntnis in 30 Jahren von der Begehung der Handlung, der Pflichtverletzung oder dem sonstigen, den Schaden auslösenden Ereignis an.

§ 201a StGB: Verletzung des höchstpersönlichen Lebensbereichs durch Bildaufnahmen

(1) Wer von einer anderen Person, die sich in einer Wohnung ... befindet, unbefugt Bildaufnahmen herstellt oder überträgt und dadurch deren höchstpersönlichen Lebensbereich verletzt, wird mit Freiheitsstrafe bis zu einem Jahr oder mit Geldstrafe bestraft.

(2) Ebenso wird bestraft, wer eine durch eine Tat nach Absatz 1 hergestellte Bildaufnahme gebraucht oder einem Dritten zugänglich macht ...

§ 80 SGB XI: Maßstäbe und Grundsätze zur Sicherung und Weiterentwicklung der Pflegequalität (PQSG)

(1) Die Spitzenverbände der Pflegekassen, ... und die Vereinigungen der Träger der Pflegeeinrichtungen auf Bundesebene vereinbaren gemeinsam und einheitlich unter Beteiligung des Medizinischen Dienstes der Spitzenverbände der Krankenkassen ...Grundsätze und Maßstäbe für die Qualität und die Qualitätssicherung der ambulanten stationären Pflege sowie für die Entwicklung eines einrichtungsinternen Qualitätsmanagements, das auf eine stetige Sicherung und Weiterentwicklung der Pflegequalität ausgerichtet ist.

§ 135a SGB V: Verpflichtung zur Qualitätssicherung

(1) Die Leistungserbringer sind zur Sicherung und Weiterentwicklung der Qualität der von ihnen erbrachten Leistungen verpflichtet. Die Leistungen müssen dem jeweiligen Stand der wissenschaftlichen Erkenntnisse entsprechen und in der fachlich gebotenen Qualität erbracht werden.

(2) Vertragsärzte, medizinische Versorgungszentren, zugelassene Krankenhäuser, ..., sind nach Maßgabe der §§ 136a, 136b, 137 und 137d verpflichtet,

- 1. sich an einrichtungsübergreifenden Maßnahmen der Qualitätssicherung zu beteiligen, die insbesondere zum Ziel haben, die Ergebnisqualität zu verbessern und
- 2. einrichtungsintern ein Qualitätsmanagement einzuführen und weiterzuentwickeln.

§ 137 SGB V: Qualitätssicherung bei zugelassenen Krankenhäusern

(1) (...) Die Beschlüsse nach Satz 1 regeln insbesondere

- 1. die verpflichtenden Maßnahmen der Qualitätssicherung nach § 135a Abs. 2 sowie die grundsätzlichen Anforderungen an ein einrichtungsinternes Qualitätsmanagement,
- 2. Kriterien für dic indikationsbezogene Notwendigkeit und Qualität der im Rahmen der Krankenhausbehandlung durchgeführten diagnostischen und therapeutischen Leistungen, ...; dabei sind auch Mindestanforderungen an die Strukturqualität einschließlich im Abstand von fünf Jahren zu erfüllende Fortbildungspflichten der Fachärzte und an die Ergebnisqualität festzulegen, ...
- 6. Inhalt und Umfang eines im Abstand von zwei Jahren zu veröffentlichenden strukturierten Qualitätsberichts der zugelassenen Krankenhäuser, in dem der Stand der Qualitätssicherung insbesondere unter Berücksichtigung der Anforde-

rungen nach den Nummern 1 und 2 … dargestellt wird. Der Bericht… ist im Internet zu veröffentlichen.

§ 4 Medizinproduktegesetz (MPG)

(1) Es ist verboten, Medizinprodukte in den Verkehr zu bringen, zu errichten, in Betrieb zu nehmen, zu betreiben oder anzuwenden, wenn

- 1. der begründete Verdacht besteht, dass sie die Sicherheit und die Gesundheit der Patienten, der Anwender oder Dritter bei sachgemäßer Anwendung, Instandhaltung und ihrer Zweckbestimmung entsprechender Verwendung über ein nach den Erkenntnissen der medizinischen Wissenschaften vertretbares Maß hinausgehend gefährden oder
- 2. ihr Verfallsdatum abgelaufen ist.

Pflege-Weiterentwicklungsgesetz

§ 113a SGB XI: Expertenstandards zur Sicherung und Weiterentwicklung der Qualität in der Pflege

(3) Die Expertenstandards sind im Bundesanzeiger zu veröffentlichen. Sie sind für alle Pflegekassen und deren Verbände sowie für die zugelassenen Pflegeeinrichtungen unmittelbar verbindlich. Die Vertragsparteien unterstützen die Einführung der Expertenstandards in die Praxis.

Anhang 3 Beispielhafte Bennenung der u. a. in den Standards verwendeten Produktbezeichnungen

Aufgrund des ständigen Fortschritts in der Forschung und Weiterentwicklung von Wundauflagen erfolgen die Produktnennungen in dieser Liste ohne Anspruch auf Vollständigkeit.

Aktivkohleverband mit Silber: Actisorb silver 220 (Systagenix Wound Management), Vliwaktiv Ag (Lohmann & Rauscher), NOBACARBON®-Ag (NOBA)

Aktivkohle-Kompresse: Askina Carbosorb (B.Braun), CarboFlex (ConvaTec), Carbonet (Smith & Nephew), InCare (Hollister), NOBACARBON (NOBA), Vliwaktiv (Lohmann & Rauscher)

Alginat: Algisite M (Smith & Nephew), Askina Sorb (B.Braun), Curasorb (Covidien), Cutimed Alginate (BSNmedical), DracoAlgin (Dr. Ausbüttel & Co.GmbH), Kaltostat (ConvaTec), Melgisorb (Mölnlycke Health Care GmbH), NOBAALGIN Tamponade und NOBAALGIN-plus Kompresse (NOBA), SeaSorb Soft Alginatkompresse und Alginattamponade (Coloplast), Sorbalgon (HARTMANN), Sorbsan und Askina Sorb Wundtamponade/Wundauflage (B.Braun), Suprasorb A (Lohmann & Rauscher), Tegaderm™ Alginat (3M Medica), Trionic (Systagenix Wound Management), URGOsorb (URGO)

Elektrostimulation: woundEL (GerroMed)

Feinporiger Polyurethanschaum-/Hydropolymerverband: Allevyn und Allevyn Gentle (Smith & Nephew), Askina Foam und Askina Transorbent (B.Braun), Biatain (Coloplast), Curafoam (Covidien), Cutimed

Siltec (BSNmedical), Cutinova hydro (Smith & Nephew), DracoFoam (Dr. Ausbüttel & Co. GmbH), Mepilex (Mölnlycke Health Care GmbH), NOBASPONGE (NOBA), PermaFoam (HARTMANN), PolyMem (MediSet GmbH), Sterisorb (Medi Bayreuth), Suprasorb P (Lohmann & Rauscher), Tielle (Systagenix Wound Management), Tegaderm™ Foam (3M Medica), UrgoCell und UrgoCell Contact (URGO), Versiva XC (ConvaTec)

Feinporige Polyurethanschaum-/Hydropolymerverbände zum Austamponieren: Allevyn Cavity und Allevyn Plus Cavity (Smith & Nephew), Askina Foam Cavity (B.Braun), Biatain cavity (Coloplast), Cutimed Cavity (BSNmedical), NOBASPONGE ohne Deckschicht (NOBA), PermaFoam cavity (HARTMANN), PolyMem WIC (MediSet GmbH), Tielle packing (Systagenix Wound Management)

Hyaluronsäure: Hyalofill und Hyalogran (ConvaTec), TEXTUS heal Hyaluronspray (biocell Gesellschaft für Biotechnologie mbH)

Hydroaktive Wundauflage zur Nasstherapie: TenderWet 24 active – mit Ringerlösung aktiviertes Saugkissen (HARTMANN), TenderWet active cavity – mit Ringerlösung aktiviertes Saugkissen für tiefe Wunden (HARTMANN), TenderWet 24 – trockene Wundauflage, nicht aktiviert (HARTMANN), TenderWet Solution Ampullen (= Ringerlösung) (HARTMANN)

Hydrofaser: AQUACEL (ConvaTec)

Hydrogelkompresse: ApoCure (Apdan-Nordic A/S, Vertrieb: Beese), AQUAFLO, CURAGEL (Covidien), GoTac (Gothaplast), Hydrosorb (HARTMANN), NOBAGEL (NOBA), Suprasorb G Gel-Kompresse (Lohmann & Rauscher)

Hydrogel in Gelform: Askina Gel (B.Braun), CURAFIL (Covidien), Cutimed Gel (BSN medical), Draco HydroGel (Dr. Ausbüttel & Co. GmbH), Hydrosorb Gel (HARTMANN), IntraSite Gel (Smith & Nephew), NOBAGEL (NOBA), Normlgel (Mölnlycke Health Care GmbH), NU-GEL (Systagenix Wound Management), Purilon Gel (Coloplast), Suprasorb G Amorphes Gel (Lohmann & Rauscher), Tegaderm™ Hydrogel (3M Medica), URGO hydrogel (URGO), Varihesive Hydrogel (ConvaTec)

Hydrokapillar Verband: Alione (Coloplast)

Hydrokolloidverband: Algoplaque (URGO), Askina Hydro (B.Braun), Comfeel Plus (Cololplast), Cutimed Hydro (BSNmedical), DracoHydro (Dr. Ausbüttel & Co. GmbH), GoTa-DERM (Gothaplast), Hydrocoll (HARTMANN), NU-DERM (Systagenix Wound Management), NOBACOLLOID (NOBA), Restore (Hollister), SureSkin (Medi Bayreuth), Suprasorb H (Lohmann & Rauscher), Tegaderm™ Hydrocolloid (3M Medica), Traumasive (Hexal-Pharma GmbH), Ultec Pro (Covidien), Varihesive (ConvaTec)

HydroBalance Wundauflage aus feuchter Zellulose: Suprasorb X, Suprasorb X + PHMB (Lohmann & Rauscher)

Kollagen-Wundauflage: ABE Collagen (Beese), Catrix (ICN Pharmaceuticals Germany GmbH), NOBAKOLL (NOBA), Suprasorb C (Lohmann & Rauscher)

Lokale Unterdrucktherapie: Suprasorb® CNP (Lohmann & Rauscher), V1STA® (Smith & Nephew), WoundASSIST® TNP-System (ArjoHuntleigh)

Maden: als Freiläufer (BioMonde®), BIO-BAG (BioMonde®)

Möglichkeiten zur Narbenreduktion:

Tubengel: Contractubex Gel (Merz Pharma), Dermatix Silikon Gel (ICN Pharmaceuticals)

Crème: Kelofibrase Sandoz Crème (Sandoz)

Silikonauflage: Cica-Care (Smith & Nephew)

Selbstklebendes Narbenpflaster aus silikonbeschichtetem Polyurethan: active'm (Tap Med)

Silikonbeschichtete Viskose-Vliesstoffauflage mit abdeckender Polyurethanfolie: Mepiform (Mölnlycke Health Care GmbH)

Polyurethanpad: Hansaplast med Narben Reduktion (Beiersdorf)

Offenporige Schaumstoffe: Epigard (MEDISAVE), Coldex (Velo Medizinprodukte GmbH), Syspur-derm (HARTMANN)

Polyurethanschaumverband mit Ibuprofen: Biatain-Ibu (Coloplast)

Protease modulierende Matrix: PROMOGRAN und PROMOGRAN PRISMA (Systagenix Wound Management)

Proteasen-modulierender Salbenverband: CADESORB® (Smith & Nephew)

Semipermeable Transparentfolie steril: Askina Derm (B. Braun), Bioclusive (Systagenix Wound Management), BLISTERFILM (Covidien), Hydrofilm (HARTMANN), Mefilm (Mölnlycke Health Care GmbH), NOBADERM (NOBA), OpSite Flexigrid (Smith & Nephew), Optiskin Film (URGO), POLYSKIN (Covidien), Suprasorb F steriler Folienverband (Lohmann & Rauscher), 3M Tegaderm™ (3M Medica)

Semipermeable Transparentfolie unsteril von der Rolle: OpSiteflexifix (Smith & Nephew), Suprasorb F (Lohmann & Rauscher), Fixomull® transparent (BSNmedical), 3M Tegaderm™Roll (3M Medica)

Silberhaltige Wundauflage: Acticoat (Smith & Nephew), Askina® Calgitrol® Ag (B.Braun), UrgoCell Silver (URGO)

Silberhaltiger Hydrokolloidverband: Contreet Hydrokolloid (Coloplast)

Silberhaltiger Polyurethanschaum: Acticoat Moisture Control und Allevyn Ag (Smith & Nephew), Biatain Ag (Coloplast), Mepilex Ag (Mölnlycke Health Care GmbH), PolyMem Silver™ (mediSet GmbH)

Silberhaltiges Alginat: Acticoat Absorbent und Algisite Ag (Smith & Nephew), Melgisorb Ag (Mölnlycke Health Care GmbH), SeaSorb-Ag (Coloplast), SILVERCEL hydroalginat (Systagenix Wound Management), Suprasorb® A+ Ag (Lohmann & Rauscher), 3M™Tegaderm ™Alginate Ag (3M Medica), Urgosorb Silver (URGO)

Silberhaltige Hydrofaser: Aquacel Ag (ConvaTec), TEXTUS bioaktiv (biocell Gesellschaft für Biotechnologie mbH)

Silberhaltige Wundgaze/Wunddistanzgitter: Atrauman Ag (HARTMANN), Urgotül Silver (URGO)

Transparenter Hydroaktivverband: 3M™Tegaderm ™Absorbent (3M Medica)

Ultraschall assistierte Wundreinigung (UAW): SONOCA (Söring GmbH), schülke sonicx (Schülke & Mayr GmbH)

V.A.C.®-Therapie: Firma KCI

Vlieskompresse mit Superabsorber: Cutisorb® Ultra (BSNmedical), DryMax (TapMed), sorbion sachet S und sorbion sana (sorbion AG), Vliawasorb (Lohmann & Rauscher), Zetuvit plus (HARTMANN)

Wirkstofffreie Wundauflage mit hydrophober Wechselwirkung: Cutimed sorbact (BSN medical)

Wunddistanzgitter: Mepitel (Mölnlycke Health Care GmbH) – silikonbeschichtetes, elastisches Polyamidnetz; Tegaderm™ Contact (3M Medica)-mikroporöses Polyamidgewebe; Physiotulle (Coloplast) und Urgotül (URGO) – Netze aus Polyesterfasern getränkt mit Hydrokolloidpartikeln und Vaseline; ADAPTIC (Systagenix Wound Management) – glattes Viskosegewirk, imprägniert mit einer Öl-in-Wasser-Emulsion; sorbion plus (sorbion AG) – mikroperforierte Folie aus Polyethylen; Hydrotüll (HARTMANN)

Anhang 4 Interessante Kontaktadressen und informative Homepages

- **Initiative Chronische Wunden e.V.** (ICW): **www.icwunden.de,** Zertifizierung von Anbietern von Wundfortbildungen; alle bereits bestehenden Kurse auf einer Landkarte auf der Homepage einsehbar; informatives Forum zum Austausch auch für Nichtmitglieder
- **Deutsche Gesellschaft für Wundbehandlung e. V.** (DGfW): **www.dgfw.de**
- **Schweizerische Gesellschaft für Wundbehandlung** (SAFW): **www.safw.ch**
- **Österreichische Gesellschaft für Wundbehandlung** (AWA): **www.a-w-a.at**
- **Wundzentrum Hamburg e. V.: www.wundzentrum-hamburg.de**; Standards zum kostenlosen Download als pdf-Datei
- **Netzwerk Diabetischer Fuß Hamburg e. V.: www.netzwerkdiabetischerfusshamburg.de;** Fortbildungen und ein Jahreskongress um den Diabetischen Fuß
- **Arbeitsgemeinschaft „Fuß"** der DDG: **www.ag-fuss-ddg.de**
- **Deutsche Gesellschaft für Ernährung e. V.** (DGE): **www.dge.de**
- **Robert Koch Institut: www.rki.de**
- **National Pressure Ulcer Advisory Panel: www.npuap.org**
- **European Pressure Ulcer Advisory Panel: www.epuap.org**
- **Arbeitsgemeinschaft der Wissenschaftlichen Medizinischen Fachgesellschaften AWMF,** Informationssystem für wissensbasierte Leitlinien zu Diagnostik und Therapie der Wissenschaftlichen Medizinischen Fachgesellschaften in der AWMF: **www.awmf-online.de**
- **Deutsche Venen-Liga e. V.: www.venenliga.de**
- **Deutsche Gesellschaft für Phlebologie: www.phlebology.de**
- **Bundesverband Medizintechnologie e. V.** (BVMed): **www.bvmed.de**
- **Bundesinstitut für Arzneimittel und Medizinprodukte** (BFArM): **www.bfarm.de** zum Auffinden von „Verzichts-Listen mit Arzneimitteln", die am 30.6.03 und 31.12.03 vom Markt gegangen sind: **http://www.bfarm.de/de/Arzneimittel/nzul_nreg/index.php**

Private Homepages

- **Homepage Werner Sellmer: www.werner-sellmer.de**
- **Homepage Astrid Probst: www.tricks-zur-wundversorgung.de**
- **Homepage Robert Zimmer: www.die-wunde-verbindet.de**

Anhang 5 Literaturhinweise

„Arbeitskreis zur Erarbeitung von diagnostischen und therapeutischen Empfehlungen beim Diabetischen-Fuß-Syndrom für die Praxis des Allgemeinmediziners" im Auftrag vom und in Zusammenarbeit mit dem – Berufsverband der Allgemeinärzte Deutschlands – Hausärzteverband e.V. (BDA) (Hrsg.) (2001): Diabetischer Fuß Manual, KYBERMED GmbH&Co., Emsdetten

Brüggemann, J.u.a. (2003): Grundsatzstellungnahme, Ernährung und Flüssigkeitsversorgung älterer Menschen, Medizinischer Dienst der Spitzenverbände der Krankenkassen e.V. (Hrsg.), Essen

Bürgerliches Gesetzbuch BGB (2003): Beck-Texte, 53. Auflage im dtv Verlag, München

Bundesgesundheitsblatt-Gesundheitsforschung-Gesundheitsschutz (3/2000): Händehygiene, Mitteilung der Kommisssion für Krankenhaushygiene und Infektionsprävention am Robert-Koch-Institut, 230ff., Springer-Verlag, Heidelberg

BVMed Bundesverband Medizintechnologie e.V. (2005): (…) Einsatz von hydroaktiven Wundauflagen, Medinform c/o BVMed, Berlin

BVMed Bundesverband Medizintechnologie e.V. (2006): Vorsorgungsleitfaden – Auswahl von Hilfsmitteln gegen Dekubitus, Medinform c/o BVMed, Berlin

Clees, E. (2001): „Gefräßige Lucy" in der Wundtherapie, in: Heilberufe 7/01, S. 32f., Urban & Vogel, Berlin

Copliance Netzwerk Ärzte HFI e.V. (Hrsg.) (1998): Handlungsleitlinien für die ambulante Behandlung chronischer Wunden und Verbrennungen, Blackwell Wissenschafts-Verlag, Berlin, Wien

Debus, E.S., Faller H. (1999): Würzburger Wundscore (WWS), Assessmentinstrument

Deutsche Diabetes-Union (DDU) (2008): Deutscher Gesundheitsbericht Diabetes 2008, Kirchheim + Co GmbH Verlag, Mainz

Deutsches Netzwerk für Qualitätsentwicklung in der Pflege (DNQP) (Hrsg.) (2004): Expertenstandard Dekubitusprophylaxe in der Pflege, Osnabrück

Deutsches Netzwerk für Qualitätsentwicklung in der Pflege (DNQP) (Hrsg.) (2005): Expertenstandard Schmerzmanagement in der Pflege, Osnabrück

Deutsches Netzwerk für Qualitätsentwicklung in der Pflege (DNQP) (Hrsg.) (2008): Expertenstandard Pflege von Menschen mit chronischen Wunden, Osnabrück

Dissemond, J. (2005): Ulcus cruris – Genese, Diagnostik und Therapie, UNI-MED Verlag AG, Bremen

Drewe, I. (2002): Dekubitalleiden aus ernährungsmedizinischer Sicht, in: Pflegen Ambulant 6/02, S. 29f., Bibliomed-Verlag, Melsungen

Empfehlung der Kommission für Krankenhaushygiene und Infektionsprävention beim Robert Koch-Institut (RKI) Robert-Koch-Institut (2005): Infektionsprävention in Heimen, Bundesgesundheitsbl – Gesundheitsforsch – Gesundheitsschutz 2005, 48:1061–1080, DOI 10.1007/s00103-005-1126-2, © Springer Medizin Verlag 2005

Empfehlung der Kommission für Krankenhaushygiene und Infektionsprävention beim Robert Koch-Institut (RKI) Robert-Koch-Institut (2007): Prävention postoperativer Infektionen im Operationsgebiet, Bundesgesundheitsbl – Gesundheitsforsch – Gesundheitsschutz 2007, 50:377–393, DOI 10.1007/s00103-007-0167-0, © Springer Medizin Verlag 2007

EWMA Positionsdokument (2003): Zum Verständnis der Kompressionstherapie, Medical Education Partnership LTD, London

EWMA Positionsdokument (2005): Aufstellung von Kriterien für Wundinfektionen, Medical Education Partnership LTD, London

Fleischmann, W., Grassberger, M. (2002): Erfolgreiche Wundheilung durch Maden-Therapie, TRIAS Verlag, Stuttgart

Fortschritte der Medizin (2002): Vierlagen-Kompressionssystem im Vergleich zur Kurzzugkompression beim Ulcus cruris venosum, Sonderdruck, Originalien 120Jg., Nr. II-III/2002, Urban&Vogel, München

Greenberg J., Hanly A., Davis S. et al. (2000): The effect of electrical stimulation (RPES) on wound healing and angiogenesis in second degree burns. Procedings of the 13th Annual Symposium on Advanced Wound Care; 2000 Apr 1-4; Dallas, TX

Guigoz, Y. (2006): The Mini-Nutritional Assessment (MNA®) Review of the Literature – What does it tell us? J Nutr Health Aging 2006; 10:466–487

Hallern, B. v. (2008): Kompendium Wundbehandlung, Verlag für Medizinische Publikationen Bernd von Hallern, Stade

Hallern, B. v., Lilienkamp, M. (2001): Hautschutz in der Wundbehandlung nicht vernachlässigen!, in: Die Schwester/Der Pfleger 40. Jahrg. 7/01, S. 596 ff., Bibliomed-Verlag, Melsungen

Hallern, B. v., Lilienkamp, M. (2002): Hautschutz nicht nur bei Inkontinenz, Elbe-Kliniken Stade gGmbH

Heer, M. (2000): Ernährung und Dekubitus, in: Die Schwester/Der Pfleger 5/00, S.418 ff., Bibliomed-Verlag, Melsungen

Heilberufe spezial (2005): Hygiene, Verlag Urban & Vogel, München

Heilberufe spezial (2006/2007): Ernährung, Verlag Urban & Vogel, München

Heilberufe spezial (2007): Diabetes, Verlag Urban & Vogel, München

Heilberufe spezial (2008): Expertenstandards, Verlag Urban & Vogel, München

Heilberufe spezial (2008): Ulcus cruris, Verlag Urban & Vogel, München

Heller, G., Günster, C., Schellschmidt, H. (2004): Wie häufig sind Diabetes-bedingte Amputationen unterer Extremitäten in Deutschland? Eine Analyse auf Basis von Routinedaten, Deutsche Medizinische Wochenschrift; 129: 429-433

Höfert, R. (1998): Pflegethema: Spannungsfeld Recht, Georg Thieme Verlag, Stuttgart

Höfert, R. (2006): Von Fall zu Fall – Pflege im Recht, Springer Verlag, Heidelberg

Initiative Chronische Wunden (2006): Leitlinie Ulcus cruris venosum, 4. Auflage, Druck: Mugler Druck GmbH, Wüstenbrand (Bestellung über www.icwunden.de)

Initiative Chronische Wunden (2008): Leitlinie Dekubitus, 7. Auflage, Druck: Mugler Druck GmbH, Wüstenbrand (Bestellung über www.icwunden.de)

Institut für Innovationen im Gesundheitswesen und angewandte Pflegeforschung IGAP (Hrsg.) (2004): Dekubitus, Ein Drückendes Problem, Bremervörde

Internationale Arbeitsgruppe über den Diabetischen Fuß (1999): Internationaler Konsens über den Diabetischen Fuß, Kirchheim Verlag, Mainz

Jünger M., Zuder D., Steins A., et al. (1997): Treatment of venous ulcers with low frequency pulsed current (Dermapluse): effects on cutaneous microcirculation, Der Hautarzt, 18:878-903

Kalde, S., Vogt, M., Kolbig, N. (2002): Enterale Ernährung, 3. Auflage, Verlag Urban & Fischer, München

KCI (2007): V. A. C.® Therapy™ Klinische Therapierichtlinien, KCI Medizinprodukte GmbH, Wiesbaden

Kozon, V., Fortner, N. (Hrsg.) (2008): Wundmanagement und Pflegeinnovationen, ÖGVP Verlag, Wien

Kramer, A., Daeschlein, G., Kammerlander, G., u. a. (2004): Konsensusempfehlung zur Auswahl von Wirkstoffen für die Wundantiseptik, in Zeitschrift für Wundheilung (ZfW) 3/04, mhp – Verlag GmbH, Wiesbaden

Kramer, A., Müller, G., Assadian, o. (2006): Übersichtsarbeit Indikationen und Wirkstoffauswahl zur antiseptischen Therapie sekundär heilender Wunden, GMS Krankenhaushyg Interdiszip 2006; 1(1): Doc32

Krause, T., Anders, J., Leutenegger, M., u. a. (2004): Dekubitusentstehung, Kohlhammer Verlag, Stuttgart

Krause, T., Anders, J., Heinemann, A. (2004): Ursachenzusammenhänge der Dekubitusentstehung, Kohlhammer Verlag, Stuttgart

Leitlinie: Diagnostik und Therapie der Chronischen Venösen Insuffizienz (CVI); AWMF-Leitlinien-Register Nr. 037/011

Leitlinie: Diagnostik und Therapie des Ulcus cruris venosum; Leitlinien der deutschen Gesellschaft für Phlebologie, AWMF-Leitlinien-Register Nr. 037/009, Entwicklungsstufe 3; www.uni-duesseldorf.de/AWMF/ll/037-009

Leitlinie: Intermittierende pneumatische Kompression (IPK oder AIK); AWMF-Leitlinien-RegisterNr. 037/007

Leitlinie: Phlebologischer Kompressionsverband; AWMF-Leitlinien-RegisterNr. 037/005

MDS Medizinischer Dienst der Spitzenverbände der Krankenkassen (2001): Grundsatzstellungnahme „Dekubitus“, Essen

Mölnlycke Health Care GmbH (2008): Erfassung von Schmerzen bei chronischen Wunden und Strategien zu ihrer Behandlung – Ein Leitfaden für Pflegende, Erkrath-Unterfeldhaus

Münter, K.-Ch., Clever, H.-U., Sellmer, W., u. a. (2005): Fortschritte in der modernen Wundversorgung, UNI-MED Verlag AG, Bremen

Nationale VersorgungsLeitlinie Typ-2-Diabetes (2007), Version 2.4; Träger: Bundesärztekammer, Kassenärztliche Bundesvereinigung, Arbeitsgemeinschaft der Wissenschaftlichen Medizinischen Fachgesellschaften (AWMF), http://www.diabetes.versorgungsleitlinien.de

Nestlè Nutrition Services (1998): Anamnesebogen zur Bestimmung des Ernährungszustandes älterer Menschen „Mini Nutritional Assessment (MNA)"

Nord, D., Pfänder, J. (2003): Ersparnis von Geld und Leid, in: Pflegezeitschrift 6/03, S. 434 ff., Kohlhammer Verlag, Stuttgart

Panfil, E., Evers, G. C. M. (2003): Wittener Aktivitätenkatalog der Selbstpflege bei venös bedingten offenen Beinen (WAS-VOB), Assessmentinstrument

Panfil, E., Mayer, H., Evers, G. C. M.: Entwicklung des „Wittener Aktivitätenkatalogs der Selbstpflege bei venös bedingten offenen Beinen (Was-VOB)". Pflege, 17, 2004, 28-35

PatientenLeitlinie zur Nationalen VersorgungsLeitlinie Typ-2-Diabetes Prävention und Behandlungsstrategien für Fußkomplikationen (2007); Träger: Bundesärztekammer, Kassenärztliche Bundesvereinigung, Arbeitsgemeinschaft der Wissenschaftlichen Medizinischen Fachgesellschaften (AWMF), http://www.diabetes.versorgungsleitlinien.de

Plauth, M., Schütz, T. (2004): Übersetzung und Kommentierung des Bogens zur Einschätzung des Ernährungszustandes mittels Subjective Global Assessment (SGA) basierend auf Detski AS, McLaughlin JR, Baker JP, et al. (1987): What is subjective global assessment of nutritional status? Journal Of Enteral And Parenteral Nutrition (JPEN) 1987;11:8-13

Pohle, K. (2002): Biochirurgisches Debridement, Skalpell oder „Lucy"?, in: Heilberufe 2/02, S. 26 f., Urban & Vogel, Berlin

Probst, W, Vasel-Biergans, A. (2005): Wundversorgung für die Pflege, Wissenschaftliche Verlagsgesellschaft mbH, Stuttgart

Promogran, Produktmonografie (2002): Johnson & Johnson Wound Management

Protz, K. (2006): Dekubitus-Entstehung, Prophylaxe und Versorgung, in: Geriatrie Journal 4/06, S. 31 ff., gerikomm Media, Hannover

Protz, K. (2006): Prävention des diabetischen Fußsyndroms, in: Heilberufe 9/06, S. 41 ff., Urban & Vogel, München

Protz, K. (2006): Prävention und Therapie von Wundinfektionen, in: Die Schwester Der Pfleger 2/06, S. 102 ff., Bibliomed-Verlag, Melsungen

Protz, K. (2007): Schmerzvermeidung in der Wundversorgung, in: WundManagement, Heft 5, S. 202 ff., mhp-Verlag, Wiesbaden

Protz, K. (2007): Wunddokumentation, Pflegelexikon, in: WundManagement, Heft 2, S. 71 ff., mhp-Verlag, Wiesbaden

Protz, K. (2008): Im Vordergrund steht der Mensch, in: Heilberufe spezial „Expertenstandards", S. 68 ff., Urban Vogel, München

Protz, K. (2008): Kompression – Grundlage des Therapieerfolges, in: Heilberufe spezial „Ulcus cruris", S. 24 ff., Urban Vogel, München

Protz, K. (2008): Wunddokumentation in digitalen Zeiten, in: Die Schwester Der Pfleger 2/08, S. 110 ff., Bibliomed-Verlag, Melsungen

Pschyrembel, W. u. a. (1986): Klinisches Wörterbuch, de Gruyter, Berlin-New York

Rabe, E., Pannier-Fischer, F., Bromen, K. et al. (2003): Bonner Venenstudie der Deutschen Gesellschaft für Phlebologie, in: Phlebologie 1, 2003, Verlag Schattauer GmbH, Stuttgart

Ritzenhoff, A.-C. (2002): Hautpflege im Dilemma, in: Heilberufe 1/02, S. 54 f., Urban & Vogel, Berlin

Robert Koch Institut (Hrsg.) (2002): Gesundheitsberichterstattung des Bundes Heft 12 Dekubitus, MuK. Medien- und Kommunikations GmbH, Berlin

Röhlig, H.-W. (2002): Der transparent dokumentierte Wundstatus, in: HARTMANN WundForum 2/2002, S. 5-6, Paul Hartmann AG, Heidenheim

Rubenstein LZ, Harker JO, Salva A, Guigoz Y, Vellas B. (2001): Screening for Undernutrition in Geriatric Practice: Developing the Short-Form Mini Nutritional Assessment (MNA-SF). J. Geront 2001; 56A: M366 – 377

Scherbaum, W. A. und Kerner, W. (Hrsg.) (2007): „Evidenzbasierte Leitlinie der DDG-Therapie des Diabetes mellitus Typ 1" (www.uni-duesseldorf.de/AWMF/ll/057-013.pdf)

Schütz, T., Plauth, M.: Subjective Global Assessment – eine Methode zur Erfassung des Ernährungszustandes. Aktuel Ernaehr Med 2005; 30: 43-48.

Schütz, T., Valentini, L., Plauth, M.: Screening auf Mangelernährung nach den ESPEN Leitlinien 2002. Aktuel Ernaehr Med 2005; 30: 99-103.

Seiler, W. O. (2000): Wundheilungsstörungen bei Malnutrition, Seminarskript S. 1 ff., Berufsakademie Heidenheim

Sellmer, W. (2005): Ist die moderne Dekubitustherapie unbezahlbar?, in: Die Schwester Der Pfleger 06/05, Bibliomed-Verlag, Melsungen

Sellmer, W. (2007): Negativprodukte und Negativmethoden in der Behandlung chronischer Wunden, in: WundManagement, Heft 2, S. 67 ff., mhp-Verlag, Wiesbaden

Sellmer, W. (2008): Handout: Die zeitgemäße Versorgung chronischer Wunden, Eigenverlag, Norderstedt

Sellmer, W. (2008): Klare Aussagen fördern moderne Wundbehandlung, in: Heilberufe spezial „Ulcus cruris", S. 46 ff., Urban Vogel, München

Sozialgesetzbuch SGB (2008): Beck-Texte, 35. Auflage im dtv Verlag, München

Tigges, W., Rosch, F., Sellmer, W., Clever, H.-U. (2005): Moderne Wundbehandlung beim diabetischen Fußsyndrom, CHIRURGISCHE ALLGEMEINE Zeitung für Klinik und Praxis (CHAZ), Kaden Verlag, Heidelberg

Tönnies, M. (2000): Delegation und Durchführungsverantwortung – Rechtliche Grundlagen und berufliche Verpflichtung, Pflege aktuell 5/00, S. 290 ff., Berlin

Ulrich, M. (2003): Wundantiseptik Teil 3, Silber-Aktivkohle-Auflage, in: Heilberufe 6/03, Urban & Vogel, Berlin

Vasel-Biergans, A., Probst, W. (2006): Wundauflagen für die Kitteltasche, Wissenschaftliche Verlagsgesellschaft mbH, Stuttgart

Vellas B, Villars H, Abellan G, et al. (2006): Overview of the MNA® – Its History and Challenges. J Nutr Health Aging 2006;10:456 – 465

WIDO Presse Information (2003): Hohe Zahl an Amputationen bestätigt Bedarf an besserer Diabetikerversorgung, Wissenschaftliches Institut der AOK, Bonn

Wienert V., Waldermann F., Zabel M., Rabe E., Jünger M. (2003): Leitlinie zum medizinischen Kompressionsstrumpf. Phlebologie 2003; 33: 139-144; AWMF-Leitlinienregister 037/004

World Union Of Wound Healing Societies (Hrsg.) (2004): Konsensusdokument – Reduzierung von Schmerzen bei der Wundversorgung, Medical Education Partnership, London (www.wuwhs.org)

World Union Of Wound Healing Societies (Hrsg.) (2008): Konsensusdokument – Kompression beim venösen Ulcus cruris, Medical Education Partnership, London

Wundfibel der Asklepios Kliniken Hamburg GmbH (ehem. LBK Hamburg), 4. unveränderte Auflage 2005, Bezug über www.werner-sellmer.de

Wundzentrum Hamburg e. V.: www.wundzentrum-hamburg.de, unsere Standards: Negativprodukte und Methoden in der Behandlung chronischer Wunden

Zick, R., Brockhaus, K. E. (2000): Fußfibel, Kirchheim Verlag, Mainz

Stichwortverzeichnis